年龄结构传染病
动力学模型的行为研究

李盈科　著

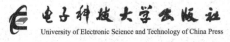
电子科技大学出版社
University of Electronic Science and Technology of China Press

· 成都 ·

图书在版编目(CIP)数据

年龄结构传染病动力学模型的行为研究 / 李盈科著. —
成都：电子科技大学出版社，2023.11

ISBN 978-7-5770-0678-9

Ⅰ. ①年… Ⅱ. ①李… Ⅲ. ①传染病-动力学-生物
数学-数学模型-研究 Ⅳ. ①R51

中国国家版本馆 CIP 数据核字(2023)第 215705 号

年龄结构传染病动力学模型的行为研究

NIANLING JIEGOU CHUANRANBING DONGLIXUE MOXING DE XINGWEI YANJIU

李盈科　著

策划编辑　陈松明　熊晶晶
责任编辑　熊晶晶

出版发行　电子科技大学出版社
　　　　　成都市一环路东一段 159 号电子信息产业大厦九楼　邮编 610051
主　　页　www. uestcp. com. cn
服务电话　028-83203399
邮购电话　028-83201495

印　　刷　天津市蓟县宏图印务有限公司
成品尺寸　185mm×260mm
印　　张　9.5
字　　数　220 千字
版　　次　2024 年6月第1版
印　　次　2024 年6月第1次印刷
书　　号　ISBN 978-7-5770-0678-9
定　　价　65.00 元

前　言

　　传染病严重危害人类健康,传染病全球大流行的趋势极大地威胁着人类的福祉和存亡,因此借助数学模型来分析和探索传染病的发病机理、传播规律和防治策略是对疾病进行理论性定量研究的一种重要工具.经典的传染病模型忽略了种群间的异质性,假设个体均匀混合在一起,这可能会导致模型参数和阈值等参数产生偏差,进而影响疾病发展趋势的准确判定.因此,建立几类不同的年龄结构模型并研究它们的阈值和动力学性质是编写本书的一个重要目的.

　　考虑不同的传染病的发病机理,以经典的仓室建模思想为基础,第一章主要介绍研究背景和意义、年龄结构传染病模型研究的进展和需要的基础知识,第二章主要研究免疫、潜伏和复发年龄依赖的传染病模型,第三章主要研究接种、潜伏、感染和恢复年龄依赖的 SRVIR 传染病模型,第四章主要研究具有年龄结构麻疹模型,第五章主要研究具有年龄结构的 SEIRS 模型,第六章主要研究耦合宿主内部和宿主间的年龄结构动力学模型,第七章主要研究具有复发的 SIR 年龄结构传染病模型的稳定性和 Hopf 分支.研究的一般思路和主要内容是通过将其重改写成所谓的 Volterra 积分型模型,推导出了模型的基本再生数 R_0,证明了该模型解半流的存在性、光滑性、一致持续性,证明了模型平衡点的局部稳定性.通过构造适当的 Lyapunov 函数,证明了模型平衡点的全局稳定性,即如果 $R_0 < 1$,那么无病平衡点全局渐近稳定;如果 $R_0 > 1$,那么地方病平衡点全局渐近稳定,同时也研究模型的 Hopf 分支.最后给出数值例子验证了模型理论结果的正确性.

　　本书是作者和主要合作者滕志东、孙丹丹、卢晶晶等近年合作研究成果的归纳总结,在出版的过程中得到了他们的大力支持,作者对他们的帮助表示感谢.本书对于学习年龄结构传染病模型的初学者和从事公共卫生的科技工作者具有重要的参考价值.

　　作者特别感谢中国博士后科学基金第 68 批面上基金(编号:2020M683714XB),新疆维吾尔自治科技厅自然科学基金项目(编号:2021D01A98)对本书出版的大力资助.由于时间仓促,作者水平有限,书中难免有一些不足,恳请读者批评指正.

李盈科

2023 年 9 月

目 录

第一章 绪 论

1.1 研究的背景和意义

　　1918 年 3 月 4 日,位于美国堪萨斯州的一处军营里发生了流感,紧接着中国、西班牙、英国都相继发生了流感,当时观察到官兵的症状只有头痛、高烧、肌肉酸痛和食欲不振等.这年秋季流感在全球大量暴发,至 1920 年春季在全世界造成了约 5 亿人感染,大约有 5000 万到 1 亿人死亡.当时西班牙有 800 万人感染了流感,甚至连西班牙国王也未幸免.学术界将这次大流感称为西班牙型流行性感冒(Spanish flu,西班牙流感).当时人们还不清楚流行性感冒是由什么病原体造成的,直到 1933 年英国科学家 Wilson Smith,Christopher Andrewes 和 Patrick Laidlaw 分离出第一个人类流感病毒并命名为 H1N1,从此人们才知道流行性感冒是由流感病毒造成的.2001 年 10 月,英国媒体报道英国科学家正试图根据 10 名死于 1918 年大流感的伦敦人的遗体找到引起这场流感的病毒样本或碎片分析其基因组特征,研究它为什么具有这么强的传染性和杀伤力.在西班牙大流感暴发 100 周年之际,时任中国疾病预防控制中心主任的高福院士应邀于 2018 年 3 月 8 日在 *Cell* 上撰写评述文章 *From"A"IV to"Z"IKV: Attacks from Emerging and Re-emerging Pathogens*,高院士巧妙地以从 *A*(禽流感)到 *Z*(寨卡)为题目,用生动的语言和翔实的数据系统地评述了全球新发突发传染病的形势和应对策略,体现了新发传染病的不确定性[1].

　　传染病是由各种病原体(包括微生物或寄生虫两类,其中包含病毒、立克次体、细菌、真菌、螺旋体、原虫等)引起的能在人与人、动物与动物或人与动物之间相互传播的疾病.疾病通常由直接接触已感染的个体、感染者的体液及排泄物、感染者所污染到的物体而引起感染,可以通过空气传播、水源传播、食物传播、接触传播、土壤传播、垂直传播等方式从一个人或其他物种,经过各种途径传染给另一个人或其他物种[2].

　　对传染病的研究方法目前有四种:描述性研究、分析性研究、实验性研究和理论性研究.传染病动力学建模是对传染病进行理论性定量研究的一种重要方法.它通过分析种群生长的特性、疾病的发展和在种群内的传播机理,以及与之有关的社会等因素,建立能反映这些特性的数学模型,通过对建立的模型进行定性、定量分析和数值模拟来揭示疾病的发展规律,预测其发展变化趋势,分析疾病流行的原因和关键因素,寻求其预防和控制的最优策略,为疾病的防治决策提供理论基础和数量依据.与传统的统计方法相比较,动力学建模方法能更好地从疾病的传播机理方面来反映疾病的流行规律,能使人们了解流行过程中的一些全局性态[2].

　　将生物统计学、传染病动力学和计算机仿真模拟等方法相互结合、相辅相成,能使人们对传染病流行规律的认识更加深入全面,从而能使所建立的防控策略更加可靠和符合实际.借助传染病动力学思想所建立的模型中重要的一类是确定性模型,当给定研究对象(如种群数量、感染者的密度等)在某一初始时刻的数量,就可以精确地预测出未来的增长过程和发展情况,即确定性模型的系统状态由初始条件唯一确定,这类模型的主要形式为微分方程,如脉冲微分方程、差分方程、反映扩散方程等.相对于确定性模型,生物个体随时间的变化应该是一个随机过程,即在任意时刻其数量是一个随机分布,而不是一个确定的值.随机模型刻画的研究对象是一个随机分布,该分布可通过两个参数来描述:一是期望,相当于确定性模型给出的增长过程;二是方差或标准差,描述了该研究对象波动的范围或差异程度.常见的随机模型为随机微分方程模型,其随机影响可用连续 Markov 链、Winer 过程或 Poisson 过程来刻画[3,76].

在传染病动力学建模中,长期以来主要使用的数学建模思想是所谓的"仓室"(Compartment)建模方法.1911年,公共卫生医生 Ross 博士利用微分方程模型对疟疾通过蚊子在人与人之间的传播的动态行为进行了研究,他的这项研究使他第二次获得了诺贝尔医学奖.1926年,Kermack 与 McKendrick 为了研究1665年前后在伦敦流行的黑死病的规律以及1906年在孟买流行的瘟疫的规律,他们构造了著名的 SIR 仓室模型.这种建模思想一直到现在仍然被广泛地使用,且仍然不断地发展着[2-4].

1.2　年龄结构传染病模型研究简介

在预防和控制如麻疹、百日咳、流感、乙型肝炎病毒(HBV)和人类结核病等疾病中,接种疫苗被认为是治疗这些疾病的最实用和有效的策略之一[5-7].1977年,科学家通过注射疫苗来根除水痘是一个引人注目的成功案例[8].通过建立常微分方程(ODEs)模型来了解疫苗接种如何影响疾病传播动力学及其预防是一种重要的研究方法[9-13].例如,Gao 等人在文献[11]中建立了一种脉冲免疫接种的模型,并讨论了根除该病的条件;Liu 和他的合作者在文献[12]中建立了两种 SVIR 流行病模型,这些模型通过脉冲和连续接种等两种不同的方式来研究免疫对疾病控制的影响.这些已经建立的常微分方程模型中的大多数都有一个基本假设,即不考虑仓室中人口结构的差异,认为仓室中的个体都是均匀混合组成的.

人们在对百日咳、风疹、麻疹和水痘的治疗中已经认识到接种免疫的效力缺失是导致这些儿童流行病复发的主要原因之一[14].自然地,研究人员在建模研究疾病动态时必须考虑疫苗接种免疫效力下降的问题[19].事实上,对有些病的防治采取接种疫苗免疫的手段要考虑个体的年龄,在这个问题的讨论中研究人员建立了许多偏微分方程(PDEs)模型,这里我们仅列出了一些近期的文献[14-21,30,33-37,40,140].众所周知,由于不同的传染病和不同的个体情况,各种疾病和各个个体的疾病潜伏期长短不一.对于肺结核,潜伏期可能需要数月、数年甚至几十年才能形成感染力[28].病情的复发被认为是某些动物和人类疾病的一个重要特征[16,18].对于有些传染病,如肺结核病或疱疹病毒感染等,被治愈的个体通常有更高的复发率[27,28].因此,在数学建模中,有必要考虑免疫缺失、个体在某个仓室中的现状和疾病复发等与个体的年龄有关,这些对疾病的动态发展有不可忽略的影响.

传染病建模的另一个重要方面是认清感染人群和易感人群之间的相互影响对疾病动态发展的重要决定作用[23].从数学上讲,这些相互影响常用疾病的发生率来刻画.一些文献对具有标准的发生率或双线性发生率的模型进行了广泛的研究,其中 Liu 等人在文献[16]中提出了一种具有年龄依赖的双线性发生率的流行病模型,并且证明了模型的基本再生数决定了疾病的全局动力学行为.对于更多具有不同非线性发生率的年龄结构传染病模型,见参考文献[15,17,18,24-26].

在传染病传播的动力学建模的过程中所涉及的年龄大致可分为两类:一类是生物年龄,指一个人(或生物)从出生时起到计算时至生存的时间长度;一类是仓室年龄,即个体从某时刻进入仓室(记为零年龄)时起到计算时至(或离开仓室)在仓室中所停留的时间长度(也称类年龄[4]).基于目前仓室建模的思想,所说的年龄主要是指仓室年龄,简称年龄.将年龄考虑为连续变量,学者在研究一些特殊疾病时建立了许多年龄结构传染病模型,这些与年龄相关的模型的形式大多是一阶偏微分方程(组)或其与常微分方程(组)混合的行式(见文献[4,15-17,19,21,22,29,33-35,37,38,40,40,42,58,128,132,138]及其参考文献).

长期以来,年龄结构模型由于其结构的复杂性,证明一些模型的平衡点的存在性和稳定性就显得异常困难,更不要说是平衡点的全局稳定性了[4].2010 年,Magal,McCluskey 和 Webb 等人在文献[40]中研究了年龄结构模型(1.1),通过构造形如 $V_s(t) = g\left(\dfrac{S(t)}{S_E}\right)$ 和 $V_i = \displaystyle\int_0^{+\infty} \alpha(a) g\left(\dfrac{i(t,a)}{i_E}\right) da$ 型的 Lyapunov 函数,笔者证明了无病平衡点和地方病平衡点的全局稳定性,这种方法近期被国内外研究者所采用,产生了一些丰硕的成果[15-19,21,22,33],其中 Liu 在文献[16]中讨论了下述年龄结构模型(1.1).

$$
\begin{cases}
\dfrac{dS(t)}{dt} = \gamma - v_S S(t) - \eta \displaystyle\int_0^{+\infty} \beta(a) i(t,a) da, \\[2mm]
\dfrac{\partial i(t,a)}{\partial t} + \dfrac{\partial i(t,a)}{\partial a} = -v_I(t,a) i(t,a), \\[2mm]
i(t,0) = \eta \displaystyle\int_0^{+\infty} \beta(a) i(t,a) da, \\[2mm]
S(0) = S_0 \geqslant 0, i(0,\cdot) = i_0 \in L_+^1(0,+\infty).
\end{cases}
\tag{1.1}
$$

$$
\begin{cases}
\dfrac{dS(t)}{dt} = \gamma - \mu S(t) - \beta S(t) I(t), \\[2mm]
\dfrac{\partial e(t,a)}{\partial t} + \dfrac{\partial e(t,a)}{\partial a} = -\sigma(a) e(t,a) - (\mu + \delta_e) e(t,a), \\[2mm]
\dfrac{dI(t)}{dt} = \displaystyle\int_0^\infty \sigma(a) e(t,a) da - (\mu + \delta_i + k) + \int_0^\infty \gamma(b) r(t,b) db, \\[2mm]
\dfrac{\partial r(t,b)}{\partial t} + \dfrac{\partial r(t,b)}{\partial b} = -\gamma(b) r(t,b) - \mu r(t,b), \\[2mm]
i(t,0) = \eta \displaystyle\int_0^{+\infty} \beta(a) i(t,a) da.
\end{cases}
\tag{1.2}
$$

具有边界条件

$$
e(t,0) = \beta S(t) I(t), \quad r(t,0) = k I(t), \quad t \geqslant 0
\tag{1.3}
$$

和初始条件

$$
S(0) = S_0, \quad e(0,a) = e_0(a), \quad I(0) = I_0, \quad r(0,b) = r_0(b).
\tag{1.4}
$$

通过应用 Magal 等的方法,笔者得到了模型的基本再生数 R_0,即模型的无病平衡点在 $R_0 < 1$ 时是全局渐近稳定的,地方病平衡点在 $R_0 > 1$ 时是全局渐近稳定的. 但使用这类 Lyapunov 函数之前,有一些必备的前期准备工作,诸如解的存在唯一性、有界性、光滑性、一致持续性等,详情见 Magal 与 Ruan 的专著[42].

在不同年龄阶段接种免疫、潜伏期与人处于不同的年龄段有关、在不同的年龄段复发率不同等这些重要因素都影响整个疾病的流行趋势,本书首先提出了一个具有连续年龄依赖的免疫、潜伏和复发的 SVEIR 流行病模型,同时也考虑了非线性发生率. 通过将其重新构造成所谓的 Volterra 型积分方程,推导出了模型的基本再生数 R_0,证明了该模型的一致持续性. 通过构造适当的 Lyapunov 函数,获得了平衡点的全局稳定性,即如果 $R_0 < 1$,无病平衡点是全局渐近稳定的;如果 $R_0 > 1$,则地方病平衡点是全局渐近稳定的. 最后,两个数值例子验证了模型的主要理论分析结果的正确性.

本部分主要给出在研究年龄结构传染病模型时应用到的基本公式、定理和方法等,如 Volterra 公式,年龄结构传染病模型转化成非密的半线性柯西问题的转化方法等[27-29,32,42].

1.3　年龄结构模型基础知识

若令 $i(t,a), a \in [0,\omega]$ 表示在时刻 t 和感染实龄为 a 的染病者的密度,$0 < \omega \leqslant +\infty$ 是染病者的最大年龄. 考查以下带有初边值条件的年龄结构动力学模型:

$$\begin{cases} \dfrac{\partial i(t,a)}{\partial t} + \dfrac{\partial i(t,a)}{\partial a} = -\mu(a)i(t,a), t > 0, 0 < a < \omega, \\[2mm] i(t,0) = \displaystyle\int_0^\omega \beta(a)i(t,a)\mathrm{d}a, \\[2mm] i(0,\cdot) = i_0(a) \in L^+(0,+\infty). \end{cases} \tag{1.5}$$

沿着特征线进行积分来求解方程(1.5). 首先固定 (t,a),定义两个关于 h 的函数 $i(t+h,a+h) \equiv \bar{i}(h)$ 和 $\mu(a+h) \equiv \bar{\mu}(h)$,由于

$$\frac{\overline{\mathrm{d}i(h)}}{\mathrm{d}h} = \frac{\partial i(t+h,a+h)}{\partial t} + \frac{\partial i(t+h,a+h)}{\partial a},$$

方程(1.5)的第一个方程变为

$$\frac{\overline{\mathrm{d}i(h)}}{\mathrm{d}h} = -\bar{\mu}(h)\bar{i}(h) \tag{1.6}$$

积分(1.6),可得到

$$\bar{i}(h) = \bar{i}(0)\mathrm{e}^{-\int_0^h \bar{\mu}(\sigma)\mathrm{d}\sigma},$$

回归以前的变量,得到

$$i(t+h,a+h) = i(t,a)\mathrm{e}^{-\int_0^h \mu(a+\sigma)\mathrm{d}\sigma}.$$

如果 $t > a$,用 $(t-a,0)$ 代替 (t,a) 并令 $h = a$,则

$$i(t,a) = i(t-a,0)\mathrm{e}^{-\int_0^a \mu(\sigma)\mathrm{d}\sigma} = i(t-a,0)l(a).$$

如果 $t < a$,用 $(0,a-t)$ 代替 (t,a) 并令 $h = t$,则

$$i(t,a) = i(0,a-t) \mathrm{e}^{-\int_0^a \mu(a-t+\sigma)\mathrm{d}\sigma} = i_0(a-t) \frac{l(a)}{l(a-t)},$$

此处 $l(a) = \mathrm{e}^{-\int_0^a \mu(\sigma)\mathrm{d}\sigma}$，则得到方程(1.1)的解的表达式为

$$i(t,a) = \begin{cases} i(t-a,0)l(a), t > a, \\ i_0(a-t) \dfrac{l(a)}{l(a-t)}, t < a. \end{cases} \tag{1.7}$$

关系式(1.7)被称为关于方程(1.5)的 Volterra 公式，而(1.5)中的第一式在种群动力学模型中也被称为所谓的 McKendrick 方程[29,32,42]。

考虑下述一般的年龄结构模型：

$$\begin{cases} \dfrac{\partial v(t,a)}{\partial t} + \dfrac{\partial v(t,a)}{\partial a} = -D(a)v(t,a) + M(\mu,v(t,\cdot))(a), a \geq 0, t \geq 0, \\ v(t,0) = B(\mu,v(t,\cdot)), \\ v(0,\cdot) = v_0 \in ((0,+\infty),\mathbb{R}^n). \end{cases} \tag{1.8}$$

其中，参数 $p \in [1,+\infty)$，$\mu \in \mathbb{R}$，$D(\cdot) = diag(d_1(\cdot),\cdots,d_n(\cdot)) \in L^\infty((0,+\infty),M_n(\mathbb{R}^+))$，$M:\mathbb{R}\times L^1((0,+\infty),\mathbb{R}^n) \to L^1((0,+\infty),\mathbb{R}^n)$ 是死亡率函数，且 $B:\mathbb{R}\times L^1((0,+\infty),\mathbb{R}^n) \to \mathbb{R}^n$ 是出生率函数。定义下述巴拿赫空间：

$$X = \mathbb{R}^n \times L^p((0,+\infty),\mathbb{R}^n).$$

定义线性算子 $A:D(A) \subset X \to$ 为

$$A\begin{pmatrix} 0 \\ \varphi \end{pmatrix} = \begin{pmatrix} -\varphi(0) \\ -\varphi' - D\varphi \end{pmatrix}.$$

其中，$D(A) = \{0\} \times W^{1,p}(0,+\infty)$，并且函数 $F:\mathbb{R}\times \overline{D(A)} \to X$ 定义为

$$F\left(\mu,\begin{pmatrix} 0 \\ \varphi \end{pmatrix}\right) = \begin{pmatrix} B(\mu,\varphi) \\ M(\mu,\varphi) \end{pmatrix}.$$

设 $u(t) = \begin{pmatrix} 0 \\ v(t,\cdot) \end{pmatrix}$。由于 $\overline{D(A)} = \{0\} \times L^p((0,+\infty),\mathbb{R}^n) \neq X$，则 A 是非密的且 A 当且仅当 $p=1$ 时是 Hille-Yosida 算子。年龄结构模型(1.8)可以被改写成如下非密的抽象的柯西问题：

$$\frac{\mathrm{d}u(t)}{\mathrm{d}t} = Au(t) + F(\mu,u(t)), t \geq 0; u(0) = \begin{pmatrix} 0 \\ v_0 \end{pmatrix} \in \overline{D(A)}. \tag{1.9}$$

引理 1.1[42] 设 $X_0 = \overline{D(A)}$，则存在映射 $\tau:[0,+\infty)\times X_0 \to (0,+\infty]$ 及最大非自治半流 $U:D_\tau \to X_0$ 使得对每个 $x \in X_0$ 和每个 $s \geq 0$，$U(\cdot,s)x \in C([s,s+\tau(s,x)),X_0)$ 是方程

$$\frac{\mathrm{d}u(t)}{\mathrm{d}t} = Au(t) + F(t,u(t)), t \geq 0, u(0) = x \in \overline{D(A)}$$

的最大积分解，其中 $A:D(A) \subset X \to X$ 是巴拿赫空间 X 上的线性算子，$F:[0,+\infty)\times \overline{D(A)} \to X$ 是连续映射，或者是

$$U(t,s)x = x + A\int_s^t U(l,s)x\mathrm{d}l + \int_s^l F(l,U(l,s))\mathrm{d}l, \forall t \geq s$$

的唯一最大积分解。D_τ 在 D 中是开的，从 D_τ 到 X_0 映射 $(t,s,x) \to U(t;s)x$ 是连续的。

第二章　　免疫、潜伏和复发年龄依赖的传染病模型的稳定性分析

2.1　具有免疫、潜伏和复发年龄依赖的传染病模型

一方面受 Liu 和 Wang[16,17] 工作的启发,另一方面就目前探索非线性的疾病发生率及接种、潜伏和复发年龄依赖对疾病的发展影响作用的文章相对较少. 所以,为了更好地理解这些因素对疾病动力学行为的影响作用,笔者提出和研究一个 PDEs 和 ODEs 嵌套的年龄结构 SVEIR 模型,如图 2.1 所示.

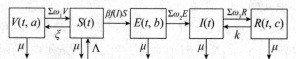

其中,$\sum \omega_1 V$,$\sum \omega_2 E$ 和 $\sum \omega_3 R$ 分别表示量 $\int_0^\infty \omega_1(a)v(t,a)da$,$\int_0^\infty \omega_2(b)e(t,b)db$ 和 $\int_0^\infty \omega_3(c)r(t,c)dc$.

图 2.1　SVEIR 模型流程图

将所考虑的人群分成症状互不重合的五类(或 5 个仓室):易感人群(用 S 表示),接种免疫人群(V),潜伏期人群(E),感染人群(I)以及康复人群(R). 设 $S(t)$ 表示 t 时刻易感人群的数量;$v(t,a)$ 表示 t 时刻、处在 a 年龄接种免疫的人群密度;$e(t,b)$ 表示在 t 时刻、处在 b 年龄潜伏期的潜伏人群的密度;$I(t)$ 表示在 t 时刻感染疾病的人数;$r(t,c)$ 表示在 t 时刻、处在 c 年龄又病情复发的移除者人群的密度.

常数量 Λ 表示输入人群的总量且都进入易感仓室,由于接种免疫的需要而进入免疫仓室,随后进入潜伏人群仓室,这里的每个人都暴露在疾病感染中但尚未表现出患病症状. 假设发病率是非线性的,那么所有新感染的处在潜伏年龄为零的人进入潜伏人群. 假设所有接种免疫的人在接种后以接种零年龄进入接种人群,那么在 t 时刻所有处在潜伏仓室的人口总数为 $\int_0^{+\infty} v(a,t)da$. 假设免疫缺失率 $\omega_1(a)$ 与接种者处在接种免疫仓室的年龄时间 a 有关,那么由于免疫失效而从接种免疫人群进入易感人群的人口总数量为 $\int_0^{+\infty} \omega_1(a)v(t,a)da$.

同样地,在 t 时刻、处于潜伏年龄 b 的潜伏人群的密度为 $e(t,b)$ 和在 t 时刻、处于复发年龄 c 的移出者的种群密度为 $r(t,c)$,在 t 时刻,处于潜伏仓室的潜伏者个体的总数量和处于移出者仓室的移出者的总数量分别为 $\int_0^{+\infty} e(b,t)db$ 和 $\int_0^{+\infty} r(c,t)dc$. 从潜伏仓室移出转化到染病仓室与从移出者仓室复发到染病仓室的年龄依赖比率分别为 $\omega_2(b)$ 和 $\omega_3(c)$. 因此,时刻 t 从潜伏仓室和从移出仓室转化进入染病仓室的总量分别为 $\int_0^{+\infty} \omega_2(b)e(t,b)db$ 和 $\int_0^{+\infty} \omega_3(c)e(t,c)dc$. 建立以下常微分方程与偏微分方程相结合的模型:

$$
\begin{cases}
\dfrac{\mathrm{d}S(t)}{\mathrm{d}t} = \Lambda - (\mu + \xi)S(t) - \beta S(t)f(I(t)) + \displaystyle\int_0^\infty \omega_1(a)v(t,a)\mathrm{d}a, \\[2mm]
\dfrac{\partial v(t,a)}{\partial t} + \dfrac{\partial v(t,a)}{\partial a} = -(\omega_1(a) + \mu)v(t,a), \\[2mm]
\dfrac{\partial e(t,b)}{\partial t} + \dfrac{\partial e(t,b)}{\partial b} = -(\omega_2(b) + \mu)e(t,b), \\[2mm]
\dfrac{\mathrm{d}I(t)}{\mathrm{d}t} = \displaystyle\int_0^\infty \omega_2(b)e(t,b)\mathrm{d}b - (\mu + \delta + k)I + \int_0^\infty \omega_3(c)r(t,c)\mathrm{d}c, \\[2mm]
\dfrac{\partial r(t,c)}{\partial t} + \dfrac{\partial r(t,c)}{\partial c} = -(\omega_3(c) + \mu)r(t,c), \\[2mm]
v(t,0) = \xi S(t), e(t,0) = \beta S(t)f(I(t)), r(t,0) = kI(t), t \geqslant 0, \\[2mm]
S(0) = S_0, v(0,a) = v_0(a), e(0,b) = e_0(b), I(0) = I_0, r(0,c) = e_0(c).
\end{cases}
\tag{2.1}
$$

其中，$S_0, I_0 \in \mathbb{R}_+ = [0,\infty), v_0(\cdot), e_0(\cdot), e_0(\cdot) \in L^1_+$，其中 $L^1_+ = L^1_+((0,\infty), \mathbb{R}_+)$ 为映 φ：$(0,\infty)$ 入 $\mathbb{R}_+ = [0,+\infty)$ 的所有的 Lebesgue 可积的函数类所形成的空间，而 $L^1 = L^1((0,\infty), \mathbb{R})$. 正常数 ξ, μ, δ 和 k 分别表示易感人群的免疫接种率、人群的自然死亡率、疾病引起的死亡率和病人的移出率. 疾病的发生率为采用非线性感染率, 其形式为 $\beta Sf(I)$, 其中 β 是每次接触感染的概率. 按照模型的生物意义做出如下假设:

（$\mathbb{A}_1$）参数 $a \in [0, \hat{a}], b \in [0, \hat{b}]$ 和 $c \in [0, \hat{c}]$，其中 $\hat{a}, \hat{b}$ 和 $\hat{c}$ 分别表示处在接种仓室、潜伏仓室和移出仓室的最大年龄. 如果 $\hat{a} = \infty, \hat{b} = \infty$ 和 $\hat{c} = \infty$，也就是对充分大的 a, b 和 c，则 $v(t,a) = 0, e(t,b) = 0$ 以及 $r(t,c) = 0$.

（$\mathbb{A}_2$）函数 $\omega_i(\cdot) \in L^+_1$ 具有几乎处处的上界 $\overline{\omega}_i$，Lipschitz 连续且 Lipschitz 常数为 $M_{\omega_i}(i = 1, 2, 3)$.

（$\mathbb{A}_3$）存在常数 $\mu_0 > 0$ 使得 $\omega_i(\cdot) \geqslant \mu_0$ 成立 $(i = 1, 2, 3)$.

（$\mathbb{A}_4$）对每个 $I \in [0,\infty)$，函数 $f(I)$ 非负而且二阶可导，$f(I) = 0$ 当且仅当 $I = 0$. 对每个 $I \in [0,\infty), f'(I) \geqslant 0$ 和 $f''(I) \leqslant 0$ 恒成立.

注 2.1 若 $f(I) = I$ 或 $f(I) = \dfrac{I}{1 + \alpha I}$，其中 $\alpha > 0$ 为常数，疾病发生率分别为双线性发生率和饱和发生率，假设（$\mathbb{A}_4$）满足.

2.2 解的存在唯一性

利用 Magal 和 Ruan 在专著[42] 中介绍的方法，首先将问题(2.1)转化成非密的抽象的柯西问题来确定其解的存在性. 考虑到边界条件，先定义以下状态空间:

$$\mathbb{X} = \mathbb{R} \times \mathbb{R} \times L^1 \times \mathbb{R} \times L^1 \times \mathbb{R} \times \mathbb{R} \times L^1$$

和

$$\mathbb{X}_+ = \mathbb{R}_+ \times \mathbb{R}_+ \times L^1_+ \times \mathbb{R}_+ \times L^1_+ \times \mathbb{R}_+ \times \mathbb{R}_+ \times L^1_+,$$

其上的范数为各子空间通常范数的乘积. 令集合

$$\mathbb{X}_0 = \mathbb{R} \times \{0\} \times L^1 \times \{0\} \times L^1 \times \mathbb{R} \times \{0\} \times L^1$$

和

$$\mathbb{X}_{0+} = \mathbb{X}_0 \bigcap \mathbb{X}_+.$$

以模型（2.1）为基础定义线性算子 $A : Dom(A) \subset \mathbb{X} \rightarrow \mathbb{X}$，其具体形式为

$$A \begin{pmatrix} S \\ \begin{pmatrix} 0 \\ v \end{pmatrix} \\ \begin{pmatrix} 0 \\ e \end{pmatrix} \\ I \\ \begin{pmatrix} 0 \\ r \end{pmatrix} \end{pmatrix}, \begin{pmatrix} -(\mu + \xi)S(t) + \int_0^\infty \omega_1(a)v(t,a)\,\mathrm{d}a \\ \begin{pmatrix} -v(0) \\ -v' - (\omega_1(a) + \mu)v \end{pmatrix} \\ \begin{pmatrix} -e(0) \\ -e' - (\omega_2(b) + \mu)e \end{pmatrix} \\ -\int_0^\infty \omega_2(b)e(t,b)\,\mathrm{d}b + (\mu + \delta + k)I - \int_0^\infty \omega_3(c)r(t,c)\,\mathrm{d}c \\ \begin{pmatrix} -r(0) \\ -r' - (\omega_3(c) + \mu)r \end{pmatrix} \end{pmatrix}$$

其中，$Dom(A) = \mathbb{R} \times \{0\} \times W^{1,1}((0,\infty),\mathbb{R}) \times \{0\} \times W^{1,1}((0,\infty),\mathbb{R}) \times \mathbb{R} \times \{0\} \times W^{1,1}((0,\infty),\mathbb{R})$，$W^{1,1}((0,\infty),\mathbb{R})$ 表示 *Sobolev* 空间. 注意到 $\overline{Dom(A)} = \mathbb{X}_0$ 在 $\mathbb{X}$ 中是非密的.

以模型（2.1）为基础定义非线性算子 $B : \overline{Dom(A)} \rightarrow \mathbb{X}$ 为

$$B \begin{pmatrix} S \\ \begin{pmatrix} 0 \\ v \end{pmatrix} \\ \begin{pmatrix} 0 \\ e \end{pmatrix} \\ I \\ \begin{pmatrix} 0 \\ r \end{pmatrix} \end{pmatrix} = \begin{pmatrix} \Lambda - \beta S f(I) \\ \begin{pmatrix} \xi S \\ 0_{L^1} \end{pmatrix} \\ \begin{pmatrix} \beta S f(I) \\ 0_{L^1} \end{pmatrix} \\ 0 \\ \begin{pmatrix} kI \\ 0_{L^1} \end{pmatrix} \end{pmatrix}.$$

令 $u(t) = \left(S(t), \begin{pmatrix} 0 \\ v(t,\cdot) \end{pmatrix}, \begin{pmatrix} 0 \\ e(t,\cdot) \end{pmatrix}, I(t), \begin{pmatrix} 0 \\ r(t,\cdot) \end{pmatrix} \right)^{\mathrm{T}}$，将模型（2.1）改写为如下的抽象柯西问题：

$$\begin{cases} \dfrac{\mathrm{d}u(t)}{\mathrm{d}t} = Au(t) + B(u(t)), \\ u(0) = u_0 \in \mathbb{X}_{0+}, t \geqslant 0. \end{cases}$$

模型（2.1）的像空间选取为 $\mathbb{Y} = \mathbb{R}_+ \times L_+^1 \times L_+^1 \times \mathbb{R}_+ \times L_+^1$. 对任意 $(x_1, x_2, x_3, x_4, x_5) \in \mathbb{Y}$，其范数定义为

$$\| (x_1, x_2, x_3, x_4, x_5) \|_{\mathbb{Y}} = |x_1| + \int_0^\infty |x_2(a)|\,\mathrm{d}a + \int_0^\infty |x_3(b)|\,\mathrm{d}b + |x_4| + \int_0^\infty |x_5(c)|\,\mathrm{d}c.$$

这个模型在生物意义上表示各仓室的人口总和. 模型（2.1）的初始条件为 $x_0 = (S_0, v_0(\cdot), e_0(\cdot), I_0, r_0(\cdot)) \in \mathbb{Y}$. 由兼容性条件得到

$$v(0,0) = \xi S_0 = v_0(0), e(0,0) = \beta S_0 f(I_0) = e_0(0), c(0,0) = kI_0 = c_0(0). \quad (2.2)$$

由 Magal 和 Ruan 的定理[42],以及 Webb 在文献[32]中的结论,由模型(2.1)在 $\mathbb{X}_{0+}$ 上生成的半流 $\{F(t,x_0)\}_{t\geqslant 0}$ 存在唯一.模型(2.1)生成的连续解半流 $F: \mathbb{R}_+ \times \mathbb{Y} \to \mathbb{Y}$ 定义为

$$F(t,X_0) = F_t(X_0) := (S(t), v(t,\cdot), e(t,\cdot), I(t), r(t,\cdot)), t \geqslant 0, X_0 \in \mathbb{Y}. \quad (2.3)$$

准确地说,也就是以下结论.

命题 2.1 对模型(2.1),存在唯一的强连续解半流 $F: \mathbb{X}_{0+} \to \mathbb{X}_{0+}$,使得对每个 $x_0 \in \mathbb{X}_{0+}$,由 $x = Fx_0$ 定义的算子 $x \in C([0,\infty), \mathbb{X}_{0+})$ 是模型(2.1)的广义解,也就是说,这里 x 满足

$$\int_0^t x(s)\mathrm{d}s \in Dom(\mathbb{A}), x(t) = x_0 + A\int_0^t x(s)\mathrm{d}s + \int_0^t B(x)(s)\mathrm{d}s, \forall t \geqslant 0.$$

将模型(2.1)的满足初始条件 $F(0,x_0) = x_0 \in \mathbb{Y}$ 且 $t \geqslant 0$ 的唯一解表示为 $F(t,x_0) = (S(t), v(t,\cdot), e(t,\cdot), I(t), r(t,\cdot))$,则

$$\| F(t,x_0) \|_{\mathbb{Y}} = S(t) + \int_0^\infty v(t,a)\mathrm{d}a + \int_0^\infty e(t,b)\mathrm{d}b + I(t) + \int_0^\infty r(t,c)\mathrm{d}c. \quad (2.4)$$

给出如下记号和表达式:

$$\varepsilon_i(l) = \omega_i(l) + \mu, \rho_i(l) = \exp\left(-\int_0^l \varepsilon_i(\tau)\mathrm{d}\tau\right), \theta_i = \int_0^\infty \omega_i(l)\rho_i(l)\mathrm{d}l, i = 1,2,3.$$

由假设($\mathbb{A}_2$)可以推出 $0 \leqslant \theta_i \leqslant 1, 0 \leqslant \rho_i(s) \leqslant 1$ 和

$$\frac{\mathrm{d}\rho_i(s)}{\mathrm{d}s} = -\varepsilon_i(s)\rho_i(s), \forall s \geqslant 0, i = 1,2,3. \quad (2.5)$$

另外,对所有的 $\lambda \geqslant 0, i = 1,2,3$,定义如下函数:

$$\theta_i(\lambda) = \int_0^\infty \omega_i(l)e^{\left[-(\lambda+\mu)l - \int_0^l \omega_i(\tau)\mathrm{d}\tau\right]}\mathrm{d}l, i = 1,2,3.$$

得到 $\theta_i(\lambda) \leqslant \theta_i(0) \overset{\triangle}{=\!=} \theta_i$.进一步再定义下述函数:

$$\pi_i(l) = \int_l^\infty \omega_i(\tau)\exp\left(-\int_l^\tau \varepsilon_2(s)\mathrm{d}s\right)\mathrm{d}\tau, i = 1,2,3.$$

可知 $\pi_i(l) > 0, \pi_i(0) = \theta_i$ 和

$$\frac{\mathrm{d}\pi_i(l)}{\mathrm{d}l} = \pi_i(l)\varepsilon_i(l) - \omega_i(l), \forall i = 1,2,3, l \geqslant 0.$$

应用 Volterra 公式[29,32,42],沿着特征线 $t - a = const$ 求解模型(2.1)的第二个方程,解得 $v(t,a)$ 的表达式为

$$v(t,a) = \begin{cases} v(t-a,0)\exp\left(-\int_0^a \varepsilon_1(s)\mathrm{d}s\right) = \xi S(t-a)\rho_1(a), t > a \geqslant 0, \\ v_0(a-t)\exp\left(-\int_{a-t}^a \varepsilon_1(s)\mathrm{d}s\right) = v_0(a-t)\dfrac{\rho_1(a)}{\rho_1(a-t)}, a \geqslant t \geqslant 0. \end{cases} \quad (2.6)$$

应用类似的方法,也可以得到模型(2.1)中 $e(t,a)$ 和 $r(t,a)$ 的表达式分别为

$$e(t,a) = \begin{cases} e(t-b,0)\exp\left(-\int_0^b \varepsilon_2(s)\mathrm{d}s\right) = \beta S(t-b)f(I(t-b))\rho_2(b), t > b \geqslant 0, \\ e_0(b-t)\exp\left(-\int_{b-t}^b \varepsilon_2(s)\mathrm{d}s\right) = e_0(b-t)\dfrac{\rho_2(b)}{\rho_2(b-t)}, b \geqslant t \geqslant 0. \end{cases} \quad (2.7)$$

和

$$r(t,c) = \begin{cases} r(t-c,0)\exp\left(-\int_0^c \varepsilon_3(s)\,ds\right) = kI(t-c)\rho_3(c), & t > c \geqslant 0, \\ r_0(c-t)\exp\left(-\int_{c-t}^c \varepsilon_3(s)\,ds\right) = r_0(c-t)\dfrac{\rho_3(c)}{\rho_3(c-t)}, & c \geqslant t \geqslant 0. \end{cases} \tag{2.8}$$

注 2.2 将模型(2.1)中的第一、四个方程和(2.6)、(2.7)、(2.8)放在一起,即模型(2.1)可以被重新写成所谓的 Volterra 型积分方程.

定义集合

$$\prod := \left\{ (S, v(\cdot), e(\cdot), I, r(\cdot)) \in \mathbb{Y} : \right.$$

$$\left. S + \int_0^\infty v(a)\,da + \int_0^\infty e(b)\,db + I + \int_0^\infty r(c)\,dc \leqslant \frac{\Lambda}{\mu} \right\}.$$

现在,得到如下结论.

引理 2.1 (1) $\prod$ 是模型(2.1)的正向不变集,亦即若 $x_0 \in \prod$,则对所有的 $t > 0$, $F(t, x_0) \in \prod$.

(2) 解半流 $F(t, x_0)$ 一致有界且 $\prod$ 吸引 $\mathbb{Y}$ 中每个点. 也就是说,对任意 $x_0 \in \mathbb{Y}$,

$$\limsup_{t \to \infty} \| F(t, x_0) \|_{\mathbb{Y}} \leqslant \frac{\Lambda}{\mu}.$$

证明 取 $x_0 \in \mathbb{Y}$,对模型(2.1)的任意解 $F(t, x_0)$,求 $\| F(t, x_0) \|_{\mathbb{Y}}$ 的导数,注意到 (2.6),在(2.5)中 $\dfrac{d\rho_1(a)}{da} = -\varepsilon_1(a)\rho_1(a)$ 和 $\rho_1(0) = 1$,那么由此可以得到 $\int_0^\infty v(t,a)\,da$ 的导数:

$$\frac{d}{dt}\int_0^\infty v(t,a)\,da = \frac{d}{dt}\int_0^t \xi S(t-a)\rho_1(a)\,da + \frac{d}{dt}\int_t^\infty v_0(a-t)\frac{\rho_1(a)}{\rho_1(a-t)}\,da$$

$$= \frac{d}{dt}\int_0^t \xi S(s)\rho_1(t-s)\,ds + \frac{d}{dt}\int_0^\infty v_0(s)\frac{\rho_1(t+s)}{\rho_1(s)}\,ds$$

$$= \xi S(t)\rho_1(0) + \int_0^t \xi S(s)\frac{d}{dt}\rho_1(t-s)\,ds$$

$$\quad + \int_0^\infty v_0(s)\frac{d\rho_1(t+s)/dt}{\rho_1(s)}\,ds$$

$$= \xi S(t)\rho_1(0) - \int_0^t \varepsilon_1(a)\xi S(t-a)\rho_1(a)\,da$$

$$\quad - \int_t^\infty \varepsilon_1(a)v_0(a-t)\frac{\rho_1(a)}{\rho_1(a-t)}\,da$$

$$= \xi S(t) - \int_0^\infty \varepsilon_1(a)v(t,a)\,da.$$

类似地,得到

$$\frac{d}{dt}\int_0^\infty e(t,b)\,db = \beta S(t)f(I(t)) - \int_0^\infty \varepsilon_2(b)e(t,b)\,db$$

和

$$\frac{d}{dt}\int_0^\infty r(t,c)\,dc = kI(t) - \int_0^\infty \varepsilon_3(c)r(t,c)\,dc.$$

由以上关于 $\int_0^\infty v(t,a)\mathrm{d}a$，$\int_0^\infty e(t,a)\mathrm{d}a$ 和 $\int_0^\infty r(t,a)\mathrm{d}a$ 的导数表达式以及(2.4)，因此

$$
\begin{aligned}
\frac{\mathrm{d}\|F(t,x_0)\|_{\mathbb{Y}}}{\mathrm{d}t} &= \Lambda - (\mu+\xi)S(t) - \beta S(t)f(I(t)) + \int_0^\infty \omega_1(a)v(t,a)\mathrm{d}a \\
&\quad + \xi S(t) - \int_0^\infty \varepsilon_1(a)v(t,a)\mathrm{d}a + \beta S(t)f(I(t)) \\
&\quad - \int_0^\infty \varepsilon_2(b)e(t,b)\mathrm{d}b + \int_0^\infty \omega_2(b)e(t,b)\mathrm{d}b - (\mu+\delta+k)I \\
&\quad + \int_0^\infty \omega_3(c)r(t,c)\mathrm{d}c + kI(t) - \int_0^\infty \varepsilon_3(c)r(t,c)\mathrm{d}c \\
&\leqslant \Lambda - \mu\|F(t,x_0)\|_{\mathbb{Y}}.
\end{aligned}
$$

进一步，得到

$$
\|F(t,x_0)\|_{\mathbb{Y}} \leqslant \frac{\Lambda}{\mu} - \mathrm{e}^{-\mu t}\left(\frac{\Lambda}{\mu} - \|x_0\|_{\mathbb{Y}}\right). \tag{2.9}
$$

当 $x_0 \in \mathbb{Y}$，由(2.9)，对所有的 $t \geqslant 0$，可得 $F(t,x_0) \in \prod$．这表明集合 $\prod$ 是模型(2.1)的正向不变集．

由(2.9)，对任意 $x_0 \in \mathbb{Y}$，式子 $\limsup_{t\to\infty}\|F(t,x_0)\|_{\mathbb{Y}} \leqslant \frac{\Lambda}{\mu}$ 成立．这表明，$F(t,x_0)$ 最终有界并且 $\prod$ 吸引 $\mathbb{Y}$ 中的任何点．定理得证．

从引理 2.1 和假设 $(\mathbb{A}_1) \sim (\mathbb{A}_3)$，得到如下结论．

引理 2.2 令 $x_0 \in \mathbb{Y}$，如果 $\|x_0\|_{\mathbb{Y}} \leqslant M$ 成立，此处 $M \geqslant \frac{\Lambda}{\mu}$，那么对所有的 $t \geqslant 0$，有如下结论成立：

(1) $0 \leqslant S(t), \int_0^\infty v(t,a)\mathrm{d}a, \int_0^\infty e(t,b)\mathrm{d}b, I(t), \int_0^\infty r(t,c)\mathrm{d}c \leqslant M$；

(2) $v(t,0) \leqslant \xi M, e(t,0) \leqslant \beta f'(0)M^2$ 和 $r(t,0) \leqslant kM$．

证明 在引理 2.1 中，$\prod$ 是解半流 $F(t,x_0)$ 的正向不变集，结论(1)容易验证．对结论(2)，由(1)和假设 $(\mathbb{A}_4)$，得到

$$
e(t,0) = \beta f(I)S \leqslant \beta f'(0)IS \leqslant \beta f'(0)M^2.
$$

同理，得到 $v(t,0) \leqslant \xi M$ 和 $r(t,0) \leqslant kM$．结论得证．

给出下面的一些引理，应用它们来获得系统(2.1)的一致持续性和全局稳定性．

引理 2.3[34] 对下述线性标量形式的 Volterra 型积分微分方程：

$$
\frac{\mathrm{d}V(t)}{\mathrm{d}t} = \int_0^t q(s)V(t-s)\mathrm{d}s - \alpha V(t).
$$

如果 $\int_0^\infty q(s)\mathrm{d}s > \alpha > 0$ 成立，此处 $q(\cdot) \in L_+^1$ 和 $V(0) > 0$，那么方程存在唯一解 $V(t)$，且此解无界．

对 $x > 0$，函数 $\Phi(x) = x - 1 - \ln x$ 严格正，且在 $x = 1$ 处达到最小值 $\Phi(1) = 0$．

引理 2.4[36] 令

$$F(I) = \Phi\left(\frac{f(I)}{f(I^*)}\right) - \Phi\left(\frac{I}{I^*}\right).$$

如果假设($\mathbb{A}_4$)成立,那么对任意 $I > 0, F(I) > 0$,其中 $I^* > 0$ 是某定值.

引理 2.5[35] 令 $D \subseteq \mathbb{R}, f_j : D \to \mathbb{R}, j = 1, 2$,是两个有界和莱布尼茨连续的函数,其界为 L_j,莱布尼茨常数为 M_j.那么它们的乘积函数 $f_1 f_2$ 是莱布尼茨连续的,莱布尼茨常数为 $L_1 M_2 + L_2 M_1$.

为了建立模型(2.1)的平衡点和讨论各类平衡点的稳定性,应用 Diekmann 等人在文献[41] 中的下一代矩阵的思想定义模型(2.1)的基本再生数 R_0 为

$$R_0 = \frac{1}{\mu + \delta + k}\left(\frac{\beta f'(0)\Lambda\theta_2}{\mu + \xi(1 - \theta_1)} + k\theta_3\right). \tag{2.10}$$

其中,$\frac{1}{\mu + \xi}$ 表示接种免疫者在第一轮接种中在免疫仓室中的平均停留时间;$\frac{\xi}{\mu + \xi}$ 表示成功接种的概率;θ_1 表示由于免疫缺失而重新进入易感者仓室的比例. 经过这样多次的循环接种,在整个接种免疫仓室中停留的平均时间为

$$\frac{1}{\mu + \xi}\left(1 + \frac{\xi\theta_1}{\mu + \xi} + \left(\frac{\xi\theta_1}{\mu + \xi}\right)^2 + \cdots\right) = \frac{1}{\mu + \xi(1 - \theta_1)}.$$

那么,$\frac{\Lambda}{\mu + \xi(1 - \theta_1)} = S^0$ 表示由最初的输入量 Λ 经过多轮的免疫,免疫缺失,再免疫后处于易感仓室的易感者的累积总量;θ_2 和 θ_3 分别表示从潜伏仓室到染病仓室与由于复发而从移除仓室到染病仓室的转化概率;$R_0 = \frac{1}{\mu + \delta + k}(\beta S^0 f'(0)\theta_2 + k\theta_3)$ 表示一个病人在一个染病期内感染成新的染病者的平均数量,这种感染一方面是由于接种、潜伏后感染,另一方面是由于复发再感染而引起的.

引理 2.6 模型(2.1)总存在无病平衡点 $E_0 = (S^0, v^0(a), 0, 0, 0)$,其中 $S^0 = \frac{\Lambda}{\mu + \xi(1 - \theta_1)}$,当且仅当 $R_0 > 1$ 时模型存在唯一的地方病平衡点 $E^* = (S^*, v^*(a), e^*(b), I^*, r^*(c))$.

证明 设 $E^* = (S^*, v^*(a), e^*(b), I^*, r^*(c))$ 为模型(2.1)的任意平衡点,则其满足

$$\begin{cases} 0 = \Lambda - (\xi + \mu)S^* - \beta f(I^*)S^* + \int_0^\infty \omega_1(a)v^*(a)\mathrm{d}a, \\ \dfrac{\mathrm{d}v^*(a)}{\mathrm{d}a} = -\varepsilon_1(a)v^*(a), \\ \dfrac{\mathrm{d}e^*(b)}{\mathrm{d}b} = -\varepsilon_2(b)e^*(b), \\ 0 = \int_0^\infty \omega_2(b)e^*(b)\mathrm{d}b - (\mu + \delta + k)I^* + \int_0^\infty \omega_3(c)r^*(c)\mathrm{d}c, \\ \dfrac{\mathrm{d}r^*(c)}{\mathrm{d}c} = -\varepsilon_3(c)r^*(c). \end{cases} \tag{2.11}$$

由(2.2),对于平衡点 E^* 得到 $\xi S^* = v^*(0), \beta S^* f(I^*) = e^*(0)$ 和 $kI^* = c^*(0)$. 将(2.

11) 的第二式从 0 到 a 积分,则

$$v^*(a) = \xi S^* \rho_1(a). \tag{2.12}$$

同理,从(2.11)的第三式和第五式得到

$$e^*(b) = \beta S^* f(I^*) \rho_2(b), r^*(c) = k I^* \rho_3(c). \tag{2.13}$$

如果 $I^* = 0$,由 $(\mathbb{A}_4)$,那么 $f(I^*) = 0$;再由(2.13),可得 $e^*(b) = 0, r^*(c) = 0$.进一步,由(2.12)和(2.11)的第一个方程,得到

$$v^0(a) = \xi S^0 \rho_1(a), S^0 = \frac{\Lambda}{\mu + \xi(1 - \theta_1)}. \tag{2.14}$$

因此,模型(2.1)总存在无病平衡点 $E^0 = (S^0, v^0(a), 0, 0, 0)$.

如果 $I^* \neq 0$,将(2.12)代入(2.11)的第一个方程,可得

$$S^* = \frac{\Lambda}{\mu + \xi(1 - \theta_1) + \beta f(I^*)}. \tag{2.15}$$

由(2.13)和(2.15),并由(2.11)的第四个方程可得 $G(I^*) = 0$,其中

$$G(I^*) := \frac{\beta f(I^*)}{I^*} \frac{\Lambda \theta_2}{\mu + \xi(1 - \theta_1) + \beta f(I^*)} + k\theta_3 - (\mu + \delta + k) = 0.$$

如果 $R_0 > 1$,那么 $G(0^+) = \lim_{I^* \to 0^+} G(I^*) = (\mu + \delta + k)(R_0 - 1) > 0.$ 另外,

$$\liminf_{I^* \to \frac{\Lambda}{\mu+\delta}} G(I^*) = \liminf_{I^* \to \frac{\Lambda}{\mu+\delta}} \left(\frac{\beta f(I^*)}{I^*} \frac{\Lambda \theta_2}{\mu + \xi(1 - \theta_1) + \beta f(I^*)} + k\theta_3 - (\mu + \delta + k) \right)$$

$$< \liminf_{I^* \to \frac{\Lambda}{\mu+\delta}} \left(\frac{\beta f(I^*)}{I^*} \frac{\Lambda \theta_2}{\beta f(I^*)} - (\mu + \delta) \right)$$

$$= -(\mu + \delta)(1 - \theta_2) < 0.$$

进一步,由 $(\mathbb{A}_4)$,当 $I^* > 0$ 时 $G(I^*)$ 是单调递减的.并且,当且仅当 $R_0 > 1$ 时,$G(I^*) = 0$ 在区间 $\left(0, \frac{\Lambda}{\mu+\delta}\right)$ 上有唯一解 I^*,再由(2.12)(2.13)和(2.15),模型(2.1)存在唯一的地方病平衡点 $E^* = (S^*, v^*(a), e^*(b), I^*, r^*(c))$.定理得证.

2.3　解半流的渐近光滑性

为了得到模型(2.1)的全局吸引子以及利用 LaSalle 不变原理证明平衡点的全局稳定性,引入解半流的渐近光滑性概念及其光滑性判据,并且用此来证明模型(2.1)的解半流 $F(t, x_0)$ 的光滑性.

定义 2.1[43]　对任何非空有界闭集 $B \subset \mathbb{Y}$,如果 $F(t, B) \subset B$,则存在 $B_0 \subset B$ 使得 B_0 吸引 B.也就是说,对所有的 $x_0 \in B$,当 $t \to \infty$ 时 $F(t, x_0) \to B_0$,那么解半流 $F(t, x_0): \mathbb{R} \times \mathbb{Y} \to \mathbb{Y}$ 被称为是渐近光滑的.

引理 2.7[43]　假设解半流 $F(t, x_0) = \varphi(t, x_0) + \phi(t, x_0): \mathbb{R}_+ \times \mathbb{Y} \to \mathbb{Y}$.如果下述条件成立:

(1) 若存在函数 $u: \mathbb{R}_+ \times \mathbb{Y} \to \mathbb{R}_+$ 使得在 $t \to 0$ 时,$u(t, h) \to 0$ 成立,且当 $\|x_0\|_{\mathbb{Y}} \leq h$ 时,

有 $\| \varphi(t,x_0) \|_Y \leqslant u(t,h)$ 成立.

(2) 对任意 $t \geqslant 0, \varphi(t,x_0)$ 完全连续.

那么,解半流 $F(t,x_0)$ 在 Y 上渐近光滑.

通过引理 2.7 来证明解半流 $F(t,x_0)$ 的渐近光滑性. 首先将解半流 $F(t,x_0): \mathbb{R}_+ \times Y \to Y$ 分解成两个算子:$\varphi(t,x_0), \varphi(t,x_0): \mathbb{R}_+ \times Y \to Y$ 和 $F(t,x_0) = \varphi(t,x_0) + \varphi(t,x_0)$. 在此,令

$$\varphi(t,x_0) = (0,x_2(t,\cdot),x_3(t,\cdot),0,x_5(t,\cdot)), \varphi(t,x_0) = (0,\tilde{x}_2(t,\cdot),\tilde{x}_3(t,\cdot),0,\tilde{x}_5(t,\cdot)),$$

其中,

$$x_2(t,a) = \begin{cases} 0, t > a \geqslant 0, \\ v(t,a), a \geqslant t \geqslant 0. \end{cases} \qquad x_3(t,b) = \begin{cases} 0, t > b \geqslant 0, \\ e(t,b), b \geqslant t \geqslant 0. \end{cases}$$

$$x_5(t,c) = \begin{cases} 0, t > c \geqslant 0, \\ r(t,c), c \geqslant t \geqslant 0. \end{cases} \tag{2.16}$$

和

$$\tilde{x}_2(t,a) = \begin{cases} v(t,a), t > a \geqslant 0, \\ 0, a \geqslant t \geqslant 0. \end{cases} \qquad \tilde{x}_3(t,b) = \begin{cases} e(t,b), t > b \geqslant 0, \\ 0, b \geqslant t \geqslant 0. \end{cases}$$

$$\tilde{x}_5(t,c) = \begin{cases} r(t,c), t > c \geqslant 0, \\ 0, c \geqslant t \geqslant 0. \end{cases} \tag{2.17}$$

那么,对模型(2.1),任意 $t \geqslant 0$,得到 $F(t,x_0) = \varphi(t,x_0) + \varphi(t,x_0)$.

命题 2.2 若 $h > 0$,令 $u(t,h) = h\exp\{-(\mu_0+\mu)t\}$,那么 $\lim_{t\to\infty} u(t,h) = 0$. 并且,如果 $\| x_0 \|_Y \leqslant h$,那么 $\| \varphi(t,x_0) \|_Y \leqslant u(t,h)$.

证明 由(2.6)~(2.8)和(2.4),对任意 $x_0 \in \prod$,当 $\| x_0 \|_Y \leqslant h$ 时,得到

$$\| F(t,x_0) \|_Y = |0| + \int_0^\infty |x_2(t,a)| da + \int_0^\infty |x_3(t,b)| db + |0| + \int_0^\infty |x_5(t,c)| dc$$

$$= \int_t^\infty \left| v_0(a-t) \frac{\rho_1(a)}{\rho_1(a-t)} \right| da + \int_t^\infty \left| e_0(b-t) \frac{\rho_2(b)}{\rho_2(b-t)} \right| db + \int_t^\infty \left| r_0(c-t) \frac{\rho_3(c)}{\rho_3(c-t)} \right| dc$$

$$= \int_0^\infty \left| v_0(s) \frac{\rho_1(t+s)}{\rho_1(s)} \right| ds + \int_0^\infty \left| e_0(s) \frac{\rho_2(t+s)}{\rho_2(s)} \right| ds + \int_0^\infty \left| r_0(s) \frac{\rho_3(t+s)}{\rho_3(s)} \right| ds$$

$$= \int_0^\infty \left| v_0(s)\exp\left(-\int_s^{t+s} \varepsilon_1(\tau)d\tau\right) \right| ds + \int_0^\infty \left| e_0(s)\exp\left(-\int_s^{t+s} \varepsilon_2(\tau)d\tau\right) \right| ds$$

$$+ \int_0^\infty \left| r_0(s)\exp\left(-\int_s^{t+s} \varepsilon_3(\tau)d\tau\right) \right| ds.$$

注意到对所有的 $a,b,c \geqslant 0, \varepsilon_1(a) \geqslant \mu_0+\mu, \varepsilon_2(a) \geqslant \mu_0+\mu$ 和 $\varepsilon_3(a) \geqslant \mu_0+\mu$ 成立,进一步得到

$$\| F(t,x_0) \|_Y$$

$$\leqslant \exp\{-(\mu_0+\mu)t\}\left(|0| + \int_0^\infty |v_0(s)| ds + \int_0^\infty |e_0(s)| ds + |0| + \int_0^\infty |r_0(s)| ds\right)$$

$$= \exp\{-(\mu_0+\mu)t\} \| x_0 \|_Y$$

$$\leqslant h\exp\{-(\mu_0+\mu)t\}.$$

结论得证.

鉴于目前考虑的状态空间是无穷维巴拿赫空间$\mathbb{Y}=\mathbb{R}_+\times L^1_+\times L^1_+\times\mathbb{R}_+\times L^1_+$. 在无穷维的状态空间中，空间的有界性推不出它的准紧性. 那么，应用以下的结论来证明子空间L^1_+的紧性.

引理 2.8[44]　设 $K\subset L^p(0,\infty)$ 是闭且有界的，此处常数 $p\geqslant 1$. 如果下述条件成立

(1)$\lim_{s\to 0}\int_0^\infty |h(z+s)-h(s)|^p\mathrm{d}z=0$ 对任意 $h\in K$，

(2)$\lim_{s\to\infty}\int_s^\infty |h(z)|^p\mathrm{d}z=0$ 对 $h\in K$ 一致成立，

那么 K 是紧的.

命题 2.3　$\varphi(t,x_0)$ 对任意 $t\geqslant 0$ 完全连续.

证明　由引理 2.8，知道对任何闭的有界集 $D\subset\mathbb{Y}$，$\varphi(t,D)$ 是紧的. 由引理 2.2，$S(t)$ 和 $I(t)$ 存在于紧集 $\left[0,\dfrac{\Lambda}{\mu}\right]\subset[0,M]$，其中常数 M 满足 $M>\dfrac{\Lambda}{\mu}$. 因此，仅需要验证 $\widetilde{x}_2(t,a)$，$\widetilde{x}_3(t,b)$ 和 $\widetilde{x}_5(t,c)$ 存在于 L^1_+ 的准紧子集中，其存在性与 $x_0\in\prod$ 选取无关. 在引理 2.8 的启发下构造次准紧子集，由(2.7)和(2.17)，得到

$$0\leqslant\widetilde{x}_3(t,b)=\begin{cases}\beta S(t-b)f(I(t-b))\rho_2(b),t>b\geqslant 0,\\0,b\geqslant t\geqslant 0.\end{cases}\qquad(2.18)$$

注意到(2.5)，假设$(\mathbb{A}_4)$以及引理 2.2 中结论(1)，得到

$$\widetilde{x}_3(t,b)\leqslant\beta f'(0)M^2\exp[-(\mu_0+\mu)b].\qquad(2.19)$$

这表明引理 2.8 中结论(2)成立.

下面，验证引理 2.8 中条件(1)成立，对任意充分小 $s\in(0,t)$，得到

$$\begin{aligned}\int_0^\infty |\widetilde{x}_3(t,b+s)&-\widetilde{x}_3(t,b)|\mathrm{d}b=\int_0^t |e(t,b+s)-e(t,b)|\mathrm{d}b\\&=\int_0^{t-s} |e(t-b-s,0)\rho_2(b+s)-e(t-b,0)\rho_2(b)|\mathrm{d}b\\&\quad+\int_{t-h}^t |0-e(t-b,0)\rho_2(b)|\mathrm{d}b\\&\leqslant B_1+B_2+B_3.\end{aligned}\qquad(2.20)$$

其中，

$$B_1=\int_0^{t-s} e(t-b-s,0)|\rho_2(b+s)-\rho_2(b)|\mathrm{d}b,$$

$$B_2=\int_0^{t-s}\rho_2(b)|e(t-b-s,0)-e(t-b,0)|\mathrm{d}b,$$

$$B_3=\int_{t-s}^t |e(t-b,0)\rho_2(b)|\mathrm{d}b.$$

注意到(2.5)，引理 2.2 中结论(1)以及 $\rho_2(b)$ 是关于变量 b 的非增函数，得到

$$\begin{aligned}B_1&=\int_0^{t-s} e(t-b-s,0)|\rho_2(b)-\rho_2(b+s)|\mathrm{d}b\\&\leqslant\beta f'(0)M^2\left(\int_0^{t-s}\rho_2(b)\mathrm{d}b-\int_0^{t-s}\rho_2(b+s)\mathrm{d}b\right)\end{aligned}$$

$$= \beta f'(0)M^2\left(\int_0^{t-s}\rho_2(b)\,\mathrm{d}b - \int_s^t\rho_2(b)\,\mathrm{d}b\right)$$

$$= \beta f'(0)M^2\left(\int_0^{t-s}\rho_2(b)\,\mathrm{d}b - \int_s^{t-s}\rho_2(b)\,\mathrm{d}b - \int_{t-s}^t\rho_2(b)\,\mathrm{d}b\right)$$

$$= \beta f'(0)M^2\left(\int_0^s\rho_2(b)\,\mathrm{d}b - \int_{t-s}^t\rho_2(b)\,\mathrm{d}b\right)$$

$$\leqslant \beta f'(0)M^2 s.$$

由引理 2.2 中结论(1) 以及假设($\mathbb{A}_4$),得到 $\left|\dfrac{\mathrm{d}S(t)}{\mathrm{d}t}\right|$ 和 $\left|\dfrac{\mathrm{d}f(I(t))}{\mathrm{d}t}\right|$ 均有界且界分别为 $M_s = \Lambda + (\mu + \xi)M + \beta f'(0)M^2 + \bar{\omega}M$ 和 $M_{f(I)} = [\bar{\sigma}M + (\mu + \delta + k)M + \bar{\nu}M]f'(0)$. 因此, $S(\cdot)$ 和 $f(I(\cdot))$ 在 $[0,\infty)$ 上莱布尼茨连续且莱布尼茨常数分别为 M_s 和 $M_{f(I)}$. 由引理 2.5, $S(\cdot)f(I(\cdot))$ 在 $[0,\infty)$ 莱布尼茨连续且莱布尼茨常数为 $M_{sf(I)} = M(M_s + M_{f(I)})$. 因此,

$$B_2 = \int_0^{t-s}\rho_2(b)\,|\,e(t-b-s,0) - e(t-b,0)\,|\,\mathrm{d}b$$

$$\leqslant \beta M_{sf(I)}\int_0^{t-s}\exp\{-(\mu_0+\mu)b\}\mathrm{d}b$$

$$\leqslant \beta M_{sf(I)}s.$$

由引理 2.2 中结论(2),得到

$$B_3 = \int_{t-s}^t|\,e(t-b,0)\rho_2(b)\,|\,\mathrm{d}b \leqslant \beta f'(0)M^2 s.$$

那么,得

$$\int_0^\infty|\,\widetilde{x}_3(t,b+s) - \widetilde{x}_3(t,b)\,|\,\mathrm{d}b \leqslant \beta(2f'(0)M^2 + M_{sf(I)})s.$$

在 $s \to 0$ 时一致收敛于 0,另外引理 2.8 中条件(2)对 $\widetilde{x}_3(t,b)$ 也是成立的. 注意到对任意 $x_0 \in D$,以上不等式均成立,因此 $\widetilde{x}_3(t,b)$ 存在于 L_+^1 的准紧子集 $B_{\widetilde{x}_3}$ 中,类似于(2.18) $\sim$ (2.20), $\widetilde{x}_2(t,a)$ 和 $\widetilde{x}_5(t,c)$ 也分别存在于 L_+^1 的准紧子集 $B_{\widetilde{x}_2}$ 和 $B_{\widetilde{x}_5}$ 中. 那么,$\varphi(t,D) \subseteq [0, M] \times B_{\widetilde{x}_2} \times B_{\widetilde{x}_3} \times [0,M] \times B_{\widetilde{x}_5}$ 在 $\mathbb{Y}$ 中是紧的. 由上述讨论和引理 2.8,得到 $\varphi(t,x_0)$ 是完全连续的. 结论得证.

由命题 2.2 和 2.3,以及引理 2.7,最终得到以下结论.

定理 2.1 由模型(2.1)生成的解半流 $\{F(t,x_0)\}_{t\geqslant 0}$ 是渐近光滑的.

2.4 疾病的一致持续性

令

$$\bar{\kappa}_i = \inf\left\{l: \int_l^\infty\sigma_i(\tau)\mathrm{d}\tau = 0\right\}, i = 1, 2.$$

由($\mathbb{A}_1$),$\bar{\kappa}_i(i=1,2)$ 都是正常数. 现在,定义

$$\hat{\mathbb{X}} = L_+^1 \times \mathbb{R}_+ \times L_+^1, \hat{\mathbb{Z}} = \left\{(e(\cdot),I,r(\cdot))^T \in \hat{\mathbb{X}}: \int_0^{\bar{\kappa}_1}e(b)\mathrm{d}b + I + \int_0^{\bar{\kappa}_2}r(c)\mathrm{d}c > 0\right\},$$

此时有 $\partial \hat{\mathbb{Z}} = \hat{\mathbb{X}} / \hat{\mathbb{Z}}, \mathbb{Z} = \mathbb{R}_+ \times L^1_+ \times \hat{\mathbb{Z}}$ 和 $\partial \mathbb{Z} = \mathbb{Y} / \mathbb{Z}$.

引理 2.9　集合 $\partial \mathbb{Z}$ 是模型(2.1)的解半流 $F(t, x_0)$ 的正向不变集. 也就是说,对任意 $t \geqslant 0, F(t, \partial \mathbb{Z}) \subset \partial \mathbb{Z}$. 而且无病平衡点 E_0 在 $\partial \mathbb{Z}$ 中是全局渐近稳定的.

证明　设 $(S_0, v_0(\cdot), e_0(\cdot), I_0, r_0(\cdot)) \in \partial \mathbb{Z}$,则 $(e_0(\cdot), I_0, r_0(\cdot)) \in \partial \hat{\mathbb{Z}}$,这表明 $e_0(\cdot) = 0, I_0 = 0$ 和 $r_0(\cdot) = 0$. 考虑以下子系统:

$$
\begin{cases}
\dfrac{\partial e(t,b)}{\partial t} + \dfrac{\partial e(t,b)}{\partial b} = -\varepsilon_2(b) v(t,b), \\[2mm]
\dfrac{\mathrm{d} I(t)}{\mathrm{d} t} = \displaystyle\int_0^\infty \omega_2(b) e(t,b)\mathrm{d}b - (\mu+\delta+k)I + \int_0^\infty \omega_3(c) r(t,c)\mathrm{d}c, \\[2mm]
\dfrac{\partial r(t,c)}{\partial t} + \dfrac{\partial r(t,c)}{\partial c} = -\varepsilon_3(c) r(t,c), \\[2mm]
e(t,0) = \beta S(t) f(I), r(t,0) = kI(t), \\[2mm]
e(0,b) = 0, I(0) = 0, r(0,c) = 0.
\end{cases}
\tag{2.21}
$$

由引理 2.1 可得 $\limsup_{t \to \infty} S(t) \leqslant \dfrac{\Lambda}{\mu}$,不失一般性. 假设 $S(t) \leqslant \dfrac{\Lambda}{\mu}$ 对任意 $t \geqslant 0$ 都成立. 由 $(\mathbb{A}_4), f(I) \leqslant f'(0)I$ 对任意 $I \geqslant 0$ 均成立,则对任意 $t \geqslant 0$,由微分方程的比较原理可得以下不等式成立:

$$
e(t,b) \leqslant E(t,b), I(t) \leqslant \hat{I}(t), r(t,c) \leqslant R(t,c)
\tag{2.22}
$$

其中, $(E(t,b), \hat{I}(t), R(t,c))$ 是下述方程的解:

$$
\begin{cases}
\dfrac{\partial E(t,b)}{\partial t} + \dfrac{\partial E(t,b)}{\partial b} = -\varepsilon_2(b) E(t,b), \\[2mm]
\dfrac{\mathrm{d} \hat{I}(t)}{\mathrm{d} t} = \displaystyle\int_0^\infty \omega_2(b) E(t,b)\mathrm{d}b - (\mu+\delta+k)\hat{I} + \int_0^\infty \omega_3(c) R(t,c)\mathrm{d}c, \\[2mm]
\dfrac{\partial R(t,c)}{\partial t} + \dfrac{\partial R(t,c)}{\partial c} = -\varepsilon_3(c) R(t,c), \\[2mm]
E(t,0) = \beta \dfrac{\Lambda}{\mu} f'(0) \hat{I}(t), R(t,0) = kR(t), \\[2mm]
E(0,b) = 0, \hat{I}(0) = 0, R(0,c) = 0.
\end{cases}
\tag{2.23}
$$

与(2.7)和(2.8)的解法类似,求解(2.23)的第一个和第三个方程可得

$$
E(t,a) =
\begin{cases}
\beta \dfrac{\Lambda}{\mu} f'(0) \hat{I}(t-b) \rho_2(b), t > b \geqslant 0, \\[2mm]
0, b \geqslant t \geqslant 0.
\end{cases}
\tag{2.24}
$$

$$
R(t,c) =
\begin{cases}
k \hat{I}(t-c) \rho_3(c), t > c \geqslant 0, \\[2mm]
0, c \geqslant t \geqslant 0.
\end{cases}
$$

将(2.24)代入(2.23)的第二个方程,则

$$\frac{\mathrm{d}\hat{I}(t)}{\mathrm{d}t} = \beta\frac{\Lambda}{\mu}f'(0)\int_0^t\omega_2(b)\hat{I}(t-b)\rho_2(b)\mathrm{d}b - (\mu+\delta+k)\hat{I}$$
$$+ k\int_0^t\omega_3(c)\hat{I}(t-c)\rho_3(c)\mathrm{d}c.$$

由初始条件 $\hat{I}(0)=0$ 可知上述方程的解 $\hat{I}(t)=0$. 进一步, 由(2.24), 可知对任意 $0\leqslant b$, $c\leqslant t, E(t,b)=0$ 和 $R(t,c)=0$ 成立. 从而, $e(t,b)\equiv0, I(t)\equiv0$ 和 $v(t,c)\equiv0$ 对任意 $t\geqslant0$ 恒成立, 这表明集合 $\partial\mathbb{Z}$ 是正向不变集.

模型(2.1)限制在 $\partial\mathbb{Z}$ 上变为

$$\begin{cases} \dfrac{\mathrm{d}S(t)}{\mathrm{d}t} = \Lambda-(\mu+\xi)S(t)+\displaystyle\int_0^\infty\omega_1(a)v(t,a)\mathrm{d}a, \\[2mm] \dfrac{\partial v(t,a)}{\partial t}+\dfrac{\partial v(t,a)}{\partial a} = -\varepsilon_1(a)v(t,a), \\[2mm] v(t,0)=\xi S(t), S(0)=S_0, v(0,a)=v_0(a). \end{cases} \qquad (2.25)$$

定义一个 Lyapunov 函数如下:

$$V(t)=V_s(t)+V_v(t)=S^0\Phi\left(\frac{S}{S^0}\right)+\int_0^\infty v^0(a)\Phi\left(\frac{v(t,a)}{v^0(a)}\right)\mathrm{d}a.$$

此处 $\Phi(u)=u-1-\ln u$. 由等式 $\mu+\xi=\dfrac{1}{S^0}\left(\Lambda+\displaystyle\int_0^\infty\omega_1(a)v^0(a)\mathrm{d}a\right)$, 函数 $V_s(t)$ 沿着模型(2.25)的解的导数为

$$\frac{\mathrm{d}V_s(t)}{\mathrm{d}t} = \left(1-\frac{S^0}{S}\right)\left(\Lambda-(\mu+\xi)S+\int_0^\infty\omega_1(a)v(t,a)\mathrm{d}a\right)$$
$$= -\Lambda\left(\frac{S}{S^0}+\frac{S^0}{S}-2\right)+\int_0^\infty\omega_1(a)v^0(a)\left(\frac{v(t,a)}{v^0(a)}-\frac{S}{S^0}-\frac{S^0v(t,a)}{Sv^0(a)}+1\right)\mathrm{d}a.$$

令 $v_a(t,a)=\dfrac{\partial v(t,a)}{\partial a}$, 由 $\dfrac{\mathrm{d}v^0(a)}{\mathrm{d}a}=-\varepsilon_1(a)v^0(a)$, 可知 $\dfrac{\partial}{\partial a}\Phi\left(\dfrac{v(t,a)}{v^0(a)}\right)=\left(\dfrac{v(t,a)}{v^0(a)}-1\right)$ $\left(\dfrac{v_a(t,a)}{v(t,a)}+\varepsilon_1(a)\right)$ 以及

$$\frac{\mathrm{d}V_v(t)}{\mathrm{d}t} = \int_0^\infty v^0(a)\frac{\partial}{\partial t}\Phi\left(\frac{v(t,a)}{v^0(a)}\right)\mathrm{d}a$$
$$= -\int_0^\infty v^0(a)\left(1-\frac{v^0(a)}{v(t,a)}\right)\frac{1}{v^0(a)}\left(\frac{\partial}{\partial a}v(t,a)+\varepsilon_1(a)v(t,a)\right)\mathrm{d}a$$
$$= -\int_0^\infty v^0(a)\frac{\partial}{\partial a}\Phi\left(\frac{v(t,a)}{v^0(a)}\right)\mathrm{d}a.$$

注意到 $\Phi\left(\dfrac{v(t,0)}{v^0(a)}\right)=\Phi\left(\dfrac{S}{S^0}\right)$ 恒成立, 通过分部积分有

$$\frac{\mathrm{d}V_v(t)}{\mathrm{d}t} = -v^0(a)\Phi\left(\frac{v(t,a)}{v^0(a)}\right)\Big|^{a=\infty} - \xi S^0\Phi\left(\frac{S}{S^0}\right)-\int_0^\infty v^0(a)\varepsilon_1(a)\Phi\left(\frac{v(t,a)}{v^0(a)}\right)\mathrm{d}a.$$

$$(2.27)$$

由等式 $\varepsilon_1(a)=\omega_1(a)+\mu$ 以及(2.26)和(2.27)可得

$$\frac{\mathrm{d}V(t)}{\mathrm{d}t} = \frac{\mathrm{d}V_s(t)}{\mathrm{d}t} + \frac{\mathrm{d}V_v(t)}{\mathrm{d}t}$$

$$= -\Lambda\left(\frac{S}{S^0} + \frac{S^0}{S} - 2\right) - v^0(a)\Phi\left(\frac{v(t,a)}{v^0(a)}\right)\Big|^{a=\infty} \tag{2.28}$$

$$-\xi S^0\Phi\left(\frac{S}{S^0}\right) - \mu\int_0^\infty v^0(a)\Phi\left(\frac{v(t,a)}{v^0(a)}\right)\mathrm{d}a + \sum_1.$$

这里

$$\sum_1 = \int_0^\infty \omega_1(a)v^0(a)\left(\ln\frac{v(t,a)}{v^0(a)} - \frac{S}{S^0} - \frac{S^0 v(t,a)}{S v^0(a)} + 2\right)\mathrm{d}a.$$

由于 $\ln\dfrac{v(t,a)}{v^0(a)} = \ln\left(\dfrac{S^0 v(t,a)}{S v^0(a)}\dfrac{S}{S^0}\right) = \ln\dfrac{S^0 v(t,a)}{S v^0(a)} + \ln\dfrac{S}{S^0}$,得

$$\sum_1 = -\int_0^\infty \omega_1(a)v^0(a)\left(\Phi\left(\frac{S^0 v(t,a)}{S v^0(a)}\right) + \Phi\left(\frac{S}{S^0}\right)\right)\mathrm{d}a \leqslant 0. \tag{2.29}$$

总之,由(2.28)和(2.29)可知 $\dfrac{\mathrm{d}V(t)}{\mathrm{d}t} \leqslant 0$,并且 $\dfrac{\mathrm{d}V(t)}{\mathrm{d}t} = 0$ 表明 $S = S^0$ 和 $v(t,a) = v^0(a)$ 成立.因此,由 LaSalle 不变集原理[39],平衡点 E_0 在集合 $\partial\mathbb{Z}$ 上是全局渐近稳定的.定理得证.

定理 2.2 如果 $R_0 > 1$,则解半流 $F(t,x_0)$ 在集 $(\mathbb{Z}, \partial\mathbb{Z})$ 上是一致持续的,也就是说,存在与初值无关的常数 $\varepsilon > 0$ 使得对于任意 $x_0 \in \mathbb{Z}$,式子 $\liminf_{t\to\infty} \| F(t,x_0) \|_{\mathbb{Y}} \geqslant \varepsilon$ 恒成立.

证明 引理 2.9 表明无病平衡点 E_0 在集合 $\partial\mathbb{Z}$ 上是全局渐近稳定的.要证定理的结论成立,由文献[38]中的定理 3.7,只需证明 $W^s(E_0) \bigcap \mathbb{Z} = \phi$ 恒成立,其中 $W^s(E_0) = \{x_0 \in \mathbb{Z}: \lim_{t\to\infty} F(t,x_0) = E_0\}$.假设存在一点 $\xi \in \mathbb{Z}$ 使得当 $t \to \infty$ 时式子 $F(t,\xi) \to E_0$ 恒成立.对任意 $\varepsilon > 0$,为了方便,假设 $\| F(t,\xi) - E_0 \|_{\mathbb{Y}} < \varepsilon$ 对任何 $t \geqslant 0$ 成立.设 $F(t,\xi) = (S(t), v(t,\cdot), e(t,\cdot), I(t), r(t,\cdot))$.则对任意 $t \geqslant 0$,

$$0 < S^0 - \varepsilon < S(t) < S^0 + \varepsilon, \quad 0 < I(t) < \varepsilon. \tag{2.30}$$

由(2.7)和(2.8)和($\mathbb{A}_4$),则当 $t \geqslant b$ 时,

$$e(t,b) \geqslant \beta S(t-b)f(I(t-b))\rho_2(b) \geqslant \beta(S^0 - \varepsilon)f'(\varepsilon)\rho_2(b) \tag{2.31}$$

成立.当 $t \geqslant c$ 时,

$$r(t,c) \geqslant kI(t-c)\rho_3(c) \tag{2.32}$$

成立.将(2.30)和(2.31)代入模型(2.1)的第四个方程并且应用微分方程的比较原理,对任意 $t \geqslant 0, I(t) \geqslant \eta(t)$ 恒成立,其中 $\eta(t)$ 是下述方程的解:

$$\begin{cases} \dfrac{\mathrm{d}\eta(t)}{\mathrm{d}t} = \int_0^t \{(\beta(S^0 - \varepsilon)f'(\varepsilon)\omega_2(l)\rho_2(l) + k\omega_3(l)\rho_3(l)\}\eta(t-l)\mathrm{d}l - (\mu + \delta + k)\eta(t), \\ \eta(0) = I(0) > 0. \end{cases}$$

若 $t < 0$ 时,令 $\eta(t) \equiv 0$,则上述方程等价于下述方程组:

$$\begin{cases} \dfrac{\mathrm{d}\eta(t)}{\mathrm{d}t} = \int_0^\infty \{(\beta(S^0 - \varepsilon)f'(\varepsilon)\omega_2(l)\rho_2(l) + k\omega_3(l)\rho_3(l)\}u(t-l)\mathrm{d}l - (\mu + \delta + k)\eta(t), \\ \eta(\theta) = 0 \text{ for all } \theta \in (-\infty, 0), \eta(0) = I(0) > 0. \end{cases}$$

由于 $R_0 > 1$,选取上述 ε 充分小且使得 $(\beta(S^0 - \varepsilon)f'(\varepsilon))\theta_2 + k\theta_3 > \mu + \delta + k$ 成立.因

此，由引理 2.3，则对 $t \geqslant 0$，$\eta(t)$ 是无界的. 因此，$I(t)$ 在 $t \geqslant 0$ 时也无界，这与 $I(t)$ 的有界性相矛盾. 由式子 $W^s(E_0) \bigcap \mathbb{Z} = \varnothing$，则解半流 $F(t, x_0)$ 是一致持续的. 定理得证.

模型 (2.1) 解半流 $F(t, x_0)$ 的渐近光滑性 (见定理 2.1) 和一致持续性 (见定理 2.2)，则得到以下结论.

推论 2.1 如果 $R_0 > 1$，则解半流 $F(t, x_0)$ 在 $\mathbb{Y}$ 上有个紧的吸引子 Ω_0.

2.5 无病平衡点的稳定性分析

定理 2.3 如果 $R_0 < 1$，则 E_0 是局部渐近稳定的；如果 $R_0 > 1$，则其不稳定.

证明 令 $x_1(t) = S(t) - S^0$，$x_2(t, a) = v(t, a) - v^0(a)$，$x_3(t, b) = e(t, b)$，$x_4(t, b) = I(t)$ 和 $x_5(t, c) = r(t, c)$，将模型 (2.1) 在 E_0 点线性化可得

$$
\begin{cases}
\dfrac{\mathrm{d}x_1(t)}{\mathrm{d}t} = -(\mu + \xi)x_1(t) - \beta S^0 f'(0)x_4(t) + \displaystyle\int_0^\infty \omega_1(a)x_2(t, a)\mathrm{d}a, \\[2mm]
\left(\dfrac{\partial}{\partial t} + \dfrac{\partial}{\partial a}\right)x_2(t, a) = -\varepsilon_1(a)x_2(t, a), \\[2mm]
\left(\dfrac{\partial}{\partial t} + \dfrac{\partial}{\partial a}\right)x_3(t, b) = -\varepsilon_2(b)x_3(t, b), \\[2mm]
\dfrac{\mathrm{d}x_4(t)}{\mathrm{d}t} = \displaystyle\int_0^\infty \omega_2(b)x_3(t, b)\mathrm{d}b - (\mu + \delta + k)x_4(t) + \displaystyle\int_0^\infty \omega_3(c)x_5(t, c)\mathrm{d}c, \\[2mm]
\left(\dfrac{\partial}{\partial t} + \dfrac{\partial}{\partial a}\right)x_5(t, c) = -\varepsilon_3(c)x_5(t, c), \\[2mm]
x_2(t, 0) = \xi x_1(t), x_3(t, 0) = \beta S^0 f'(0)x_4(t), x_5(t, 0) = kx_4(t).
\end{cases}
\tag{2.33}
$$

设 $x_1(t) = x_1^0 \mathrm{e}^{\lambda t}$，$x_2(t, a) = x_2^0(a)\mathrm{e}^{\lambda t}$，$x_3(t, b) = x_3^0(b)\mathrm{e}^{\lambda t}$，$x_4(t) = x_4^0\mathrm{e}^{\lambda t}$ 和 $x_5(t, c) = x_5^0(c)\mathrm{e}^{\lambda t}$ 是 (2.33) 的解，其中 $x_1^0, x_2^0(a), x_3^0(b), x_4^0, x_5^0(c)$ 和 λ 见下述证明，则

$$
\lambda x_1^0 = -(\mu + \xi)x_1^0 - \beta S^0 f'(0)x_4^0 + \int_0^\infty \omega_1(a)x_2^0(a)\mathrm{d}a,
\tag{2.34}
$$

$$
\lambda x_2^0(a) + \frac{\mathrm{d}x_2^0(a)}{\mathrm{d}a} = -\varepsilon_1(a)x_2^0(a), x_2^0(0) = \xi x_1^0,
\tag{2.35}
$$

$$
\lambda x_3^0(b) + \frac{\mathrm{d}x_3^0(b)}{\mathrm{d}b} = -\varepsilon_2(b)x_3^0(b), x_3^0(0) = \beta S^0 f'(0)x_4^0,
\tag{2.36}
$$

$$
\lambda x_4^0 = \int_0^\infty \omega_2(b)x_3^0(b)\mathrm{d}b - (\mu + \delta + k)x_4^0 + \int_0^\infty \omega_3(c)x_5^0(c)\mathrm{d}c,
\tag{2.37}
$$

以及

$$
\lambda x_5^0(c) + \frac{\mathrm{d}x_5^0(c)}{\mathrm{d}c} = -\varepsilon_3(c)x_5^0(c), x_5^0(0) = kx_4^0
\tag{2.38}
$$

成立. 方程 (2.34) 与 (2.36) 为方程组 (2.33) 的特征方程. 将 (2.35) 从 0 到 a 积分可得 $x_2^0(a) = \xi x_1^0 \exp\left[-(\lambda + \mu)a - \int_0^a \omega_1(\tau)\mathrm{d}\tau\right]$，再将其代入 (2.34)，则

$$
\left(\lambda + \mu + \xi - \xi \int_0^\infty \omega_1(a)\mathrm{e}^{-(\lambda + \mu)a - \int_0^a \omega_1(\tau)\mathrm{d}\tau}\mathrm{d}a\right)x_1^0 + \beta S^0 f'(0)x_4^0 = 0.
\tag{2.39}
$$

同理,将(2.36)和(2.38)的解代入(2.37),可以得到

$$\left(\lambda+\mu+\delta+k-\beta S^0 f'(0)\int_0^\infty \omega_2(b)\mathrm{e}^{-(\lambda+\mu)b-\int_0^b \omega_2(\tau)\mathrm{d}\tau}\mathrm{d}b-k\int_0^\infty \omega_3(c)\mathrm{e}^{-(\lambda+\mu)c-\int_0^c \omega_3(\tau)\mathrm{d}\tau}\mathrm{d}c\right)x_4^0=0.$$

(2.40)

假设 x_1^0 和 x_4^0 不全为零. 若结论不成立,(2.33)仅含有零解. 因此,从(2.39)和(2.40),λ 满足方程 $H_1(\lambda)=0$ 或 $H_2(\lambda)=0$ 之一,其中,

$$H_1(\lambda)\overset{\triangle}{=}\lambda+\mu+\delta+k-\beta S^0 f'(0)\int_0^\infty \omega_2(b)\mathrm{e}^{-(\lambda+\mu)b-\int_0^b \omega_2(\tau)\mathrm{d}\tau}\mathrm{d}b-k\int_0^\infty \omega_3(c)\mathrm{e}^{-(\lambda+\mu)c-\int_0^c \omega_3(\tau)\mathrm{d}\tau}\mathrm{d}c=0,$$

$$H_2(\lambda)\overset{\triangle}{=}\lambda+\mu+\xi-\xi\int_0^\infty \omega_1(a)\mathrm{e}^{-(\lambda+\mu)a-\int_0^a \omega_1(\tau)\mathrm{d}\tau}\mathrm{d}a=0.$$

显然,$H_1(\lambda)$ 连续可微且

$$H_1'(\lambda)=1+b\beta S^0 f'(0)\int_0^\infty \omega_2(b)\mathrm{e}^{-(\lambda+\mu)b-\int_0^b \omega_2(\tau)\mathrm{d}\tau}\mathrm{d}b+ck\int_0^\infty \omega_3(c)\mathrm{e}^{-(\lambda+\mu)c-\int_0^c \omega_3(\tau)\mathrm{d}\tau}\mathrm{d}c>0.$$

由于 $\lim_{\lambda\to-\infty}H_1(\lambda)=-\infty$ 且 $\lim_{\lambda\to+\infty}H_1(\lambda)=+\infty$,因此,$H_1(\lambda)=0$ 有唯一的实根 $\bar\lambda$. 注意到 $H_1(0)=(\mu+\delta+k)(1-R_0)$. 如果 $R_0<1$,则 $\bar\lambda<0$;如果 $R_0>1$,则 $\bar\lambda>0$. 现令 $\lambda=\alpha+\mathrm{i}\beta$ 是方程 $H_1(\lambda)=0$ 的复根,则 $H_1(\alpha)\leqslant 0$,这表明 $\bar\lambda>\alpha$. 从而也表明当且仅当 $R_0<1$ 时,$H_1(\lambda)=0$ 的所有根具有负实部;当且仅当 $R_0>1$ 时,$H_1(\lambda)=0$ 至少有一个正实部的根.

假设 $\lambda=\alpha+\mathrm{i}\beta$ 是 $H_2(\lambda)=0$ 的满足 $\alpha\geqslant 0$ 的任意根,那么

$$\alpha+\mu+\xi-\xi\int_0^\infty \omega_1(a)\mathrm{e}^{-(\alpha+\mu)a-\int_0^a \omega_1(\tau)\mathrm{d}\tau}\cos(\beta a)\mathrm{d}a=0.$$

由于

$$\left|\int_0^\infty \omega_1(a)\mathrm{e}^{-(\alpha+\mu)a-\int_0^a \omega_1(\tau)\mathrm{d}\tau}\cos(\beta a)\mathrm{d}a\right|\leqslant \int_0^\infty \omega_1(a)\mathrm{e}^{-\int_0^a \omega_1(\tau)\mathrm{d}\tau}\mathrm{d}a\leqslant 1,$$

则 $\alpha+\mu+\xi-\xi\int_0^\infty \omega_1(a)\mathrm{e}^{-(\alpha+\mu)a-\int_0^a \omega_1(\tau)\mathrm{d}\tau}\cos(\beta a)\mathrm{d}a>0$,这产生矛盾. 因此,方程 $H_2(\lambda)=0$ 的所有根都具有负实部.

因此,如果 $R_0<1$,则 $\lim_{t\to\infty}x_1(t)=\lim_{t\to\infty}x_1^0\mathrm{e}^{\lambda t}=0$,$\lim_{t\to\infty}x_2(t,a)=0$,$\lim_{t\to\infty}x_3(t,b)=0$,$\lim_{t\to\infty}x_4(t)=0$ 以及 $\lim_{t\to\infty}x_5(t,c)=0$ 成立. 这表明 E_0 全局渐近稳定,并且如果 $R_0>1$,E_0 不稳定. 定理得证.

定理 2.4 如果 $R_0<1$,则无病平衡点 E_0 全局渐近稳定.

证明 选择 Lyapunov 函数如下:

$$L_0(t)=U_s(t)+U_v(t)+U_e(t)+U_i(t)+U_r(t).$$

其中,$U_s(t)=\theta_2 V_s(t)=\theta_2 S^0\Phi\left(\dfrac{S}{S^0}\right)$,$U_v(t)=\theta_2 V_v(t)=\theta_2\int_0^\infty v^0(a)\Phi\left(\dfrac{v(t,a)}{v^0(a)}\right)\mathrm{d}a$,$U_e(t)=\int_0^\infty \pi_2(b)e(t,b)\mathrm{d}b$,$U_i(t)=I(t)$ 和 $U_r(t)=\int_0^\infty \pi_3(c)r(t,c)\mathrm{d}c$.

由于 $\mu+\xi=\dfrac{1}{S^0}\left(\Lambda+\int_0^\infty \omega_1(a)v^0(a)\mathrm{d}a\right)$,函数 $U_s(t)$ 沿着模型(2.1)的导数为

$$\frac{dU_s(t)}{dt} = -\theta_2 \Lambda \left(\frac{S}{S^0} + \frac{S^0}{S} - 2 \right) + \theta_2 \int_0^\infty \omega_1(a) v^0(a) \left(\frac{v(t,a)}{v^0(a)} - \frac{S}{S^0} \right.$$

$$\left. - \frac{S^0 v(t,a)}{S v^0(a)} + 1 \right) da - \theta_2 \beta f(I) S + \theta_2 \beta f(I) S^0. \tag{2.41}$$

由于 $\dfrac{d\pi_2(b)}{db} = \pi_2(b)\varepsilon_2(b) - \omega_2(b)$ 和 $\pi_2(0) = \theta_2$，函数 $U_e(t)$ 的导数为

$$\frac{dU_e(t)}{dt} = \int_0^\infty \pi_2(b) \frac{\partial}{\partial t} e(t,b) db$$

$$= -\int_0^\infty \pi_2(b) \frac{\partial}{\partial a} e(t,b) db - \int_0^\infty \pi_2(b) \varepsilon_2(b) e(t,b) db$$

$$= -\pi_2(b) e(t,b) \Big|_0^\infty + \theta_2 \beta f(I) S - \int_0^\infty e(t,b) \omega_2(b) db. \tag{2.42}$$

类似于 (2.42)，由 $\pi_3(0) = \theta_3$，得到

$$\frac{dU_r(t)}{dt} = -\pi_3(c) r(t,c) \Big|^{c=\infty} + \theta_3 k I - \int_0^\infty \omega_3(c) r(t,c) dc. \tag{2.43}$$

显而易见，

$$\frac{dU_i(t)}{dt} = \frac{dI(t)}{dt} = \int_0^\infty \omega_2(b) e(t,b) db - (\mu + \delta + k) I + \int_0^\infty \omega_3(c) r(t,c) dc. \tag{2.44}$$

由 (2.27) 和 (2.41) $\sim$ (2.44) 可以得到

$$\frac{dL_0(t)}{dt} = \frac{dU_s(t)}{dt} + \frac{dU_v(t)}{dt} + \frac{dU_e(t)}{dt} + \frac{dU_i(t)}{dt} + \frac{dU_r(t)}{dt}$$

$$= -\theta_2 S^0 \Lambda \left(\frac{S}{S^0} + \frac{S^0}{S} - 2 \right) - \theta_2 v^0(a) \Phi \left(\frac{v(t,a)}{v^0(a)} \right) \Big|^{a=\infty}$$

$$- \pi_2(b) e(t,b) \Big|^{b=\infty} - \pi_3(c) r(t,c) \Big|^{c=\infty} - \theta_2 \xi S^0 \Phi \left(\frac{S}{S^0} \right)$$

$$- \theta_2 \mu \int_0^\infty v^0(a) \Phi \left(\frac{v(t,a)}{v^0(a)} \right) da + \theta_2 \sum\nolimits_1 + \sum\nolimits_2. \tag{2.45}$$

其中，$\sum_1 \leqslant 0$ [见 (2.29)]. 实际上，由 $(\mathbb{A}_4)$，则

$$\sum\nolimits_2 = \theta_2 \beta f(I) S^0 + \theta_3 k I - (\mu + \delta + k) I$$

$$\leqslant (\theta_2 \beta f'(0) S^0 + \theta_3 k - (\mu + \delta + k)) I$$

$$= (\mu + \delta + k)(R_0 - 1) I. \tag{2.46}$$

因此，由 (2.45) 和 (2.46)，若 $R_0 < 1$，则 $\dfrac{dL_0}{dt} \leqslant 0$. 由 $\dfrac{dS(t)}{dt} = 0$，则 $0 = \Lambda - (\mu + \xi) S^0 - \beta f(I(t)) S^0 + \int_0^\infty \omega_1(a) v^0(a) da$，对所有的 $t \geqslant 0$ 均成立. 因此，对所有的 $t \in \mathbb{R}$，$f(I(t)) = 0$ 恒成立. 由 $f(I)$ 的单调性，则 $I(t) \equiv 0$. 因此，由 (2.13)，$e(t,b) = e^0(b) = 0$ 对所有 $b \in \mathbb{R}_+$ 以及 $r(t,c) = r^0(c) = 0$ 对所有 $c \in \mathbb{R}_+$ 分别成立. 此时，$\dfrac{dL_0}{dt} = 0$ 表明 $S = S^0$ 和 $v(t,a) = v^0(a)$

成立. 因此, $\{E_0\}$ 是集合 $\left\{\dfrac{\mathrm{d}L_0}{\mathrm{d}t}=0\right\}$ 的最大正向不变集. 由 LaSalle 正向不变原理[39], 平衡点 E_0 当 $R_0 < 1$ 时全局渐近稳定. 定理得证.

2.6 地方病平衡点的稳定性分析

定理 2.5　若 $R_0 > 1$, 则地方病平衡点 E^* 局部渐近稳定.

证明　令 $x_1(t)=S(t)-S^*$, $x_2(t,a)=v(t,a)-v^*(a)$, $x_3(t,b)=e(t,a)-e^*(b)$, $x_4(t,b)=I(t)-I^*$ 和 $x_5(t,c)=r(t,a)-r^*(c)$, 将模型 (2.1) 在 E^* 点线性化得

$$
\begin{cases}
\dfrac{\mathrm{d}x_1(t)}{\mathrm{d}t}=-(\mu+\xi+\beta f(I^*))x_1(t)-\beta S^* f'(I^*)x_4(t)+\displaystyle\int_0^\infty \omega_1(a)x_2(t,a)\mathrm{d}a, \\[2mm]
\left(\dfrac{\partial}{\partial t}+\dfrac{\partial}{\partial a}\right)x_2(t,a)=-\varepsilon_1(a)x_2(t,a), \\[2mm]
\left(\dfrac{\partial}{\partial t}+\dfrac{\partial}{\partial a}\right)x_3(t,b)=-\varepsilon_2(b)x_3(t,b), \\[2mm]
\dfrac{\mathrm{d}x_4(t)}{\mathrm{d}t}=\displaystyle\int_0^\infty \omega_2(b)x_3(t,b)\mathrm{d}b-(\mu+\delta+k)x_4(t)+\int_0^\infty \omega_3(c)x_5(t,c)\mathrm{d}c, \\[2mm]
\left(\dfrac{\partial}{\partial t}+\dfrac{\partial}{\partial a}\right)x_5(t,c)=-\varepsilon_3(c)x_5(t,c), \\[2mm]
x_2(t,0)=\xi x_1(t), x_3(t,0)=\beta f(I^*)x_1(t)+\beta f'(I^*)S^* x_4(t), x_5(t,0)=kx_4(t).
\end{cases}
$$

$$\tag{2.47}$$

设 $x_1(t)=x_1^0 \mathrm{e}^{\lambda t}$, $x_2(t,a)=x_2^0(a)\mathrm{e}^{\lambda t}$, $x_3(t,b)=x_3^0(b)\mathrm{e}^{\lambda t}$, $x_4(t)=x_4^0\mathrm{e}^{\lambda t}$ 和 $x_5(t,c)=x_5^0(c)\mathrm{e}^{\lambda t}$ 是系统 (2.47) 的解, 其中 $x_1^0, x_2^0(a), x_3^0(b), x_4^0, x_5^0(c)$ 和 λ 将会在后面的式子中给出, 则

$$\lambda x_1^0=-(\mu+\xi+\beta f(I^*))x_1^0-\beta S^* f'(I^*)x_4^0+\int_0^\infty \omega_1(a)x_2^0(a)\mathrm{d}a, \tag{2.48}$$

$$\lambda x_2^0(a)+\frac{\mathrm{d}x_2^0(a)}{\mathrm{d}a}=-\varepsilon_1(a)x_2^0(a), x_2^0(0)=\xi x_1^0, \tag{2.49}$$

$$\lambda x_3^0(b)+\frac{\mathrm{d}x_3^0(b)}{\mathrm{d}b}=-\varepsilon_2(b)x_3^0(b), x_3^0(0)=\beta f(I^*)x_1^0+\beta f'(I^*)S^* x_4^0, \tag{2.50}$$

$$\lambda x_4^0=\int_0^\infty \omega_2(b)x_3^0(b)\mathrm{d}b-(\mu+\delta+k)x_4^0+\int_0^\infty \omega_3(c)x_5^0(c)\mathrm{d}c, \tag{2.51}$$

$$\lambda x_5^0(c)+\frac{\mathrm{d}x_5^0(c)}{\mathrm{d}c}=-\varepsilon_3(c)x_5^0(c), x_5^0(0)=kx_4^0. \tag{2.52}$$

方程 (2.48) 和 (2.51) 是系统 (2.47) 的特征方程. 求解 (2.49) 且将其的解代入方程 (2.48), 则有

$$(\lambda+\mu+\xi+\beta f(I^*)-\xi\theta_1(\lambda))x_1^0+\beta S^* f'(I^*)x_4^0=0. \tag{2.53}$$

类似地, 求解方程 (2.50) 和 (2.52) 并将其解代入 (2.51), 可得

$$-\beta f(I^*)\theta_2(\lambda)x_1^0+(\lambda+\mu+\delta+k-\beta S^* f'(I^*)\theta_2(\lambda)-k\theta_3(\lambda))x_4^0=0. \tag{2.54}$$

类似于讨论方程(2.39)和(2.40)的解,由于式子(2.53)和(2.54)中的x_1^0和x_4^0不全为零,从而可知$[\lambda+\mu+\xi-\xi\theta_1(\lambda)+\beta f(I^*)][\lambda+\mu+\delta+k-k\theta_3(\lambda)]=\beta S^*f'(I^*)\theta_2(\lambda)[\lambda+\mu+\xi-\xi\theta_1(\lambda)]$,其可变形为

$$\frac{\beta S^*f'(I^*)\theta_2(\lambda)[\lambda+\mu+\xi-\xi\theta_1(\lambda)]}{\lambda+\mu+\xi-\xi\theta_1(\lambda)+\beta f(I^*)}+k\theta_3(\lambda)=\lambda+\mu+\delta+k. \tag{2.55}$$

假设(2.55)的解λ满足$Re\lambda\geqslant0$. 由$\theta_i(\lambda)\leqslant\theta_i$,其中$\theta_i=\theta_i(0)$,$i=1,2,3$,式子(2.55)左边可变形为

$$\left|\frac{\beta S^*f'(I^*)\theta_2(\lambda)[\lambda+\mu+\xi-\xi\theta_1(\lambda)]}{\lambda+\mu+\xi-\xi\theta_1(\lambda)+\beta f(I^*)}\right|+\left|k\theta_3(\lambda)\right|$$

$$\leqslant\left|S^*f'(I^*)\theta_2(\lambda)\right|+\left|k\theta_3(\lambda)\right|$$

$$\leqslant\beta S^0f'(0)\theta_2+k\theta_3=\mu+\delta+k,$$

由于$R_0=\dfrac{1}{\mu+\delta+k}(\beta S^0f'(0)\theta_2+k\theta_3)>1$成立,从而上式矛盾. 因此,式子(2.55)的任何解满足$Re\lambda<0$. 所以,模型(2.1)的地方病平衡点E_*在$R_0>1$时局部渐近稳定. 定理得证.

定理 2.6 若$R_0>1$,则模型(2.1)的地方病平衡点E_*全局渐近稳定.

证明 构造 Lyapunov 函数如下:

$$L_*(t)=U_s(t)+U_v(t)+U_e(t)+U_i(t)+U_r(t).$$

其中,$U_s(t)=\theta_2S^*\Phi\left(\dfrac{S}{S^*}\right)$,$U_v(t)=\theta_2\displaystyle\int_0^\infty v^*(a)\Phi\left(\dfrac{v(t,a)}{v^*(a)}\right)da$,$U_e(t)=\displaystyle\int_0^\infty\pi_2(b)e^*(b)\Phi\left(\dfrac{e(t,b)}{e^*(b)}\right)db$,

$U_i(t)=I^*\Phi\left(\dfrac{I}{I^*}\right)$和$U_r(t)=\displaystyle\int_0^\infty\pi_3(c)r^*(c)\Phi\left(\dfrac{r(t,c)}{r^*(c)}\right)dc$.

由于$\mu+\xi=\Lambda\dfrac{1}{S^*}-\beta f(I^*)+\dfrac{1}{S^*}\displaystyle\int_0^\infty\omega_1(a)v^*(a)da$,函数$U_s(t)$沿着模型(2.1)的导数如下:

$$\frac{dU_s}{dt}=\theta_2S^*\left(1-\frac{S^*}{S}\right)\frac{1}{S^*}\left(\Lambda-(\mu+\xi)S-\beta f(I)S+\int_0^\infty\omega_1(a)v(t,a)da\right)$$

$$=-\theta_2\Lambda\left(\frac{S^*}{S}-1-\ln\frac{S^*}{S}-\ln\frac{S}{S^*}+\frac{S}{S^*}-1\right)$$

$$+\theta_2\beta f(I^*)S^*\left(\frac{S}{S^*}-\frac{f(I)S}{f(I^*)S^*}-1+\frac{f(I)}{f(I^*)}\right)$$

$$+\theta_2\int_0^\infty\omega_1(a)v^*(a)\left(\frac{v(t,a)}{v^*(a)}-\frac{S}{S^*}-\frac{S^*v(t,a)}{Sv^*(a)}+1\right)da$$

$$=-\theta_2\Lambda\left(\Phi\left(\frac{S^*}{S}\right)+\Phi\left(\frac{S}{S^*}\right)\right)+\theta_2\beta f(I^*)S^*\left(\frac{S}{S^*}-\frac{f(I)S}{f(I^*)S^*}-1+\frac{f(I)}{f(I^*)}\right)$$

$$+\theta_2\int_0^\infty\omega_1(a)v^*(a)\left(\frac{v(t,a)}{v^*(a)}-\frac{S}{S^*}-\frac{S^*v(t,a)}{Sv^*(a)}+1\right)da. \tag{2.56}$$

另外,函数U_v沿着模型(2.1)的导数如下:

$$\frac{\mathrm{d}U_v}{\mathrm{d}t} = \theta_2 \int_0^\infty v^*(a) \frac{\partial}{\partial t} \Phi\left(\frac{v(t,a)}{v^*(a)}\right) \mathrm{d}a$$

$$= -\theta_2 \int_0^\infty v^*(a) \left(\frac{v(t,a)}{v^*(a)} - 1\right) \left(\frac{v_a(t,a)}{v(t,a)} + \varepsilon_1(a)\right) \mathrm{d}a.$$

其中,$v_a(t,a) = \frac{\partial}{\partial a} v(t,a)$. 注意到 $\frac{\partial}{\partial a} \Phi\left(\frac{v(t,a)}{v^*(a)}\right) = \left(\frac{v(t,a)}{v^*(a)} - 1\right)\left(\frac{v_a(t,a)}{v(t,a)} + \varepsilon_1(a)\right)$ 和

$\frac{\mathrm{d}v^*(a)}{\mathrm{d}a} = -\varepsilon_1(a)v^*(a)$,利用分部积分,得到

$$\frac{\mathrm{d}U_v}{\mathrm{d}t} = -\theta_2 \int_0^\infty v^*(a) \frac{\partial}{\partial a} \Phi\left(\frac{v(t,a)}{v^*(a)}\right) \mathrm{d}a$$

$$= -\theta_2 v^*(a) \Phi\left(\frac{v(t,a)}{v^*(a)}\right)\Big|_0^\infty + \theta_2 \xi S^* \Phi\left(\frac{S}{S^*}\right) \tag{2.57}$$

$$- \theta_2 \int_0^\infty \Phi\left(\frac{v(t,a)}{v^*(a)}\right) \varepsilon_1(a) v^*(a) \mathrm{d}a.$$

注意到式子 $\frac{\mathrm{d}e^*(b)}{\mathrm{d}b} = -\varepsilon_2(b)e^*(b)$ 和 $\frac{\mathrm{d}\pi_2(b)}{\mathrm{d}b} = \pi_2(b)\varepsilon_2(b) - \omega_2(b)$ 恒成立. 由 $e^*(0) =$

$\beta S^* f(I^*)$ 和 $e(t,0) = \beta S f(I)$,也可以得到

$$\frac{\mathrm{d}U_e}{\mathrm{d}t} = -\pi_2(b)e^*(b) \Phi\left(\frac{e(t,b)}{e^*(b)}\right)\Big|_0^\infty + \theta_2 \beta f(I^*) S^* \Phi\left(\frac{f(I)S}{f(I^*)S^*}\right)$$

$$- \int_0^\infty \omega_2(b)e^*(b) \Phi\left(\frac{e(t,b)}{e^*(b)}\right) \mathrm{d}b. \tag{2.58}$$

进一步,注意到式子 $\frac{\mathrm{d}r^*(c)}{\mathrm{d}c} = -\varepsilon_3(c)r^*(c)$ 和 $\frac{\mathrm{d}\pi_3(c)}{\mathrm{d}c} = \pi_3(c)\varepsilon_3(c) - \omega_3(c)$ 成立.利用

初始条件 $r^*(0) = kI^*$ 和 $r(t,0) = kI$,得到

$$\frac{\mathrm{d}U_r}{\mathrm{d}t} = -\pi_3(c)r^*(c) \Phi\left(\frac{r(t,c)}{r^*(c)}\right)\Big|_0^\infty + \theta_3 kI^* \Phi\left(\frac{I}{I^*}\right) - \int_0^\infty \omega_3(c)r^*(c) \Phi\left(\frac{r(t,c)}{r^*(c)}\right) \mathrm{d}c.$$

$$\tag{2.59}$$

由 $\mu + \delta + k = \frac{1}{I^*}\left(\int_0^\infty \omega_2(b)e^*(b)\mathrm{d}b + \int_0^\infty \omega_3(c)r^*(c)\mathrm{d}c\right)$,也得到

$$\frac{\mathrm{d}U_i}{\mathrm{d}t} = I^*\left(1 - \frac{I^*}{I}\right)\frac{1}{I^*}\left(\int_0^\infty \omega_2(b)e(t,b)\mathrm{d}b + \int_0^\infty \omega_3(c)r(t,c)\mathrm{d}c - (\mu+\delta+k)I\right)$$

$$= \int_0^\infty \omega_2(b)e^*(b)\left(\frac{e(t,b)}{e^*(b)} - \frac{I}{I^*} - \frac{I^* e(t,b)}{I e^*(b)} + 1\right)\mathrm{d}b$$

$$+ \int_0^\infty \omega_3(c)r^*(c)\left(\frac{r(t,c)}{r^*(c)} - \frac{I}{I^*} - \frac{I^* r(t,c)}{I r^*(c)} + 1\right)\mathrm{d}c.$$

$$\tag{2.60}$$

总之,从式子(2.56) $\sim$ (2.60),可得

$$\frac{\mathrm{d}L_*(t)}{\mathrm{d}t} = \frac{\mathrm{d}U_s(t)}{\mathrm{d}t} + \frac{\mathrm{d}U_v(t)}{\mathrm{d}t} + \frac{\mathrm{d}U_e(t)}{\mathrm{d}t} + \frac{\mathrm{d}U_i(t)}{\mathrm{d}t} + \frac{\mathrm{d}U_r(t)}{\mathrm{d}t}$$

$$= -\theta_2 \Lambda \Phi\left(\frac{S^*}{S}\right) - \theta_2 \omega_1(a) v^*(a) \Phi\left(\frac{v(t,a)}{v^*(a)}\right)\Big|^\infty - \pi_2(b) e^*(b) \Phi\left(\frac{e(t,a)}{e^*(a)}\right)\Big|^\infty$$

$$- \pi_3(c) r^*(c) \Phi\left(\frac{r(t,c)}{r^*(c)}\right)\Big|^\infty - \theta_2 \mu \int_0^\infty \Phi\left(\frac{v(t,a)}{v^*(a)}\right) v^*(a) \mathrm{d}a + \sum_{l=1}^4 \mathbb{B}_l.$$

$$(2.61)$$

其中,

$$\mathbb{B}_1 = \theta_2 \beta f(I^*) S^* \left(\frac{S}{S^*} - \frac{Sf(I)}{S^* f(I^*)} - 1 + \frac{f(I)}{f(I^*)} + \Phi\left(\frac{Sf(I)}{S^* f(I^*)}\right)\right) + \theta_2 \Phi\left(\frac{S}{S^*}\right)(\xi S^* - \Lambda),$$

$$\mathbb{B}_2 = \theta_2 \int_0^\infty \omega_1(a) v^*(a) \left(\frac{v(t,a)}{v^*(a)} - \frac{S}{S^*} - \frac{S^* v(t,a)}{S v^*(a)} + 1 - \Phi\left(\frac{v(t,a)}{v^*(a)}\right)\right) \mathrm{d}a,$$

$$\mathbb{B}_3 = \int_0^\infty \omega_2(b) e^*(b) \left(\frac{e(t,b)}{e^*(b)} - \frac{I}{I^*} - \frac{I^* e(t,b)}{I e^*(b)} + 1 - \Phi\left(\frac{e(t,b)}{e^*(b)}\right)\right) \mathrm{d}b,$$

$$\mathbb{B}_4 = \int_0^\infty \omega_3(c) r^*(c) \left(\frac{r(t,c)}{r^*(c)} - \frac{I}{I^*} - \frac{I^* r(t,c)}{I r^*(c)} + 1 - \Phi\left(\frac{r(t,c)}{r^*(c)}\right)\right) \mathrm{d}c + \theta_3 k I^* \Phi\left(\frac{I}{I^*}\right).$$

由 $\ln\dfrac{Sf(I)}{S^* f(I^*)} = \ln\dfrac{S}{S^*} + \ln\dfrac{f(I)}{f(I^*)}$,推出

$$\mathbb{B}_1 = \theta_2 \beta f(I^*) S^* \left(\frac{S}{S^*} - \frac{Sf(I)}{S^* f(I^*)} - 1 + \frac{f(I)}{f(I^*)} + \Phi\left(\frac{Sf(I)}{S^* f(I^*)}\right)\right) + \theta_2 \Phi\left(\frac{S}{S^*}\right)(\xi S^* - \Lambda)$$

$$(2.62)$$

$$= \theta_2 (\beta f(I^*) S^* + \xi S^* - \Lambda) \Phi\left(\frac{S}{S^*}\right) + \theta_2 \beta f(I^*) S^* \Phi\left(\frac{f(I)}{f(I^*)}\right).$$

由式子 $\ln\dfrac{v(t,a)}{v^*(a)} = \ln\left(\dfrac{S^* v(t,a)}{S v^*(a)} \dfrac{S}{S^*}\right) = \ln\dfrac{S^* v(t,a)}{S v^*(a)} + \ln\dfrac{S}{S^*}$ 和 $\int_0^\infty \omega_1(a) v^*(a) \mathrm{d}a = \xi S^* \theta_1$,得到

$$\mathbb{B}_2 = \theta_2 \int_0^\infty \omega_1(a) v^*(a) \left(\frac{v(t,a)}{v^*(a)} - \frac{S}{S^*} - \frac{S^* v(t,a)}{S v^*(a)} + 1 - \Phi\left(\frac{v(t,a)}{v^*(a)}\right)\right) \mathrm{d}a$$

$$(2.63)$$

$$= -\theta_2 \theta_1 \xi S^* \Phi\left(\frac{S}{S^*}\right) - \theta_2 \int_0^\infty \omega_1(a) v^*(a) \Phi\left(\frac{S^* v(t,a)}{S v^*(a)}\right) \mathrm{d}a.$$

由 $\ln\dfrac{e(t,b)}{e^*(b)} = \ln\left(\dfrac{I^* e(t,b)}{I e^*(b)} \dfrac{I}{I^*}\right) = \ln\dfrac{I^* e(t,b)}{I e^*(b)} + \ln\dfrac{I}{I^*}$ 和 $\int_0^\infty \omega_2(b) e^*(b) \mathrm{d}b = \theta_2 \beta f(I^*) S^*$,进一步得到

$$\mathbb{B}_3 = \int_0^\infty \omega_2(b) e^*(b) \left(\frac{e(t,b)}{e^*(b)} - \frac{I}{I^*} - \frac{I^* e(t,b)}{I e^*(b)} + 1 - \Phi\left(\frac{e(t,b)}{e^*(b)}\right)\right) \mathrm{d}b$$

$$(2.64)$$

$$= -\theta_2 \beta f(I^*) S^* \Phi\left(\frac{I}{I^*}\right) - \int_0^\infty \omega_2(b) e^*(b) \Phi\left(\frac{I^* e(t,b)}{I e^*(b)}\right) \mathrm{d}b.$$

由 $\theta_3 k I^* = \int_0^\infty \omega_3(c) r^*(c) \mathrm{d}c$,推出

$$\mathbb{B}_4 = \int_0^\infty \omega_3(c) r^*(c) \left(\frac{r(t,c)}{r^*(c)} - \frac{I}{I^*} - \frac{I^* r(t,c)}{Ir^*(c)} + 1 - \Phi\left(\frac{r(t,c)}{r^*(c)}\right) + \Phi\left(\frac{I}{I^*}\right) \right) dc$$

$$\tag{2.65}$$

$$= -\int_0^\infty \omega_3(c) r^*(c) \Phi\left(\frac{I^* r(t,c)}{Ir^*(c)}\right) dc.$$

合并 $\mathbb{B}_1$ 和 $\mathbb{B}_2$ 中的项 $\Phi\left(\dfrac{S}{S^*}\right)$ 且利用 (2.11) 中的第一个式子,推出 $\theta_2(\beta f(I^*)S^* + \xi S^*$

$-\theta_1 \xi S^* - \Lambda)\Phi\left(\dfrac{S}{S^*}\right) = -\theta_2 \mu \Phi\left(\dfrac{S}{S^*}\right) \leqslant 0$. 合并 $\mathbb{B}_1$ 和 $\mathbb{B}_3$ 中的项 $\theta_2 \beta f(I^*)S^*$. 由引理 2.4,得

到 $\theta_2 \beta f(I^*)S^* \left(\Phi\left(\dfrac{f(I^*)}{f(I)}\right) - \Phi\left(\dfrac{I^*}{I}\right) \right) \leqslant 0$.

从而,综合式子 (2.61) ~ (2.65) 的结果,最终推出

$$\frac{dL_*(t)}{dt} = -\theta_2 \Lambda \Phi\left(\frac{S^*}{S}\right) - \theta_2 \omega_1(a) v^*(a) \Phi\left(\frac{v(t,a)}{v^*(a)}\right)\Big|^\infty$$

$$- \theta_2 \int_0^\infty \omega_1(a) v^*(a) \Phi\left(\frac{S^* v(t,a)}{S v^*(a)}\right) da - \pi_2(b) e^*(b) \Phi\left(\frac{e(t,a)}{e^*(a)}\right)\Big|^\infty$$

$$- \pi_3(c) r^*(c) \Phi\left(\frac{r(t,c)}{r^*(c)}\right)\Big|^\infty - \theta_2 \mu \int_0^\infty v^*(a) \Phi\left(\frac{v(t,a)}{v^*(a)}\right) da$$

$$- \int_0^\infty \omega_2(b) e^*(b) \Phi\left(\frac{I^* e(t,b)}{I e^*(b)}\right) db - \int_0^\infty \omega_3(c) r^*(c) \Phi\left(\frac{I^* r(t,c)}{I r^*(c)}\right) dc.$$

因此,对任何 $S(t), v(t,a), e(t,b), I(t)$ 和 $r(t,c)$,式子 $\dfrac{dL^*}{dt} \leqslant 0$ 成立. 并且,$\dfrac{dL^*}{dt} = 0$

成立当且仅当 $S = S^*, I = I^*, S^* v(t,a) = Sv^*(a), I^* e(t,b) = Ie^*(b)$ 以及 $I^* r(t,c) = Ir^*(c)$ 成立. 因此,$\{E^*\} \subset \prod$ 是集合 $\left\{\dfrac{dL^*}{dt} = 0\right\}$ 的最大不变集. 那么,由文献 [35] 中的 Lyapunov-LaSalle 不变集原理,地方病平衡点 E^* 在集合 $\mathbb{Y}$ 中全局稳定. 定理得证.

2.7　小结与讨论

由定理 2.4,当 $R_0 < 1$ 时,地方病平衡点 $E^0 = (S^0, v^0(a), 0, 0, 0)$ 全局渐近稳定. 由定理 2.6,若 $R_0 > 1$,则地方病平衡点 $E^* = (S^*, v^*(a), e^*(b), I^*, r^*(c))$ 全局渐近稳定. 本节给出几个数值模拟实例来验证结论的正确性. 首先选择免疫缺失函数如下:

$$\omega_1(a) = \begin{cases} 0, & 0 < a \leqslant 15, \\ 0.6667(a-15)^2 \exp(-0.6(a-15)), & 15 < a \leqslant 30, \\ 0.0185, & 30 < a < 100. \end{cases}$$

此函数是 Duan 在文献 [18] 和 Magal 在文献 [40] 中用来刻画接种免疫阶段失去接种免疫保护的关于年龄的分段函数,给出了接种免疫获得完全保护的最小年龄 θ_0 以及最大年龄 $\hat{\theta}$,也就是说在年龄 θ_0 之前,接种免疫是完全的且免疫缺失率是 0,而在这个年龄之后,一部分的接种免疫要产生缺失. 如文献 [18],选择 $\theta_0 = 15$,以及 $\hat{\theta} = 100$ [图 2.3(a)]. 在潜伏仓室中

停留的时间越长,感染的危险性增加,感染的概率越大,因此假设模型(2.1)中的年龄依赖转化率$\omega_2(b)$采用如下形式:

$$\omega_2(b) = \frac{0.01}{1 + 5\exp(-0.05b)},$$

图形如图 2.3(b) 所示. 一些疾病,如流感,尽管病人在前期已经治愈,在后期这些已经治愈的人由于忽略保护措施而可能会重新感染,则年龄依赖复发率为$\omega_3(c)$,假设其形式为

$$\omega_3(c) = \frac{0.045}{1 + 50\exp(-0.05c)}.$$

图形如图 2.3(c) 所示.

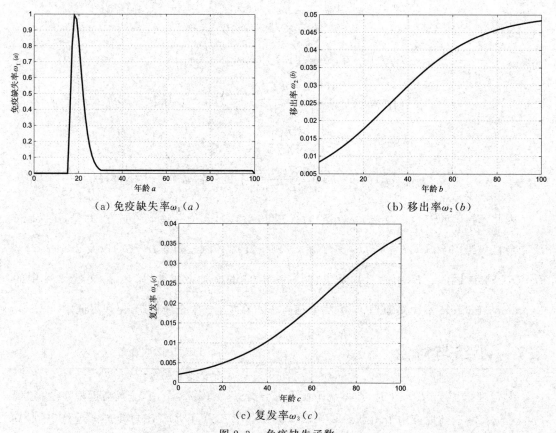

（a）免疫缺失率$\omega_1(a)$　　　　　　　　（b）移出率$\omega_2(b)$

（c）复发率$\omega_3(c)$

图 2.3　免疫缺失函数

由模型的假设,模型(2.1)中的接种免疫者、潜伏者和移除者的初始分布分别采用如下形式[37]:

$$v_0(a) = 0.01\exp\{-9a\} + 2(\sin(0.01a))^2, \qquad a \geqslant 0,$$
$$e_0(b) = 0.01\exp\{-0.1b^2\} + (\sin(0.05b))^2, \qquad b \geqslant 0,$$
$$r_0(c) = 0.01\exp\{-0.5c\} + 0.8(\sin(0.055c))^2, \quad c \geqslant 0.$$

并且,固定模型(2.1)的一些参数如下:$\Lambda = 1, \mu = 0.01, \delta = 0.09, \beta = 0.01$ 和 $f(I) = \dfrac{I}{1 + 100I}$,那么 $\theta_1 = 0.014\,1, \theta_2 = 0.280\,1$ 和 $\theta_3 = 0.373\,9$.这些参数将在以下的数值模拟中

视为固定常数.

由 (2.10) 中 $R_0 = \dfrac{1}{\mu+\delta+k}\left(\dfrac{\beta f'(0)\Lambda\theta_2}{\mu+\xi(1-\theta_1)}+k\theta_3\right)$ 的表达式, 如果选择 R_0 中参数 ξ_0 为未知, $k=0.025$ 及其他参数如上, 由方程 $R_0=1$, 可知 $\xi_0=0.0144$. 也就是说, 如果选择参数 $\xi>\xi_0$, 则可以使基本再生数 R_0 小于 1. 类似地, 如果选择 R_0 中参数 $\xi=0.001$, 其他如上, 由方程 $R_0=1$ 得到 $k_0=0.2774$, 如果将治疗率提高超过 k_0, 则基本再生数可以降低到小于 1, 如图 2.4 (a) 所示. 如果选择 R_0 中参数除 k 和 ξ 外, 其他参数如上, 如果选择 R_0 中免疫接种和治疗这两个参数在区域 I 中取值, 也可以将基本再生数降低到小于 1, 如图 2.4 (b) 所示.

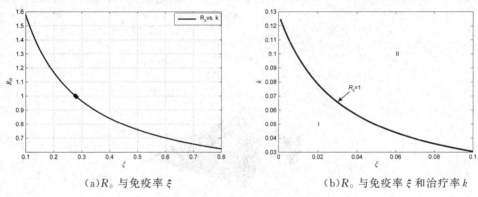

(a) R_0 与免疫率 ξ　　　　　　　　(b) R_0 与免疫率 ξ 和治疗率 k

图 2.4　R_0 与免疫率 ξ 和治疗率 k

进一步, 由 (2.10) 中 R_0 知道 $\dfrac{\partial R_0}{\partial\theta_i}>0, i=1,2,3$, 这表明免疫缺失率、潜伏者进入染病仓室的转化率、复发率越高, 疾病的严重程度加大. 通过控制参数 $\omega_1(a), \omega_2(b)$ 和 $\omega_3(c)$, 即免疫缺失率、潜伏者进入染病仓室的转化率、复发率, 疾病的流行趋势可以得到适当控制.

例如, 取参数 $\xi=0.02>0.0144$, 得到 $R_0=0.8288<1$, 由定理 2.4, 无病平衡点 $E^0=(S^0, v^0(a), 0,0,0)$ 全局渐近稳定, 其中 $S^0\approx75$ 和 $v^0(a)=\xi S^0\rho_1(a)$, 可知所有需要接种免疫的人数大概是 $V_0=\displaystyle\int_0^{\hat\theta}v^0(a)\mathrm{d}a=13.56$. 也就是说, 解曲线收敛于无病平衡点. 由图 2.5 (a) ～ (e), 随着时间的推移, 各个仓室的人数震荡收敛于无病平衡点.

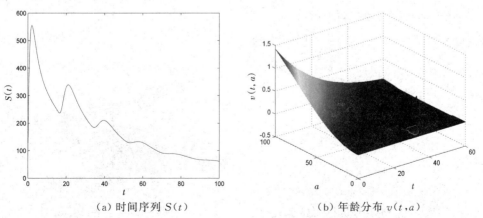

(a) 时间序列 $S(t)$　　　　　　　　(b) 年龄分布 $v(t,a)$

图 2.5　取 $\xi=0.02>0.0144$, 此时 $\Re_0=0.8288<1$, 解收敛于无病平衡点 $E^0=(S^0, v^0(a), 0,0,0)$

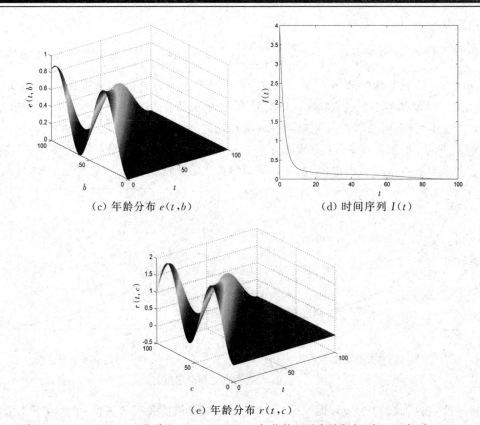

（c）年龄分布 $e(t,b)$　　　　　　　　（d）时间序列 $I(t)$

（e）年龄分布 $r(t,c)$

图2.5　取 $\xi=0.02>0.014\ 4$，此时 $\mathfrak{R}_0=0.828\ 8<1$，解收敛于无病平衡点 $E^0=(S^0,v^0(a),0,0,0)$（续）

又如，取 $\xi=0.01<0.014\ 4$，得到 $R_0=1.203\ 1>1$，由定理2.6，地方病平衡点 $E^*=(S^*,v^*(a),e^*(b),I^*,r^*(c))$ 是全局渐近稳定的，其中 $S^*=101.04$ 和 $v^*(a)=\xi S^*\rho_1(a),e^*(b)=\beta S^*f(I^*)\rho_2(b),I^*=0.321\ 1$ 和 $r^*(c)=kI^*\rho_3(c)$.同时，经计算，所有免疫者的总数、潜伏者的总数和移除者的总数分别是 $V^*=\int_0^{\hat{\theta}}v^*(a)\mathrm{d}a=37.86,E^*=\int_0^{\hat{\theta}}e^*(b)\mathrm{d}b=50.27$ 和 $R^*=\int_0^{\hat{\theta}}r^*(c)\mathrm{d}c=44.36$.由图2.6(a)～(e)，经过一段时间之后，各个仓室的量震荡收敛到地方病平衡点.

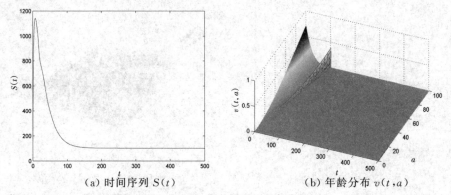

（a）时间序列 $S(t)$　　　　　　　　（b）年龄分布 $v(t,a)$

图2.6　若 $\xi=0.01<0.014\ 4$，则 $\mathfrak{R}_0=1.203\ 1>1$，解收敛到地方病平衡点 $E^*=(S^*,v^*(a),e^*(b),I^*,r^*(c))$

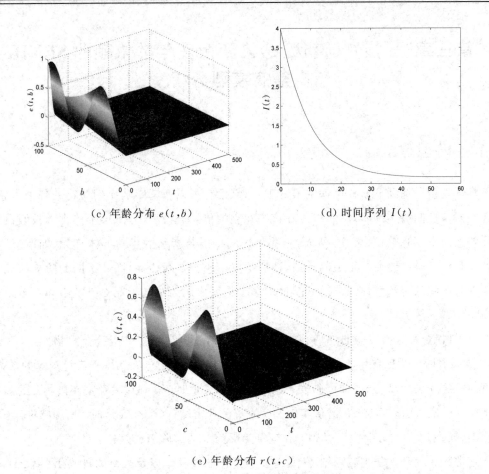

（c）年龄分布 $e(t,b)$　　　　　　　　（d）时间序列 $I(t)$

（e）年龄分布 $r(t,c)$

图 2.6　若 $\xi = 0.01 < 0.0144$，则 $\Re_0 = 1.2031 > 1$，解收敛到地方病平衡点 $E^* = (S^*, v^*(a), e^*(b), I^*, r^*(c))$（续）

　　为了研究非均匀性（空间异质）在疾病传播中的作用，提出了一类具有连续的年龄依赖和非线性发生率的 SVEIR 传染病模型．由 Webb，Magal 和 Ruan 等[29,40,42] 使用和建立的方法，将模型（2.1）中的偏微分方程沿着特征线积分，得到了模型（2.1）的解以及解半流的存在性．为了得到解半流的全局吸引子和应用不变集原理，先得到了一些预备结果，如解半流的渐近光滑性、解的一致持续性等．通过构造适当的 Voltrra 型的 Lyapunov 函数[35,40]，得到了如果基本再生数 $R_0 < 1$，模型的无病平衡点全局渐近稳定；如果 $R_0 > 1$，则模型的地方病全局渐近稳定．如果函数取 $f(I) = I$，并且不考虑接种免疫作用，则模型退化成 Liu 在文献 [16] 中的研究模型．

第三章　　接种、潜伏、感染和恢复年龄依赖的 SRVIR 传染病模型分析

3.1　模型建立

数学模型是辅助理解传染病的最好工具,借助它可以厘清影响疾病演化的各种因素、评估各类预防控制措施的实效性[45-49].在许多建立的传染病模型中,感染个体常常被假设具有相同的感染率,如感冒和淋病.然而,一些疾病的传播与特殊的年龄群体有关,如风疹、小儿麻痹症和百日咳主要在儿童之间传播,性病主要在成人之间传播,因此不同的防御与控制措施要针对不同的年龄群体[50-54].因此,许多学者根据疾病的结构特征提出了不同年龄结构的传染病模型[55,59,62,64,67].

总人口 N 被分成了彼此互不隶属的五个仓室,易感者(S),接种免疫者(V),潜伏者(E),染病者(I)以及恢复者(R),本章建立了具有接种、潜伏感染和恢复年龄依赖的 SVEIR 模型.令 $S(t)$ 表示易感者在时刻 t 的数量;$v(t,a)$ 表示时刻 t 和接种免疫年龄为 a 的被接种者密度;$e(t,b)$ 表示时刻 t 和潜伏年龄为 b 的潜伏者密度;$i(t,c)$ 表示时刻 t 和感染年龄为 c 的感染者的密度;$r(t,h)$ 表示时刻 t 和恢复年龄为 h 的移除者密度.

正常数 Λ,ξ 和 μ 分别表示招募率,对易感个体的接种率以及人口的自然死亡率.$\delta(c)$ 是依赖年龄 c 的疾病导致的死亡率.假设新接种者进入接种免疫者仓室的年龄为零,免疫缺失率为 $\omega_1(a)$.时刻 t 的接种免疫者总量为 $\int_0^\infty v(t,a)da$,时刻 t 失去免疫能力而进入易感者仓室的量为 $\int_0^\infty \omega_1(a)v(t,a)da$.由易感者仓库进入染病者仓室、由染病者仓室进入移除者仓室和由移除者仓室进入染病者仓室的总数分别为 $\int_0^\infty \omega_2(b)e(t,b)db$,$\int_0^\infty \omega_3(c)i(t,c)dc$ 和 $\int_0^\infty \omega_4(h)r(t,h)dh$.$\omega_2(b),\omega_3(c)$ 和 $\omega_4(h)$ 分别表示从易感者仓室到染病者仓室、染病者仓室到移除者仓室和恢复者仓室到染病者仓室的转化率.

疾病的感染率函数为 $\beta S f(\bar{I})$,这里 β 表示接触率和接触之后的感染率的乘积;$\bar{I}(t)=\int_0^\infty \omega_5(c)i(t,c)dc$,表示各年龄阶段的染病者总量,$\bar{I}(t)$ 中 $\omega_5(c)$ 表示感染年龄为 c 的感染者的感染力系数.基于上述假设,仓室的模型流图如图 3.1 所示,模型为(3.1)和(3.2).

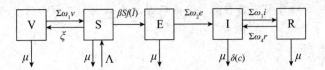

其中，$\sum \omega_1 v$，$\sum \omega_2 e$，$\sum \omega_3 i$，$\sum \omega_4 r$ 分别表示 $\int_0^\infty \omega_1(a)v(t,a)\mathrm{d}a$，$\int_0^\infty \omega_2(b)e(t,b)\mathrm{d}b$，$\int_0^\infty \omega_3(c)i(t,c)\mathrm{d}c$ 和 $\int_0^\infty \omega_4(h)r(t,h)\mathrm{d}h$.

图 3.1　模型流程图

$$\begin{cases}
\dfrac{\mathrm{d}S(t)}{\mathrm{d}t} = \Lambda - (\mu + \xi)S(t) - \beta S(t)f(\overline{I}(t)) + \int_0^\infty \omega_1(a)v(t,a)\mathrm{d}a, \\[2mm]
\dfrac{\partial v(t,a)}{\partial t} + \dfrac{\partial v(t,a)}{\partial a} = -(\omega_1(a) + \mu)v(t,a), \\[2mm]
\dfrac{\partial e(t,b)}{\partial t} + \dfrac{\partial e(t,b)}{\partial b} = -(\omega_2(b) + \mu)e(t,b), \\[2mm]
\dfrac{\partial i(t,c)}{\partial t} + \dfrac{\partial i(t,c)}{\partial c} = -(\omega_3(c) + \mu + \delta(c))i(t,c), \\[2mm]
\dfrac{\partial r(t,h)}{\partial t} + \dfrac{\partial r(t,h)}{\partial h} = -(\omega_4(h) + \mu)r(t,h).
\end{cases} \tag{3.1}$$

模型具有如下初始和边界条件：

$$S(0) = S_0, v(0,a) = v_0(a), e(0,b) = e_0(b), i(0,c) = i_0(c), r(0,h) = r_0(h),$$
$$v(t,0) = \xi S(t), e(t,0) = \beta S(t)f(\overline{I}(t)), \tag{3.2}$$
$$i(t,0) = \int_0^\infty \omega_2(b)e(t,b)\mathrm{d}b + \int_0^\infty \omega_4(h)r(t,h)\mathrm{d}h, r(t,0) = \int_0^\infty \omega_3(c)i(t,c)\mathrm{d}c.$$

其中，$S_0 \in \mathbb{R}_+ = [0,\infty)$，$v_0(a), e_0(b), i_0(c), r_0(h) \in L_+^1 \cdot L_+^1 = L_+^1(0,\infty)$ 表示 $\varphi : (0,\infty) \to \mathbb{R}_+$ 上的勒贝格可积函数空间. 基于生物与数学意义，转化率函数如 $\omega_i(l)(i = 1,2,3,4,5)$ 非负有界，给出如下假设：

（1）$\omega_i(l) \in L_+^1 (i = 1,2,3,4,5)$ 为 $\mathbb{R}_+$ 上有上界 $\overline{\omega_i}$ 和利普希茨连续（利普希茨常数为 M_{ω_i}）的正有界函数.

（2）对任意 $\overline{I} \in [0,\infty)$，函数 $f(\overline{I})$ 非负切二次可微，并且对任意 $\overline{I} \geqslant 0$，$f(\overline{I}) = 0$ 当且仅当 $\overline{I} = 0$，$f'(\overline{I}) \geqslant 0$ 及 $f''(\overline{I}) \leqslant 0$.

注 3.1　假设（2）表明感染者不存在，则感染强度为零. 随着感染者的数量的增加，感染强度也相应增加. 但是，随着人们逐渐采取及时有效的预防措施，感染强度的增加速率也会随之放缓.

注 3.2　双线性发生率为 $f(\overline{I}) = \overline{I}$ 及标准发生率为 $f(\overline{I}) = \dfrac{\overline{I}}{1 + \alpha \overline{I}}$，此处 $\alpha > 0$ 且为常数都满足假设(A_2).

注 3.3　假设（2）中，对所有 $\overline{I} \geqslant 0$，$f'(\overline{I}) \geqslant 0$ 和 $f''(\overline{I}) \leqslant 0$ 意味着对任意 $I > 0$，$f(I)$ 和 $\dfrac{f(I)}{I}$ 都是增函数.

注 3.4 模型(3.1)是目前存在的年龄依赖的 SVEIR 传染病模型的进一步推广[57,58,60,61,66].

3.2 基本性质

本小节主要讲述模型(3.1)解的基本性质.首先引入以下记号：

$$\varepsilon_i(l) = \omega_i(l) + \mu \, (i=1,2,3,4), \rho_i(l) = \mathrm{e}^{-\int_0^l \varepsilon_i(s)\mathrm{d}s} \, (i=1,2,4), \rho_3(c) = \mathrm{e}^{-\int_0^c (\varepsilon_3(s)+\delta(s))\mathrm{d}s},$$

$$\theta_i(\lambda) = \int_0^\infty \omega_i(l) \mathrm{e}^{-(\lambda l + \int_0^l \varepsilon_i(s)\mathrm{d}s)} \mathrm{d}l \, (i=1,2,4), \theta_3(\lambda) = \int_0^\infty \omega_3(c) \mathrm{e}^{-(\lambda c + \int_0^c (\varepsilon_3(s)+\delta(s))\mathrm{d}s)} \mathrm{d}c,$$

$$\pi_i(l) = \int_l^\infty \omega_i(\tau) \mathrm{e}^{-\int_l^\tau \varepsilon_i(s)\mathrm{d}s} \mathrm{d}\tau \, (i=1,2,4), \tau_3(\lambda) = \int_0^\infty \omega_5(c) \mathrm{e}^{-\int_0^c (\lambda+\varepsilon_3(s)+\delta(s))\mathrm{d}s} \mathrm{d}cM,$$

$$\theta_i = \theta_i(0) = \int_0^\infty \omega_i(l)\rho_i(l)\mathrm{d}l \, (i=1,2,3,4), \tau_3 = \tau_3(0) = \int_0^\infty \omega_5(c)\rho_3(c)\mathrm{d}c.$$

这里 λ 是一个复数.

由假设(1),对每个 $i=1,2,3,4$ 及所有 $s \geqslant 0, 0 < \theta_i < 1, 0 < \rho_i(s) < 1$ 成立,对所有 $l \geqslant 0, \pi_i(l) > 0$ 和 $\pi_i(0) = \theta_i$,当 λ 为非负实数时,$\theta_i(\lambda) \leqslant \theta_i$、$\dfrac{\mathrm{d}\theta_i(\lambda)}{\mathrm{d}\lambda} < 0$ 和 $\tau_3(\lambda) \leqslant \tau_3$ 成立.

同时也成立

$$\frac{\mathrm{d}\rho_i(s)}{\mathrm{d}s} = -\varepsilon_i(s)\rho_i(s) \, (i=1,2,4), \frac{\mathrm{d}\rho_3(s)}{\mathrm{d}s} = -(\varepsilon_3(s)+\delta(s))\rho_3(s),$$

和

$$\frac{\mathrm{d}\pi_i(l)}{\mathrm{d}l} = \pi_i(l)\varepsilon_i(l) - \omega_i(l), i=1,2,4.$$

应用 Volterra 公式[32],沿着特征线 $t - \chi = const, \chi \in \{a,b,c,h\}$ 分别求解模型(3.1)中 $v(t,a), e(t,b), i(t,c)$ 和 $r(t,h)$,得到

$$v(t,a) = \begin{cases} v(t-a,0)\rho_1(a), t > a \geqslant 0, \\ v_0(a-t) \dfrac{\rho_1(a)}{\rho_1(a-t)}, a \geqslant t \geqslant 0. \end{cases} \tag{3.3}$$

$$e(t,b) = \begin{cases} e(t-b,0)\rho_2(b), t > b \geqslant 0, \\ e_0(b-t) \dfrac{\rho_2(b)}{\rho_2(b-t)}, b \geqslant t \geqslant 0. \end{cases} \tag{3.4}$$

$$i(t,c) = \begin{cases} i(t-c,0)\rho_3(c), t > c \geqslant 0, \\ i_0(c-t) \dfrac{\rho_3(c)}{\rho_3(c-t)}, c \geqslant t \geqslant 0. \end{cases} \tag{3.5}$$

$$r(t,h) = \begin{cases} r(t-h,0)\rho_4(c), t > h \geqslant 0, \\ r_0(h-t) \dfrac{\rho_4(c)}{\rho_4(h-t)}, h \geqslant t \geqslant 0. \end{cases} \tag{3.6}$$

定义模型(3.1)的像空间为 $\mathbb{X} = \mathbb{R}_+ \times L_+^1 \times L_+^1 \times L_+^1 \times L_+^1$,对任意 $(x_1,x_2,x_3,x_4,x_5) \in \mathbb{X}$,空间的模如下：

$$\|(x_1,x_2,x_3,x_4,x_5)\|_{\mathbb{X}} = x_1 + \int_0^\infty x_2(a)\mathrm{d}a + \int_0^\infty x_3(b)\mathrm{d}b + \int_0^\infty x_4(c)\mathrm{d}c + \int_0^\infty x_5(h)\mathrm{d}h.$$

模型(3.1)的初始条件可记为 $x_0 = (S_0, v_0(\cdot), e_0(\cdot), i_0(\cdot), r_0(\cdot)) \in \mathbb{X}$. 易知 $v(0,0) = v_0(0) = \xi S_0, e(0,0) = e_0(0) = \beta S_0 f(\overline{I}_0), i(0,0) = i_0(0) = \int_0^\infty \omega_2(b) e_0(b)\mathrm{d}b + \int_0^\infty \omega_4(h)$ $r_0(h)\mathrm{d}h$ 和 $r(0,0) = r_0(0) = \int_0^\infty \omega_3(c) i_0(c)\mathrm{d}c$, 此处 $\overline{I}_0 = \int_0^\infty \omega_5(c) i_0(c)\mathrm{d}c$. 由文献[31], 模型(3.1)的解的存在、唯一、非负和连续均满足. 因此, 有以下引理.

引理 3.1　对任意 $x_0 \in \mathbb{X}$, 模型(3.1)有唯一非负解 $\Phi(t,x_0) = (S(t), v(t,\cdot), e(t,\cdot), i(t,\cdot), r(t,\cdot)) \in \mathbb{X}$, 此解定义在最大区间 $[0, T_\infty), T_\infty \leqslant \infty$ 且满足 $\Phi(0, x_0) = x_0$.

对模型(3.1)的任意解成立:

$$\|\Phi(t,x_0)\|_{\mathbb{X}} = S(t) + \int_0^\infty v(t,a)\mathrm{d}a + \int_0^\infty e(t,b)\mathrm{d}b + \int_0^\infty i(t,c)\mathrm{d}c + \int_0^\infty r(t,h)\mathrm{d}h.$$

定义与模型(3.1)关联的集合 $\prod$ 如下:

$$\prod = \Big\{ (S, v(\cdot), e(\cdot), i(\cdot), r(\cdot)) \in \mathbb{X} :$$

$$S + \int_0^\infty v(a)\mathrm{d}a + \int_0^\infty e(b)\mathrm{d}b + \int_0^\infty i(c)\mathrm{d}c + \int_0^\infty r(h)\mathrm{d}h \leqslant \frac{\Lambda}{\mu} \Big\}.$$

下述定理给出了模型(3.1)解的全局存在性、有界以及不变性.

定理 3.1　(1) 对任意初值 $x_0 \in \mathbb{X}$, 解 $\Phi(t,x_0)$ 在 $t \geqslant 0$ 时有定义并且一致有界, 也就是

$$\lim_{t \to \infty} \sup \|\Phi(t,x_0)\|_{\mathbb{X}} \leqslant \frac{\Lambda}{\mu}.$$

(2) $\prod$ 是模型(3.1)的正向不变集, 即对任意 $t > 0$ 和 $x_0 \in \prod$, $\Phi(t,x_0) \in \prod$.

(3) 对任意正数 $M \geqslant \dfrac{\Lambda}{\mu}$, 如果 $x_0 \in \mathbb{X}$ 且 $\|x_0\|_{\mathbb{X}} \leqslant M$, 那么对任意 $t \geqslant 0$ $\|\Phi(t,x_0)\|_{\mathbb{X}} \leqslant M$ 以及

$$v(t,0) \leqslant \xi M, e(t,0) \leqslant \beta f'(0)\overline{\omega}_5 M^2, i(t,0) \leqslant (\overline{\omega}_2 + \overline{\omega}_4)M, r(t,0) \leqslant \overline{\omega}_3 M.$$

这里常数 $\overline{\omega}_i (i = 1,2,3,4,5)$ 如假设(1)所定义.

证明　对任意初值 $x_0 \in \mathbb{X}$, 由引理 3.1, 模型(3.1)有定义在 $t \in [0, T_\infty)$ 上的唯一非负解 $\Phi(t,x_0)$. 计算 $\|\Phi(t,x_0)\|_{\mathbb{X}}$ 的导数可得,

$$\frac{\mathrm{d}\|\Phi(t,x_0)\|_{\mathbb{X}}}{\mathrm{d}t} = \frac{\mathrm{d}S(t)}{\mathrm{d}t} + \int_0^\infty \frac{\partial v(t,a)}{\partial t}\mathrm{d}a + \int_0^\infty \frac{\partial e(t,b)}{\partial t}\mathrm{d}b + \int_0^\infty \frac{\partial i(t,c)}{\partial t}\mathrm{d}c + \int_0^\infty \frac{\partial r(t,h)}{\partial t}\mathrm{d}h$$

$$= \frac{\mathrm{d}S(t)}{\mathrm{d}t} - \int_0^\infty \left(\frac{\partial v(t,a)}{\partial a} + \varepsilon_1(a)v(t,a) \right)\mathrm{d}a - \int_0^\infty \left(\frac{\partial e(t,b)}{\partial b} + \varepsilon_2(b)e(t,b) \right)\mathrm{d}b$$

$$- \int_0^\infty \left(\frac{\partial i(t,c)}{\partial c} + (\varepsilon_3(c) + \delta(c))i(t,c) \right)\mathrm{d}c - \int_0^\infty \left(\frac{\partial r(t,h)}{\partial h} + \varepsilon_4(h)r(t,h) \right)\mathrm{d}h$$

$$= \Lambda - (\mu + \xi)S(t) - \beta S(t)f(\overline{I}(t)) + \int_0^\infty \omega_1(a)v(t,a)\mathrm{d}a - v(t,a)\Big|_0^\infty$$

$$- \int_0^\infty \varepsilon_1(a)v(t,a)\mathrm{d}a - e(t,b)\Big|_0^\infty - \int_0^\infty \varepsilon_2(b)e(t,b)\mathrm{d}b - i(t,c)\Big|_0^\infty$$

$$-\int_0^\infty (\varepsilon_3(c)+\dot{\delta}(c))i(t,c)\mathrm{d}c - r(t,h)\Big|_0^\infty - \int_0^\infty \varepsilon_4(h)r(t,h)\mathrm{d}h$$

$$\leqslant \Lambda - (\mu+\xi)S(t) - \beta S(t)f(\bar{I}(t)) + \int_0^\infty \omega_1(a)v(t,a)\mathrm{d}a + v(t,0)$$

$$-\int_0^\infty \varepsilon_1(a)v(t,a)\mathrm{d}a + e(t,0) - \int_0^\infty \varepsilon_2(b)e(t,b)\mathrm{d}b + i(t,0)$$

$$-\int_0^\infty (\varepsilon_3(c)+\delta(c))i(t,c)\mathrm{d}c + r(t,0) - \int_0^\infty \varepsilon_4(h)r(t,h)\mathrm{d}h$$

$$= \Lambda - (\mu+\xi)S(t) - \beta S(t)f(\bar{I}(t)) + \int_0^\infty \omega_1(a)v(t,a)\mathrm{d}a + \xi S(t)$$

$$-\int_0^\infty \varepsilon_1(a)v(t,a)\mathrm{d}a + \beta S(t)f(\bar{I}(t)) - \int_0^\infty \varepsilon_2(b)e(t,b)\mathrm{d}b$$

$$+\int_0^\infty \omega_2(b)e(t,b)\mathrm{d}b + \int_{0.\infty}^\infty \omega_4(h)r(t,h)\mathrm{d}h - \int_0^\infty (\varepsilon_3(c)+\delta(c))i(t,c)\mathrm{d}c$$

$$+\int_0^\infty \omega_3(c)i(t,c)\mathrm{d}c - \int_0^\infty \varepsilon_4(h)r(t,h)\mathrm{d}h$$

$$\leqslant \Lambda - \mu\|\Phi(t,x_0)\|_{\mathbb{X}}.$$

进一步可得,

$$\|\Phi(t,x_0)\|_{\mathbb{X}} \leqslant \frac{\Lambda}{\mu} - \mathrm{e}^{-\mu t}\Big(\frac{\Lambda}{\mu} - \|x_0\|_{\mathbb{X}}\Big), t \in [0, T_\infty). \tag{3.7}$$

因此,解 $\Phi(t,x_0)$ 在 $[0,T_\infty)$ 上有界且 $T_\infty = \infty$. 这表明解 $\Phi(t,x_0)$ 定义在整个区间 $[0,\infty)$ 上.

进一步,由(3.7)可知对任意 $x_0 \in \mathbb{X}$, $\limsup_{t \to \infty}\|\Phi(t,x_0)\|_{\mathbb{X}} \leqslant \frac{\Lambda}{\mu}$. 这表明 $\Phi(t,x_0)$ 最终有界.

对 $x_0 \in \prod$,由(3.7)可以直接得到对所有 $t \geqslant 0$,$\Phi(t,x_0) \in \prod$. 这表明 $\prod$ 是模型(3.1)的正向不变集.

由(3.7),如果 $\|x_0\|_{\mathbb{X}} \leqslant \frac{\Lambda}{\mu}$,那么 $\|\Phi(t,x_0)\|_{\mathbb{X}} \leqslant \frac{\Lambda}{\mu} \leqslant M$,并且如果 $\frac{\Lambda}{\mu} \leqslant \|x_0\|_{\mathbb{X}} \leqslant M$,那么

$$\|\Phi(t,x_0)\|_{\mathbb{X}} \leqslant \frac{\Lambda}{\mu} - \mathrm{e}^{-\mu t}\Big(\frac{\Lambda}{\mu} - \|x_0\|_{\mathbb{X}}\Big) \leqslant \frac{\Lambda}{\mu} - \Big(\frac{\Lambda}{\mu} - \|x_0\|_{\mathbb{X}}\Big) \leqslant M.$$

除此,进一步有 $v(t,0) = \xi S(t) \leqslant \xi M$,$e(t,0) = \beta S(t)f(\bar{I}(t)) \leqslant \beta S(t)f'(0)\bar{I}(t) \leqslant \beta f'(0)\overline{\omega_5}M^2$,$i(t,0) = \int_0^\infty \omega_2(b)e(t,b)\mathrm{d}b + \int_0^\infty \omega_4(h)r(t,h)\mathrm{d}h \leqslant (\overline{\omega_2} + \overline{\omega_4})M$ 和 $r(t,0) = \int_0^\infty \omega_3(c)i(t,c)\mathrm{d}c \leqslant \overline{\omega_3}M$. 定理得证.

注 3.5 从定理 3.1,模型(3.1)的所有非负解当 $t \geqslant 0$ 和 $x_0 \in \mathbb{X}$ 时满足 $\Phi(t)x_0 = \Phi(t,x_0)$,从而生成了解半流 $\Phi(t): \mathbb{X} \to \mathbb{X}$.

为了讨论模型(3.1)的稳态解的稳定性和正解的一致持续性等动力学性质,首先要讨论模型(3.1)的解的渐进光滑性.给出如下结论.

定理 3.2 由模型(3.1)生成的解半流 $\Phi(t)$ 渐近光滑.也就是说,对任何初始点 $x_0 \in \mathbb{X}$,解轨线 $\Phi(t,x_0)$ 在集合 $\mathbb{X}$ 中有一个紧闭包.

由定理 3.1 和 3.2,有以下推论.

推论 3.1 模型(3.1)的解半流 $\Phi(t)$ 存在紧的全局吸引子.

证明 从定理 3.1 和 3.2,模型(3.1)的解 $\Phi(t,x_0)$ 在 $\mathbb{X}$ 上最终有界且存在紧闭包,表明解半流 $\Phi(t)$ 点耗散.由文献[75]的定理 6.5,可知对任意 $t > 0$,解半流 $\Phi(t)$ 是紧的.由文献[38]的定理 2.6,解半流 $\Phi(t)$ 在 $\mathbb{X}$ 上存在紧的全局吸引子.

下面讨论模型(3.1)在初边界条件(3.2)下平衡态的存在性.易知模型(3.1)具有无病平衡态 $P_0 = (S^0, v^0(a), 0, 0, 0)$,此处 $v^0(a) = \xi S^0 \rho_1(a)$.

年龄结构模型的下一代算子 $K(S)$[41] 如下:

$$K(S)\varphi = S(0)F(a)\int_0^\infty \int_0^\infty \gamma(\tau, a, \alpha+\tau)\frac{F(\alpha+\tau)}{F(\alpha)}\varphi(\alpha)\,d\alpha\,d\tau.$$

其中, $S(0)$ 是易感者在年龄 0 时的密度; $F(a)$ 表示年龄 a 的个体在没有疾病时的自然存活率; $\gamma(\tau, a, \alpha)$ 表示年龄 α 的染病个体经过 τ 对年龄为 a 的易感者的平均感染率.

在模型(3.1)中, $S(0) = S^0$.易感者非年龄依赖,可以认为染病者与易感者瞬时接触感染,则年龄 a 和时段 τ 可以忽略,同时可以认为 $F(a)$ 为 1.同时,疾病具有潜伏期,染病者被感染后复发.那么模型(3.1)中的下一代算子 $K(S)$ 可构造为

$$K(S)\varphi = S^0\int_0^\infty \int_0^\infty \gamma(b,c)\varphi(c)\,db\,dc + \int_0^\infty \int_0^\infty l(h,c)\varphi(c)\,dc\,dh.$$

其中,函数 $\varphi(c)$ 表示在疾病初级阶段年龄为 c 的染病者个体的分布函数; $\gamma(b,c)$ 表示年龄 c 的染病者最易感者感染的平均概率,这些易感者经过一个时间段 b 的潜伏期变成了染病者; $l(h,c)$ 表示年龄段为 c 的染病个体被治疗而变为移除者这个概率,疾病进一步复发,此时其复发年龄为 h.容易发现 $\omega_2(b)e^{-\int_0^b (\omega_2(s)+\mu)ds}$ 表示潜伏年龄 b 而最终变为染病者的转化率, $\omega_5(c)e^{-\int_0^c (\delta(s)+\omega_3(s)+\mu)ds}$ 表示感染者年龄为 c 的感染率, $\omega_4(h)e^{-\int_0^h (\omega_4(s)+\mu)ds}$ 表示移除者年龄为 h 而最终变为染病者的复发率, $\omega_3(c)e^{-\int_0^c (\delta(s)+\omega_3(s)+\mu)ds}$ 表示染病者年龄为 c 的移除率.因此,得到

$$\gamma(b,c) = \omega_2(b)e^{-\int_0^b (\omega_2(s)+\mu)ds}\omega_5(c)e^{-\int_0^c (\delta(s)+\omega_3(s)+\mu)ds},$$

和

$$l(h,c) = \omega_4(h)e^{-\int_0^h (\omega_4(s)+\mu)ds}\omega_3(c)e^{-\int_0^c (\delta(s)+\omega_3(s)+\mu)ds}.$$

因此,由文献[41]的公式(4.13),模型(3.1)的基本再生数可定义为

$$R_0 = r(K(S)) = S^0\int_0^\infty \int_0^\infty \gamma(b,c)\,db\,dc + \int_0^\infty \int_0^\infty l(h,c)\,dc\,dh.$$

这里 $r(K)$ 表示算子 K 的谱半径.进一步模型(3.1)的基本再生数可写为

$$R_0 = S^0\int_0^\infty \int_0^\infty \beta f'(0)\omega_2(b)e^{-\int_0^b (\omega_2(s)+\mu)ds}\omega_5(c)e^{-\int_0^c (\delta(s)+\omega_3(s)+\mu)ds}\,db\,dc$$

$$+ \int_0^\infty \int_0^\infty \omega_3(c)e^{-\int_0^c (\delta(s)+\omega_3(s)+\mu)ds}\omega_4(h)e^{-\int_0^h (\omega_4(s)+\mu)ds}\,dc\,dh$$

$$= \beta S^0 f'(0)\theta_2\tau_3 + \theta_3\theta_4.$$

下面来讨论模型(3.1)的地方病平衡态的存在性. 假设模型(3.1)具有平衡态 $P^* = (S^*, v^*(a), e^*(b), i^*(c), r^*(h))$, 那么它必须满足以下方程:

$$\begin{cases} \Lambda = (\mu + \xi)S^* + \beta S^* f(\overline{I}^*) - \int_0^\infty \omega_1(a)v^*(a)\mathrm{d}a, \\[2mm] \dfrac{\mathrm{d}v^*(a)}{\mathrm{d}a} = -\varepsilon_1(a)v^*(a), \\[2mm] \dfrac{\mathrm{d}e^*(b)}{\mathrm{d}b} = -\varepsilon_2(b)e^*(b), \\[2mm] \dfrac{\mathrm{d}i^*(c)}{\mathrm{d}c} = -(\varepsilon_3(c)+\delta(c))i^*(c), \\[2mm] \dfrac{\mathrm{d}r^*(h)}{\mathrm{d}h} = -\varepsilon_4(h)r^*(h), \\[2mm] v^*(0) = \xi S^*, e^*(0) = \beta S^* f(\overline{I}^*), \\[2mm] i^*(0) = \int_0^\infty \omega_2(b)e^*(b)\mathrm{d}b + \int_0^\infty \omega_4(h)r^*(h)\mathrm{d}h, \\[2mm] r^*(0) = \int_0^\infty \omega_3(c)i^*(c)\mathrm{d}c. \end{cases} \tag{3.8}$$

此处, $\overline{I}^* = \int_0^\infty \omega_5(c)i^*(c)\mathrm{d}c$. 从(3.8)得到

$$v^*(a) = v^*(0)\rho_1(a), e^*(b) = e^*(0)\rho_2(b), i^*(c) = i^*(0)\rho_3(c), r^*(h) = r^*(0)\rho_4(h). \tag{3.9}$$

由(3.8)的第一个方程得

$$S^* = \frac{\Lambda}{\mu + \xi(1-\theta_1) + \beta f(\overline{I}^*)}. \tag{3.10}$$

由(3.8)和(3.9),得到

$$i^*(0) = e^*(0)\int_0^\infty \omega_2(b)\rho_2(b)\mathrm{d}b + r^*(0)\int_0^\infty \omega_4(h)\rho_4(h)\mathrm{d}h$$

$$= i^*(0)\left(\beta S^* \frac{f(\overline{I}^*)}{\overline{I}^*}\theta_2\tau_3 + \theta_3\theta_4\right)$$

$$= i^*(0)\left(\frac{\beta\Lambda\theta_2\tau_3 f(\overline{I}^*)}{\overline{I}^*(\mu + \xi(1-\theta_1) + \beta f(\overline{I}^*))} + \theta_3\theta_4\right).$$

平衡态中 $i^*(0) \neq 0$. 如若不然,假如 $i^*(0) = 0$,那么 $i^*(c) \equiv 0$. 进一步, $\overline{I}^* = 0$ 和 $r^*(0) = 0$. 从而 $e^*(b) \equiv 0$ 和 $r^*(h) \equiv 0$. 这与地方病平衡态的定义相矛盾. $\overline{I}^*$ 满足以下方程:

$$N(I) \overset{\triangle}{=\!=} \frac{\beta\Lambda\theta_2\tau_3 f(I)}{I(\mu + \xi(1-\theta_1) + \beta f(I))} + \theta_3\theta_4 - 1 = 0.$$

显然,如果 $R_0 > 1 (\leqslant 1)$,那么 $N(0^+) = \lim_{I\to 0^+} N(I) = R_0 - 1 > 0 (\leqslant 0)$. 进一步可知

$$N(I) \leqslant \frac{\Lambda\theta_2\tau_3}{I} + \theta_3\theta_4 - 1 \to \theta_3\theta_4 - 1 < 0, \text{ as } I \to +\infty.$$

由注 3.3,可以得到 $N(I)$ 在 $I>0$ 时递减. 因此,$N(I)=0$ 具有唯一的解 $\overline{I}^*$ 当且仅当 $R_0>1$ 时. 由(3.9) 和(3.10),选择 $i^*(0)=\dfrac{\overline{I}^*}{\tau_3}$,模型(3.1) 在 $R_0>1$ 时有唯一的地方病平衡态 $P^*=(S^*,v^*(a),e^*(b),i^*(c),r^*(h))$.

3.3　无病平衡态的稳定性

本小节主要讨论带有初边值条件(3.2) 的模型(3.1) 的无病平衡态的稳定性.

定理 3.3　若 $R_0\leqslant1$,则无病平衡点 P_0 局部渐近稳定;若 $R_0>1$,则其不稳定.

证明　将带有初边值条件(3.2) 的模型(3.1) 的无病平衡态 P_0 处线性化得方程

$$
\begin{cases}
\dfrac{\mathrm{d}x_1(t)}{\mathrm{d}t}=-(\mu+\xi)x_1(t)-\beta S^0f'(0)\displaystyle\int_0^\infty\omega_5(c)x_4(t,c)\mathrm{d}c+\int_0^\infty\omega_1(a)x_2(t,a)\mathrm{d}a,\\[2mm]
\left(\dfrac{\partial}{\partial t}+\dfrac{\partial}{\partial a}\right)x_2(t,a)=-\varepsilon_1(a)x_2(t,a),\\[2mm]
\left(\dfrac{\partial}{\partial t}+\dfrac{\partial}{\partial b}\right)x_3(t,b)=-\varepsilon_2(b)x_3(t,b),\\[2mm]
\left(\dfrac{\partial}{\partial t}+\dfrac{\partial}{\partial c}\right)x_4(t,c)=-(\varepsilon_3(c)+\delta(c))x_4(t,c),\\[2mm]
\left(\dfrac{\partial}{\partial t}+\dfrac{\partial}{\partial h}\right)x_5(t,h)=-\varepsilon_4(h)x_5(t,h),
\end{cases}
\tag{3.11}
$$

及相应的线性边界条件

$$
\begin{cases}
x_2(t,0)=\xi x_1(t),\quad x_3(t,0)=\beta S^0f'(0)\displaystyle\int_0^\infty\omega_5(c)x_4(t,c)\mathrm{d}c,\\[2mm]
x_4(t,0)=\displaystyle\int_0^\infty\omega_2(b)x_3(t,b)\mathrm{d}b+\int_0^\infty\omega_4(h)x_5(t,h)\mathrm{d}h,\\[2mm]
x_5(t,0)=\displaystyle\int_0^\infty\omega_3(c)x_4(t,c)\mathrm{d}c.
\end{cases}
$$

令 $x_1(t)=x_1^0\mathrm{e}^{\lambda t}$,$x_2(t,a)=x_2^0(a)\mathrm{e}^{\lambda t}$,$x_3(t,b)=x_3^0(b)\mathrm{e}^{\lambda t}$,$x_4(t,c)=x_4^0(c)\mathrm{e}^{\lambda t}$ 和 $x_5(t,h)=x_5^0(h)\mathrm{e}^{\lambda t}$ 是系统(3.11) 的解,这里 x_1^0,$x_2^0(a)$,$x_3^0(b)$,$x_4^0(c)$ 和 $x_5^0(h)$ 是特征函数且不全为零,λ 复特征值.那么

$$
\lambda x_1^0=-(\mu+\xi)x_1^0-\beta S^0f'(0)\int_0^\infty\omega_5(c)x_4^0(c)\mathrm{d}c+\int_0^\infty\omega_1(a)x_2^0(a)\mathrm{d}a,\tag{3.12}
$$

$$
\lambda x_2^0(a)+\frac{\mathrm{d}x_2^0(a)}{\mathrm{d}a}=-\varepsilon_1(a)x_2^0(a),\quad x_2^0(0)=\xi x_1^0,\tag{3.13}
$$

$$
\lambda x_3^0(b)+\frac{\mathrm{d}x_3^0(b)}{\mathrm{d}b}=-\varepsilon_2(b)x_3^0(b),\quad x_3^0(0)=\beta S^0f'(0)\int_0^\infty\omega_5(c)x_4^0(c)\mathrm{d}c,\tag{3.14}
$$

$$
\begin{cases}
\lambda x_4^0(c)+\dfrac{\mathrm{d}x_4^0(c)}{\mathrm{d}c}=-(\varepsilon_3(c)+\delta(c))x_4^0(c),\\[2mm]
x_4^0(0)=\displaystyle\int_0^\infty\omega_2(b)x_3^0(b)\mathrm{d}b+\int_0^\infty\omega_4(h)x_5^0(h)\mathrm{d}h,
\end{cases}
\tag{3.15}
$$

$$\lambda x_5^0(h) + \frac{\mathrm{d}x_5^0(h)}{\mathrm{d}h} = -\varepsilon_4(h)x_5^0(h), x_5^0(0) = \int_0^\infty \omega_3(c)x_4^0(c)\mathrm{d}c. \tag{3.16}$$

由方程(3.15)的第一个方程,可得

$$x_4^0(c) = x_4^0(0)\mathrm{e}^{-\int_0^c (\lambda + \delta(s) + \varepsilon_3(s))\mathrm{d}s}. \tag{3.17}$$

由(3.14),(3.16)和(3.17),可得

$$\begin{aligned} x_3^0(b) &= \mathrm{e}^{-\int_0^b (\lambda + \varepsilon_2(s))\mathrm{d}s}\beta S^0 f'(0)\int_0^\infty \omega_5(c)x_4^0(c)\mathrm{d}c \\ &= \mathrm{e}^{-\int_0^b (\lambda + \varepsilon_2(s))\mathrm{d}s}\beta S^0 f'(0)x_4^0(0)\int_0^\infty \omega_5(c)\mathrm{e}^{-\int_0^c (\lambda + \delta(s) + \varepsilon_3(s))\mathrm{d}s}\mathrm{d}c \end{aligned} \tag{3.18}$$

和

$$\begin{aligned} x_5^0(h) &= \mathrm{e}^{-\int_0^h (\lambda + \varepsilon_4(s))\mathrm{d}s}\int_0^\infty \omega_3(c)x_4^0(c)\mathrm{d}c \\ &= \mathrm{e}^{-\int_0^h (\lambda + \varepsilon_4(s))\mathrm{d}s}x_4^0(0)\int_0^\infty \omega_3(c)\mathrm{e}^{-\int_0^c (\lambda + \delta(s) + \varepsilon_3(s))\mathrm{d}s}\mathrm{d}c \end{aligned} \tag{3.19}$$

将(3.18)和(3.19)代入(3.15)的第二个方程,可得

$$x_4^0(0) = \beta S^0 f'(0)x_4^0(0)\theta_2(\lambda)\tau_3(\lambda) + x_4^0(0)\theta_3(\lambda)\theta_4(\lambda).$$

因此,当 $x_4^0(c) \neq 0$ 时,参数 λ 满足以下方程:

$$F_1(\lambda) \overset{\triangle}{=} \beta S^0 f'(0)\theta_2(\lambda)\tau_3(\lambda) + \theta_3(\lambda)\theta_4(\lambda) - 1 = 0.$$

当 $x_4^0(c) \equiv 0$,由(3.15)可得 $\int_0^\infty \omega_2(b)x_3^0(b)\mathrm{d}b + \int_0^\infty \omega_4(h)x_5^0(h)\mathrm{d}h = 0$,由假设(1)可以推出 $x_3^0(b) \equiv 0$ 和 $x_5^0(h) \equiv 0$. 因此,可以推出 $x_1^0 \neq 0$ 或 $x_2^0(a) \neq 0$. 由于 $x_2^0(a) = \xi x_1^0 \mathrm{e}^{-\int_0^a (\lambda + \varepsilon_1(s))\mathrm{d}s}$,必然有 $x_1^0 \neq 0$. 由(3.12)进一步可知

$$\lambda x_1^0 = -(\mu + \xi)x_1^0 + \xi x_1^0 \int_0^\infty \omega_1(a)\mathrm{e}^{-\int_0^a (\lambda + \varepsilon_1(s))\mathrm{d}s}\mathrm{d}a.$$

则参数 λ 满足下述方程:

$$F_2(\lambda) \overset{\triangle}{=} \lambda + \mu + \xi - \xi\theta_1(\lambda) = 0.$$

因此,模型(3.1)在平衡态 P_0 处的特征方程为

$$F(\lambda) \overset{\triangle}{=} F_1(\lambda)F_2(\lambda) = 0. \tag{3.20}$$

容易验证 $F_1(0) = \beta S^0 f'(0)\theta_2\tau_3 + \theta_3\theta_4 - 1 = R_0 - 1$ 和 $\lim_{\lambda \to +\infty} F_1(\lambda) = -1$. 那么,如果 $R_0 > 1$,方程 $F_1(\lambda) = 0$ 有一个正根. 从而平衡态 P_0 不稳定.

再次申明当 $R_0 \leqslant 1$ 时模型(3.20)的所有根均具有负实部. 如若不然,假设 $\lambda_1 = a_1 + ib_1$, $a_1 \geqslant 0$ 是方程 $F(\lambda_1) = 0$ 的一个根. 由于

$$|\beta S^0 f'(0)\theta_2(\lambda_1)\tau_3(\lambda_1) + \theta_3(\lambda_1)\theta_4(\lambda_1)|$$

$$\leqslant \left|\beta S^0 f'(0)\int_0^\infty \omega_2(b)\mathrm{e}^{-(\lambda_1 + \mu)b - \int_0^b \omega_2(s)\mathrm{d}s}\mathrm{d}b \int_0^\infty \omega_5(c)\mathrm{e}^{-(\lambda_1 + \mu)c - \int_0^c (\delta(s) + \omega_3(s))\mathrm{d}s}\mathrm{d}c\right|$$

$$+ \left|\int_0^\infty \omega_3(c)\mathrm{e}^{-(\lambda_1 + \mu)c - \int_0^c (\delta(s) + \omega_3(s))\mathrm{d}s}\mathrm{d}c\right|\left|\int_0^\infty \omega_4(h)\mathrm{e}^{-(\lambda_1 + \mu)h - \int_0^h \omega_4(s)\mathrm{d}s}\mathrm{d}h\right|$$

$$\leqslant \beta S^0 f'(0) \int_0^\infty \omega_2(b) \mathrm{e}^{-(a_1+\mu)b-\int_0^b \omega_2(s)\mathrm{d}s} \mathrm{d}b \int_0^\infty \omega_5(c) \mathrm{e}^{-(a_1+\mu)c-\int_0^c (\delta(s)+\omega_3(s))\mathrm{d}s} \mathrm{d}c$$

$$+ \int_0^\infty \omega_3(c) \mathrm{e}^{-(a_1+\mu)c-\int_0^c (\delta(s)+\omega_3(s))\mathrm{d}s} \mathrm{d}c \int_0^\infty \omega_4(h) \mathrm{e}^{-(a_1+\mu)h-\int_0^h \omega_4(s)\mathrm{d}s} \mathrm{d}h$$

$$= \beta S^0 f'(0) \theta_2(a_1)\tau_3(a_1) + \theta_3(a_1)\theta_4(a_1)$$

$$\leqslant \beta S^0 f'(0)\theta_2\tau_3 + \theta_3\theta_4 = R_0 \leqslant 1$$

和

$$| \lambda_1 + \mu + \xi - \xi\theta_1(\lambda_1) | \geqslant |\lambda_1 + \mu + \xi| - \left| \xi\int_0^\infty \omega_1(a)\mathrm{e}^{-(\lambda_1+\mu)a-\int_0^a \omega_1(s)\mathrm{d}s}\mathrm{d}a \right|$$

$$\geqslant a_1 + \mu + \xi - \xi\int_0^\infty \omega_1(a)\mathrm{e}^{-(a_1+\mu)a-\int_0^a \omega_1(s)\mathrm{d}s}\mathrm{d}a \geqslant \mu + \xi - \xi\theta_1(a_1) > 0.$$

这表明 $F_1(\lambda_1) \neq 0$ 和 $F_2(\lambda_1) \neq 0$,得出矛盾. 因此无病平衡点 P_0 局部渐近稳定.

定理 3.4 如果 $R_0 \leqslant 1$,则无病平衡态 P_0 全局渐近稳定性.

证明 令 $G(u) = u - 1 - \ln u$, $U_s(t) = \theta_2 S^0 G\left(\dfrac{S}{S^0}\right)$, $U_v(t) = \theta_2\int_0^\infty v^0(a)G\left(\dfrac{v(t,a)}{v^0(a)}\right)\mathrm{d}a$,

$U_e(t) = \int_0^\infty \pi_2(b)e(t,b)\mathrm{d}b$, $U_i(t) = \int_0^\infty F(c)i(t,c)\mathrm{d}c$ and $U_r(t) = \int_0^\infty \pi_4(h)r(t,h)\mathrm{d}h$,此处

$$F(c) = \int_c^\infty [\beta S^0 f'(0)\theta_2\omega_5(u) + \omega_3(u)\theta_4]\mathrm{e}^{-\int_c^u (\varepsilon_3(s)+\delta(s))\mathrm{d}s}\mathrm{d}u.$$

定义 Lyapunov 函数如下:

$$L_0(t) = U_s(t) + U_v(t) + U_e(t) + U_i(t) + U_r(t).$$

由等式 $\mu + \xi = \dfrac{1}{S^0}\left(\Lambda + \int_0^\infty \omega_1(a)v^0(a)\mathrm{d}a\right)$,沿着模型(3.1) 的解求 $U_s(t)$ 的导数可得

$$\frac{\mathrm{d}U_s(t)}{\mathrm{d}t} = -\theta_2\Lambda G\left(\frac{S}{S^0}\right) - \theta_2\Lambda G\left(\frac{S^0}{S}\right) + \theta_2\beta f(\overline{I})S^0 - \theta_2\beta f(\overline{I})S$$

$$+ \theta_2\int_0^\infty \omega_1(a)v^0(a)\left[\frac{v(t,a)}{v^0(a)} - \frac{S}{S^0} - \frac{S^0 v(t,a)}{S v^0(a)} + 1\right]\mathrm{d}a. \tag{3.21}$$

由 $\dfrac{\mathrm{d}v^0(a)}{\mathrm{d}a} = -\varepsilon_1(a)v^0(a)$,那么

$$\frac{\partial}{\partial a}G\left(\frac{v(t,a)}{v^0(a)}\right) = \left(\frac{v(t,a)}{v^0(a)} - 1\right)\left(\frac{1}{v(t,a)}\frac{\partial v(t,a)}{\partial a} + \varepsilon_1(a)\right),$$

进一步,得

$$\frac{\mathrm{d}U_v(t)}{\mathrm{d}t} = -\theta_2\int_0^\infty \left(1 - \frac{v^0(a)}{v(t,a)}\right)\left[\frac{\partial v(t,a)}{\partial a} + \varepsilon_1(a)v(t,a)\right]\mathrm{d}a$$

$$= -\theta_2\int_0^\infty v^0(a)\frac{\partial}{\partial a}G\left(\frac{v(t,a)}{v^0(a)}\right)\mathrm{d}a$$

$$= -\theta_2 v^0(a)G\left(\frac{v(t,a)}{v^0(a)}\right)\Big|_0^\infty + \theta_2\xi S^0 G\left(\frac{S}{S^0}\right)$$

$$- \theta_2\int_0^\infty v^0(a)\varepsilon_1(a)G\left(\frac{v(t,a)}{v^0(a)}\right)\mathrm{d}a. \tag{3.22}$$

由于 $\dfrac{\mathrm{d}\pi_2(b)}{\mathrm{d}b}=\pi_2(b)\varepsilon_2(b)-\omega_2(b)$ 和 $\pi_2(0)=\theta_2$，可得

$$
\begin{aligned}
\frac{\mathrm{d}U_e(t)}{\mathrm{d}t}&=-\int_0^\infty \pi_2(b)\frac{\partial e(t,b)}{\partial b}\mathrm{d}b-\int_0^\infty \pi_2(b)\varepsilon_2(b)e(t,b)\mathrm{d}b\\
&=-\pi_2(b)e(t,b)\Big|_0^\infty+\theta_2\beta f(\bar{I})S-\int_0^\infty \omega_2(b)e(t,b)\mathrm{d}b.
\end{aligned}
\tag{3.23}
$$

由于 $\dfrac{\mathrm{d}\pi_4(h)}{\mathrm{d}h}=\pi_4(h)\varepsilon_4(h)-\omega_4(h)$ 和 $\pi_4(0)=\theta_4$，可得

$$
\begin{aligned}
\frac{\mathrm{d}U_r(t)}{\mathrm{d}t}&=-\int_0^\infty \pi_4(h)\frac{\partial r(t,h)}{\partial r}\mathrm{d}h-\int_0^\infty \pi_4(h)\varepsilon_4(h)r(t,h)\mathrm{d}h\\
&=-\pi_4(h)r(t,h)\Big|_0^\infty+\theta_4\int_0^\infty \omega_3(c)i(t,c)\mathrm{d}c-\int_0^\infty \omega_4(h)r(t,h)\mathrm{d}h.
\end{aligned}
\tag{3.24}
$$

进一步，求 $U_i(t)$ 的全导数可得

$$
\begin{aligned}
\frac{\mathrm{d}U_i(t)}{\mathrm{d}t}&=-\int_0^\infty F(c)(\varepsilon_3(c)+\delta(c))i(t,c)\mathrm{d}c-\int_0^\infty F(c)\frac{\partial i(t,c)}{\partial c}\mathrm{d}c\\
&\quad-\int_0^\infty F(c)(\varepsilon_3(c)+\delta(c))i(t,c)\mathrm{d}c-F(c)i(t,c)\Big|_0^\infty+\int_0^\infty F'(c)i(t,c)\mathrm{d}c\\
&=-F(c)i(t,c)\Big|_0^\infty+\int_0^\infty [F'(c)-(\varepsilon_3(c)+\delta(c))F(c)]i(t,c)\mathrm{d}c.
\end{aligned}
$$

通过简单计算，可得

$$
F'(c)=-\beta S^0 f'(0)\theta_2\omega_5(c)-\omega_3(c)\theta_4+(\varepsilon_3(c)+\delta(c))F(c),
$$

$$
F(0)=\int_0^\infty [\beta S^0 f'(0)\theta_2\omega_5(u)+\omega_3(u)\theta_4]\mathrm{e}^{-\int_0^\varepsilon(\varepsilon_3(s)+\delta(s))\mathrm{d}s}\mathrm{d}u=\beta S^0 f'(0)\theta_2\tau_3+\theta_3\theta_4=R_0,
$$

和 $\lim_{c\to\infty}F(c)=0$。

从而，可得

$$
\begin{aligned}
\frac{\mathrm{d}U_i(t)}{\mathrm{d}t}&=-F(c)i(t,c)\Big|_0^\infty+\int_0^\infty [-\beta S^0 f'(0)\theta_2\omega_5(c)-\omega_3(c)\theta_4]i(t,c)\mathrm{d}c\\
&=R_0\Big[\int_0^\infty \omega_2(b)e(t,b)\mathrm{d}b+\int_0^\infty \omega_4(h)r(t,h)\mathrm{d}h\Big]\\
&\quad-\beta S^0 f'(0)\theta_2\int_0^\infty \omega_5(c)i(t,c)\mathrm{d}c-\theta_4\int_0^\infty \omega_3(c)i(t,c)\mathrm{d}c.
\end{aligned}
\tag{3.25}
$$

由 (3.21)~(3.25)，可得

$$
\begin{aligned}
\frac{\mathrm{d}L_0(t)}{\mathrm{d}t}&=-\theta_2\Lambda G\Big(\frac{S}{S^0}\Big)-\theta_2\Lambda G\Big(\frac{S^0}{S}\Big)-\theta_2 v^0(a)G\Big(\frac{v(t,a)}{v^0(a)}\Big)\Big|^\infty+\theta_2\xi S^0 G\Big(\frac{S}{S^0}\Big)\\
&\quad-\pi_2(b)e(t,b)\Big|^\infty-\pi_4(h)r(t,h)\Big|^\infty-\theta_2\mu\int_0^\infty v^0(a)G\Big(\frac{v(t,a)}{v^0(a)}\Big)\mathrm{d}a\\
&\quad+(R_0-1)\Big[\int_0^\infty \omega_2(b)e(t,b)\mathrm{d}b+\int_0^\infty \omega_4(h)r(t,h)\mathrm{d}h\Big]\\
&\quad+\theta_2\beta f(\bar{I})S^0-\theta_2\beta f'(0)\bar{I}S^0+\theta_2\sum\nolimits_1.
\end{aligned}
$$

此处，

$$\sum_1 = \int_0^\infty \omega_1(a) v^0(a) \left[\frac{v(t,a)}{v^0(a)} - \frac{S}{S^0} - \frac{S^0 v(t,a)}{S v^0(a)} + 1 \right] \mathrm{d}a - \int_0^\infty \omega_1(a) v^0(a) G\left(\frac{v(t,a)}{v^0(a)} \right) \mathrm{d}a.$$

由于对任意 $\bar{I} \geqslant 0, f(\bar{I}) \leqslant f'(0)\bar{I}, v^0(a) = \xi S^0 \rho_1(a)$,

$$\sum_1 = \int_0^\infty \omega_1(a) v^0(a) \left[\ln \frac{v(t,a)}{v^0(a)} - \frac{S}{S^0} - \frac{S^0 v(t,a)}{S v^0(a)} + 2 \right] \mathrm{d}a$$

$$= -\int_0^\infty \omega_1(a) v^0(a) G\left(\frac{S^0 v(t,a)}{S v^0(a)} \right) \mathrm{d}a - \theta_1 \xi S^0 G\left(\frac{S}{S^0} \right),$$

并且

$$\theta_2 G\left(\frac{S}{S^0} \right)(\xi S^0 - \Lambda - \theta_1 \xi S^0) = -\mu \theta_2 G\left(\frac{S}{S^0} \right) \leqslant 0.$$

最终可得

$$\frac{\mathrm{d}L_0(t)}{\mathrm{d}t} \leqslant -\theta_2 \Lambda \left(\frac{S^0}{S} \right) - \theta_2 v^0(a) G\left(\frac{v(t,a)}{v^0(a)} \right) \bigg|^\infty - \pi_2(b) e(t,b) \bigg|^\infty - \pi_4(h) r(t,h) \bigg|^\infty$$

$$-\theta_2 \mu \int_0^\infty v^0(a) G\left(\frac{v(t,a)}{v^0(a)} \right) \mathrm{d}a + (R_0 - 1) \left[\int_0^\infty \omega_2(b) e(t,b) \mathrm{d}b \right.$$

$$+ \int_0^\infty \omega_4(h) r(t,h) \mathrm{d}h \right] - \mu \theta_2 G\left(\frac{S}{S^0} \right) - \int_0^\infty \omega_1(a) v^0(a) G\left(\frac{S^0 v(t,a)}{S v^0(a)} \right) \mathrm{d}a.$$

因此，如果 $R_0 \leqslant 1$，那么 $\dfrac{\mathrm{d}L_0(t)}{\mathrm{d}t} \leqslant 0$，由 $\dfrac{\mathrm{d}L_0}{\mathrm{d}t} = 0$ 可以导出 $S = S^0$ 和 $v(t,a) = v^0(a)$. 从模型(3.1)，可以推出 $e(t,b) \equiv 0, i(t,c) \equiv 0$ 和 $r(t,h) \equiv 0$. 由 LaSalle 不变原理[67]，P_0 全局渐近稳定性.

3.4 一致持续性

本小节主要讨论在 $R_0 > 1$ 时建立模型(3.1)的解半流 $\Phi(t)$ 的一致持续性结论.

令 $\hat{\mathbb{X}} = L_+^1 \times L_+^1 \times L_+^1, \hat{\mathbb{Z}} = \left\{ (e(\cdot), i(\cdot), r(\cdot))^T \in \hat{\mathbb{X}}: \int_0^\infty e(b) \mathrm{d}b > 0, \text{或} \int_0^\infty i(c) \mathrm{d}c > 0, \text{或} \int_0^\infty r(h) \mathrm{d}h > 0 \right\}, \partial \hat{\mathbb{Z}} = \hat{\mathbb{X}} \setminus \hat{\mathbb{Z}}, \mathbb{Z} = \mathbb{R}_+ \times L_+^1 \times \hat{\mathbb{Z}}$ 和 $\partial \mathbb{Z} = \mathbb{X} \setminus \mathbb{Z}$.

引理 3.2 如果 $R_0 > 1$，那么存在一个常数 $\varepsilon > 0$ 使得对任意初值 $x_0 \in \mathbb{X}$ 且 $e_0(\cdot) \not\equiv 0, i_0(\cdot) \not\equiv 0$ 及 $r_0(\cdot) \not\equiv 0$，模型(3.1)的解 $\Phi(t,x_0)$ 满足 $\limsup_{t\to\infty} \| \Phi(t,x_0) - P_0 \|_{\mathbb{X}} \geqslant \varepsilon$.

证明 由于 $R_0 > 1$，选择充分小的常数 $\varepsilon_0 > 0$ 使得 $\beta(S^0 - \varepsilon_0)(f'(0) - \varepsilon_0)\theta_2 \tau_3 + \theta_3 \theta_4 > 1$. 进一步，由于 $\lim_{\bar{I}\to 0} \dfrac{f(\bar{I})}{\bar{I}} = f'(0)$，存在常数 $\delta > 0$ 且 $\delta \leqslant \varepsilon_0$ 使得 $\dfrac{f(\bar{I})}{\bar{I}} \geqslant f'(0) - \varepsilon_0$ 对所有 $0 \leqslant \bar{I} \leqslant \delta$ 都成立. 也就是 $f(\bar{I}) \geqslant (f'(0) - \varepsilon_0)\bar{I}$ 对所有 $0 \leqslant \bar{I} \leqslant \delta$ 成立.

假设结论不成立，t 则存在 $x_0 \in \mathbb{X}$ 且 $e_0(\cdot) \not\equiv 0, i_0(\cdot) \not\equiv 0$ 和 $r_0(\cdot) \not\equiv 0$ 使得 $\limsup_{t\to\infty} \| \Phi(t,x_0) - P_0 \|_{\mathbb{X}} < \delta$. 那么，由初边值条件(3.2)和公式(3.4)~(3.6)可得 $e(t,\cdot) > 0, i(t,\cdot) > 0$ 及 $r(t,\cdot) > 0$ 对所有 $t > 0$ 均成立，从而存在充分大 T 使得对任意 $t > T$，即

$$0 < S^0 - \delta < S(t) < S^0 + \delta, 0 \leqslant \bar{I}(t) = \int_0^\infty \omega_5(c)i(t,c)\mathrm{d}c < \delta.$$

由年龄结构偏微分方程的比较原理[68],可得

$$e(t,b) \geqslant \tilde{e}(t,b), i(t,c) \geqslant \tilde{i}(t,c), r(t,h) \geqslant \tilde{r}(t,h), \tag{3.26}$$

对 $t \geqslant T$ 成立,这里 $(\tilde{e}(t,b),\tilde{i}(t,c),\tilde{r}(t,h))$ 是如下线性比较系统的解:

$$\begin{cases} \dfrac{\partial \tilde{e}(t,b)}{\partial t} + \dfrac{\partial \tilde{e}(t,b)}{\partial b} = -\varepsilon_2(b)\tilde{e}(t,b), \\[2mm] \dfrac{\partial \tilde{i}(t,c)}{\partial t} + \dfrac{\partial \tilde{i}(t,c)}{\partial c} = -(\varepsilon_3(c) + \delta(c))\tilde{i}(t,c), \\[2mm] \dfrac{\partial \tilde{r}(t,h)}{\partial t} + \dfrac{\partial \tilde{r}(t,h)}{\partial h} = -\varepsilon_4(h)\tilde{r}(t,h), \\[2mm] \tilde{e}(t,0) = \beta(S^0 - \varepsilon_0)(f'(0) - \varepsilon_0)\int_0^\infty \omega_5(c)\tilde{i}(t,c)\mathrm{d}c, \\[2mm] \tilde{i}(t,0) = \int_0^\infty \omega_2(b)\tilde{e}(t,b)\mathrm{d}b + \int_0^\infty \omega_4(h)\tilde{r}(t,h)\mathrm{d}h, \\[2mm] \tilde{r}(t,0) = \int_0^\infty \omega_3(c)\tilde{i}(t,c)\mathrm{d}c. \end{cases} \tag{3.27}$$

其初始条件为 $\tilde{e}(T,b) = e(T,b), \tilde{i}(T,c) = i(T,c)$ 和 $\tilde{r}(T,h) = r(T,h)$. 假设(3.27)具有如下形式的解:

$$\tilde{e}(t,b) = \tilde{e}_1(b)\mathrm{e}^{\lambda(t-T)}, \tilde{i}(t,c) = \tilde{i}_1(c)\mathrm{e}^{\lambda(t-T)}, \tilde{r}(t,h) = \tilde{r}_1(h)\mathrm{e}^{\lambda(t-T)},$$

此处 $\tilde{e}_1(b), \tilde{i}_1(c)$ 和 $\tilde{r}_1(h)$ 为特征函数且不全为零,λ 是特征值,将它们代入(3.27),得到如下特征值问题:

$$\begin{cases} \dfrac{\mathrm{d}\tilde{e}_1(b)}{\mathrm{d}b} = -(\lambda + \varepsilon_2(b))\tilde{e}_1(b), \\[2mm] \dfrac{\mathrm{d}\tilde{i}_1(c)}{\mathrm{d}c} = -(\lambda + \varepsilon_3(c) + \delta(c))\tilde{i}_1(c), \\[2mm] \dfrac{\mathrm{d}\tilde{r}_1(h)}{\mathrm{d}h} = -(\lambda + \varepsilon_4(h))\tilde{r}_1(h), \\[2mm] \tilde{e}_1(0) = \beta(S^0 - \varepsilon_0)(f'(0) - \varepsilon_0)\int_0^\infty \omega_5(c)\tilde{i}_1(c)\mathrm{d}c, \\[2mm] \tilde{i}_1(0) = \int_0^\infty \omega_2(b)\tilde{e}_1(b)\mathrm{d}b + \int_0^\infty \omega_4(h)\tilde{r}_1(h)\mathrm{d}h, \\[2mm] \tilde{r}_1(0) = \int_0^\infty \omega_3(c)\tilde{i}_1(c)\mathrm{d}c. \end{cases} \tag{3.28}$$

由(3.28)的第一个方程、第二个方程和第三个方程,可知

$$\tilde{e}_1(b) = \tilde{e}_1(0)\mathrm{e}^{-\int_0^b(\lambda + \varepsilon_2(s))\mathrm{d}s}, \tilde{i}_1(c) = \tilde{i}_1(0)\mathrm{e}^{-\int_0^c(\lambda + \varepsilon_3(s) + \delta(s))\mathrm{d}s},$$

$$\tilde{r}_1(h) = \tilde{r}_1(0)\mathrm{e}^{-\int_0^h(\lambda + \varepsilon_4(s))\mathrm{d}s}. \tag{3.29}$$

因此,由(3.29)和(3.28)的最后三个方程,可知

$$\tilde{i}_1(0) = \int_0^\infty \omega_2(b)\tilde{e}_1(0) e^{-\int_0^b (\lambda+\varepsilon_2(s))ds} db + \int_0^\infty \omega_4(h)\tilde{r}_1(0) e^{-\int_0^c (\lambda+\varepsilon_4(s))ds} dh$$

$$= \theta_2(\lambda)\tilde{e}_1(0) + \theta_4(\lambda)\tilde{r}_1(0)$$

$$= \theta_2(\lambda)\beta(S^0-\varepsilon_0)(f'(0)-\varepsilon_0)\int_0^\infty \omega_5(c)\tilde{i}_1(c)dc + \theta_4(\lambda)\int_0^\infty \omega_3(c)\tilde{i}_1(c)dc$$

$$= \beta(S^0-\varepsilon_0)(f'(0)-\varepsilon_0)\theta_2(\lambda)\tau_3(\lambda)\tilde{i}_1(0) + \theta_3(\lambda)\theta_4(\lambda)\tilde{i}_1(0).$$

可以得到 $\tilde{i}_1(0) \neq 0$.这样,得到(3.27)的特征方程如下:

$$F_3(\lambda) \overset{\triangle}{=} \beta(S^0-\varepsilon_0)(f'(0)-\varepsilon_0)\theta_2(\lambda)\tau_3(\lambda) + \theta_3(\lambda)\theta_4(\lambda) = 1. \qquad (3.30)$$

进一步 $F_3(0) = \beta(S^0-\varepsilon_0)(f'(0)-\varepsilon_0)\theta_2\tau_3 + \theta_3\theta_4 > 1$ 和 $\lim_{\lambda\to+\infty}F_3(\lambda) = 0$.那么(3.30)至少有一个正根 λ_0.这意味着(3.27)有如下形式的解:

$$\tilde{e}(t,b) = \tilde{e}_1(b)e^{\lambda_0(t-T)}, \tilde{i}(t,c) = \tilde{i}_1(c)e^{\lambda_0(t-T)}, \tilde{r}(t,h) = \tilde{r}_1(h)e^{\lambda_0(t-T)}.$$

对这些解,由(3.29),只要 $(\tilde{e}_1(0),\tilde{i}_1(0),\tilde{r}_1(0)) \neq 0$,那么 $\int_0^\infty \tilde{e}(t,b)db + \int_0^\infty \tilde{i}(t,c)dc + \int_0^\infty \tilde{r}(t,h)dh$ 在 $t \in [T,\infty)$ 上无界.从(3.26),进一步可知 $\int_0^\infty e(t,b)db + \int_0^\infty i(t,c)dc + \int_0^\infty r(t,h)dh$ 在 $t \in [T,\infty)$ 也无界.这与 $\Phi(t,x_0)$ 有界相矛盾.

定理 3.5　如果 $R_0 > 1$,那么存在一个常数 ε_1 使得对任意初值 $x_0 \in \mathbb{X}$ 且 $e_0(\cdot) \not\equiv 0$,$i_0(\cdot) \not\equiv 0$ 和 $r_0(\cdot) \not\equiv 0$,模型(3.1)的解 $\Phi(t,x_0)$ 满足

$$\liminf_{t\to\infty} S(t) \geq \varepsilon_1, \liminf_{t\to\infty}\|v(t,\cdot)\|_{L^1} \geq \varepsilon_1, \liminf_{t\to\infty}\|e(t,\cdot)\|_{L^1} \geq \varepsilon_1,$$

$$\liminf_{t\to\infty}\|i(t,\cdot)\|_{L^1} \geq \varepsilon_1, \liminf_{t\to\infty}\|r(t,\cdot)\|_{L^1} \geq \varepsilon_1.$$

证明　从定理3.1,存在 $M > 0$ 使得对模型(3.1)的任意解 $(S(t),v(t,\cdot),e(t,\cdot),i(t,\cdot),r(t,\cdot))$,存在 $t_0 > 0$ 使得 $\int_0^\infty i(t_0,c)dc \leq M$ 对所有 $t \geq t_0$ 均成立.那么,从模型(3.1)的第一个方程得

$$\frac{dS}{dt} \geq \Lambda - (\mu+\xi)S - \beta S f'(0)\overline{\omega_5}M, t \geq t_0.$$

考虑如下比较方程:

$$\frac{d\nu}{dt} = \Lambda - (\mu+\xi)\nu - \beta\nu f'(0)\overline{\omega_5}M, t \geq t_0.$$

它存在全局渐近稳定的正解 $\nu^* = \dfrac{\Lambda}{\mu+\xi+\beta f'(0)\overline{\omega_5}M}$.由比较原理可知 $\liminf_{t\to\infty}S(t) \geq \nu^*$.这表明模型(3.1)中变量 $S(t)$ 一致持续性.

对任意初值 $(S_0,v_0(\cdot),e_0(\cdot),i_0(\cdot),i_0(\cdot)) \in \mathbb{Z}$ 且 $e_0(\cdot) \not\equiv 0$,$i_0(\cdot) \not\equiv 0$ 和 $r_0(\cdot) \not\equiv 0$.由式子(3.4)~(3.6),可得 $\int_0^\infty e(t,b)db > 0$,$\int_0^\infty i(t,c)dc > 0$ 及 $\int_0^\infty r(t,h)dh > 0$ 对 $t > 0$

均成立.因此,集合$\mathbb{Z}$是模型(3.1)的解半流$\Phi(t)$的正向不变集.定义集合

$$M_\partial = \left\{ x_0 = (S_0, v_0(\cdot), e_0(\cdot), i_0(\cdot), r_0(\cdot)) \in \mathbb{X}: \Phi(t, x_0) \in \partial \mathbb{Z} \text{ for all } t \geqslant 0 \right\}.$$

设$\omega(x_0)$是$\Phi(t, x_0)$的ω极限集且集合$M_1 = \{P_0\}$.由于$\Phi(t, P_0) = P_0$对所有$t \geqslant 0$成立,可以得到$M_1 \subset \bigcup_{x_0 \in M_\partial} \omega(x_0)$.

下面证明$\bigcup_{x_0 \in M_\partial} \omega(x_0) \subset M_1$.对任意$x_0 \in M_\partial$,由于$\Phi(t, x_0) \in \partial \mathbb{Z}$对所有的$t \geqslant 0$均成立,有$\int_0^\infty e(t, b) \mathrm{d}b \equiv 0$或$\int_0^\infty i(t, c) \mathrm{d}c \equiv 0$或$\int_0^\infty r(t, h) \mathrm{d}h \equiv 0$对所有$t \geqslant 0$成立.如果$\int_0^\infty e(t, b) \mathrm{d}b \equiv 0$对所有$t \geqslant 0$均成立,那么$e(t, b) \equiv 0$对所有$b \geqslant 0$和$t \geqslant 0$均成立.考虑到$e(t, 0) = \beta S(t) f(\overline{I}(t))$和$S(t)$的一致持续性,推出$f(\overline{I}(t)) \equiv 0$对所有$t \geqslant 0$均成立,这意味着$\overline{I}(t) = \int_0^\infty \omega_5(c) i(t, c) \mathrm{d}c \equiv 0$对所有$t \geqslant 0$均成立.因此,进一步有$i(t, c) \equiv 0$对所有$c \geqslant 0$和$t \geqslant 0$成立.由假设$(A_1)$和$i(t, 0) = \int_0^\infty \omega_2(b) e(t, b) \mathrm{d}b + \int_0^\infty \omega_4(h) r(t, h) \mathrm{d}h$,进一步可得$r(t, h) \equiv 0$对所有$t \geqslant 0$和$h \geqslant 0$成立.模型(3.1)退化成如下子系统:

$$\begin{cases} \dfrac{\mathrm{d}S(t)}{\mathrm{d}t} = \Lambda - (\mu + \xi) S(t) + \int_0^\infty \omega_1(a) v(t, a) \mathrm{d}a, \\ \dfrac{\partial v(t, a)}{\partial t} + \dfrac{\partial v(t, a)}{\partial a} = -(\omega_1(a) + \mu) v(t, a). \end{cases} \tag{3.31}$$

由(3.31)可得$\lim_{t \to \infty} S(t) = S^0$和$\lim_{t \to \infty} v(t, a) = v^0(a)$.这表明$\omega(x_0) = \{P_0\}$.类似地,可得$\int_0^\infty i(t, c) \mathrm{d}c \equiv 0$和$\int_0^\infty r(t, h) \mathrm{d}h \equiv 0$,可以得到$e(t, b) \equiv 0$,$i(t, c) \equiv 0$和$r(t, h) \equiv 0$对所有$t \geqslant 0$,$b \geqslant 0$,$c \geqslant 0$和$h \geqslant 0$分别成立,(3.1)退化成(3.31).因此,$\lim_{t \to \infty} S(t) = S^0$和$\lim_{t \to \infty} v(t, a) = v^0(a)$.这表明$\omega(x_0) = P_0$,那么$\bigcup_{x_0 \in M_\partial} \omega(x_0) \subset M_1$.最终可得$\bigcup_{x_0 \in M_\partial} \omega(x_0) = M_1$.

由$\bigcup_{x_0 \in M_\partial} \omega(x_0) = M_1$,知道模型(3.1)在边界$\partial \mathbb{Z}$上的解当$t \to \infty$收敛到$P_0$.由引理3.2,点$P_0$在$\mathbb{X}$上面孤立,并且$W^s(P_0) \bigcap \mathbb{Z} = \phi$,这里$W^s(P_0)$是$P_0$的稳定集.

基于上述讨论,可以证明M_1的子集都没有在$\partial \mathbb{Z}$中形成环.由推论3.1及文献[69,70]中关于动力系统的持久性理论,可以推出模型(3.1)的解半流$\Phi(t, x_0)$一致持续性.

3.5 地方病平衡态的稳定性

本小节主要讨论模型(3.1)的地方病平衡点P^*的稳定性.

定理3.6 如果$R_0 > 1$,则地方病平衡态P^*局部渐近稳定.

证明 将模型(3.1)和条件(3.2)在地方病P^*处线性化得方程:

$$\begin{cases} \dfrac{\mathrm{d}x_1(t)}{\mathrm{d}t} = -(\mu + \xi + \beta f(\overline{I}^*))x_1(t) - \beta S^* f'(\overline{I}^*)\int_0^\infty \omega_5(c)x_4(t,c)\mathrm{d}c \\ \qquad\qquad + \int_0^\infty \omega_1(a)x_2(t,a)\mathrm{d}a, \\ \left(\dfrac{\partial}{\partial t} + \dfrac{\partial}{\partial a}\right)x_2(t,a) = -\varepsilon_1(a)x_2(t,a), \\ \left(\dfrac{\partial}{\partial t} + \dfrac{\partial}{\partial b}\right)x_3(t,b) = -\varepsilon_2(b)x_3(t,b), \\ \left(\dfrac{\partial}{\partial t} + \dfrac{\partial}{\partial c}\right)x_4(t,c) = -(\varepsilon_3(c) + \delta(c))x_4(t,c), \\ \left(\dfrac{\partial}{\partial t} + \dfrac{\partial}{\partial h}\right)x_5(t,h) = -\varepsilon_4(h)x_5(t,h), \end{cases} \tag{3.32}$$

和相应边界条件

$$x_2(t,0) = \xi x_1(t), x_3(t,0) = \beta f(\overline{I}^*)x_1(t) + \beta S^* f'(\overline{I}^*)\int_0^\infty \omega_5(c)x_4(t,c)\mathrm{d}c,$$

$$x_4(t,0) = \int_0^\infty \omega_2(b)x_3(t,b)\mathrm{d}b + \int_0^\infty \omega_4(h)x_5(t,h)\mathrm{d}h, x_5(t,0) = \int_0^\infty \omega_3(b)x_4(t,c)\mathrm{d}c.$$

令 $x_1(t) = x_1^0 \mathrm{e}^{\lambda t}, x_2(t,a) = x_2^0(a)\mathrm{e}^{\lambda t}, x_3(t,b) = x_3^0(b)\mathrm{e}^{\lambda t}, x_4(t,c) = x_4^0(c)\mathrm{e}^{\lambda t}$ 和 $x_5(t,h) = x_5^0(h)\mathrm{e}^{\lambda t}$ 是模型(3.32)的解,此处 $x_1^0, x_2^0(a), x_3^0(b), x_4^0(c)$ 和 $x_5^0(h)$ 特征函数并且不全为零,λ 是一个复值. 得到以下特征问题:

$$\lambda x_1^0 = -(\mu + \xi + \beta f(\overline{I}^*))x_1^0 - \beta S^* f'(\overline{I}^*)\int_0^\infty \omega_5(c)x_4^0(c)\mathrm{d}c + \int_0^\infty \omega_1(a)x_2^0(a)\mathrm{d}a.$$
$$\tag{3.33}$$

$$\lambda x_2^0(a) + \dfrac{\mathrm{d}x_2^0(a)}{\mathrm{d}a} = -\varepsilon_1(a)x_2^0(a), x_2^0(0) = \xi x_1^0. \tag{3.34}$$

$$\lambda x_3^0(b) + \dfrac{\mathrm{d}x_3^0(b)}{\mathrm{d}b} = -\varepsilon_2(b)x_3^0(b), x_3^0(0) = \beta f(\overline{I}^*)x_1^0 + \beta S^* f'(\overline{I}^*)\int_0^\infty \omega_5(c)x_4^0(c)\mathrm{d}c.$$
$$\tag{3.35}$$

$$\begin{cases} \lambda x_4^0(c) + \dfrac{\mathrm{d}x_4^0(c)}{\mathrm{d}b} = -(\varepsilon_3(c) + \delta(c))x_4^0(c), \\ x_4^0(0) = \int_0^\infty \omega_2(b)x_3^0(b)\mathrm{d}b + \int_0^\infty \omega_4(h)x_5^0(h)\mathrm{d}h. \end{cases} \tag{3.36}$$

$$\lambda x_5^0(h) + \dfrac{\mathrm{d}x_5^0(h)}{\mathrm{d}h} = -\varepsilon_4(h)x_5^0(h), x_5^0(0) = \int_0^\infty \omega_3(c)x_4^0(c)\mathrm{d}c. \tag{3.37}$$

由方程(3.34) $\sim$ (3.37),可得

$$x_2^0(a) = x_2^0(0)\mathrm{e}^{-\int_0^a (\lambda + \varepsilon_1(s))\mathrm{d}s}, x_3^0(b) = x_3^0(0)\mathrm{e}^{-\int_0^b (\lambda + \varepsilon_2(s))\mathrm{d}s}, \tag{3.38}$$

$$x_4^0(c) = x_4^0(0)\mathrm{e}^{-\int_0^c (\lambda + \varepsilon_3(s) + \delta(s))\mathrm{d}s}, x_5^0(h) = x_5^0(0)\mathrm{e}^{-\int_0^h (\lambda + \varepsilon_4(s))\mathrm{d}s}. \tag{3.39}$$

由方程(3.33),推出

$$x_1^0 = \frac{-\beta S^* f'(\overline{I}^*)\int_0^\infty \omega_5(c)x_4^0(c)\mathrm{d}c}{\lambda + \mu + \xi + \beta f(\overline{I}^*) - \xi\theta_1(\lambda)}. \tag{3.40}$$

进一步由(3.35)～(3.40),可以推出 $x_4^0(0) \neq 0$ 和

$$x_4^0(0) = \int_0^\infty \omega_2(b)x_3^0(b)\mathrm{d}b + \int_0^\infty \omega_4(h)x_5^0(h)\mathrm{d}h$$

$$= \int_0^\infty \omega_2(b)x_3^0(0)\mathrm{e}^{-\int_0^b(\lambda+\varepsilon_2(s))\mathrm{d}s}\mathrm{d}b + \int_0^\infty \omega_4(h)x_5^0(0)\mathrm{e}^{-\int_0^h(\lambda+\varepsilon_4(s))\mathrm{d}s}\mathrm{d}h$$

$$= \theta_2(\lambda)\left[\beta f(\overline{I}^*)x_1^0 + \beta S^* f'(\overline{I}^*)\int_0^\infty \omega_5(c)x_4^0(c)\mathrm{d}c\right] + \theta_4(\lambda)\int_0^\infty \omega_3(c)x_4^0(c)\mathrm{d}c$$

$$= \theta_2(\lambda)\left[\frac{-\beta f(\overline{I}^*)\beta S^* f'(\overline{I}^*)\int_0^\infty \omega_5(c)x_4^0(c)\mathrm{d}c}{\lambda + \mu + \xi + \beta f(\overline{I}^*) - \xi\theta_1(\lambda)} + \beta S^* f'(\overline{I}^*)\int_0^\infty \omega_5(c)x_4^0(c)\mathrm{d}c\right]$$

$$+ \theta_4(\lambda)\int_0^\infty \omega_3(c)x_4^0(0)\mathrm{e}^{-\int_0^c(\lambda+\varepsilon_3(s)+\delta(s))\mathrm{d}s}\mathrm{d}c$$

$$= \frac{\beta S^* f'(\overline{I}^*)(\lambda + \mu + \xi - \xi\theta_1(\lambda))}{\lambda + \mu + \xi + \beta f(\overline{I}^*) - \xi\theta_1(\lambda)}\theta_2(\lambda)\tau_3(\lambda)x_4^0(0) + \theta_3(\lambda)\theta_4(\lambda)x_4^0(0).$$

因此,模型(3.1)在平衡态 P^* 处的特征方程为

$$F_4(\lambda) \overset{\triangle}{=\!=} \frac{\lambda + \mu + \xi - \xi\theta_1(\lambda)}{\lambda + \mu + \xi + \beta f(\overline{I}^*) - \xi\theta_1(\lambda)}\beta S^* f'(\overline{I}^*)\theta_2(\lambda)\tau_3(\lambda) + \theta_3(\lambda)\theta_4(\lambda) = 1. \tag{3.41}$$

在此,申明方程(3.41)的所有特征根均具有负实部.如果不成立,令 $\lambda_2 = a_2 + ib_2$ 是方程 (3.41)的复根且 $a_2 \geqslant 0$,由假设(A$_2$)可得

$$|F_4(\lambda_2)| \leqslant \frac{\beta S^* f'(\overline{I}^*)|a_2 + ib_2 + \mu + \xi - \xi\theta_1(\lambda_2)|}{|a_2 + ib_2 + \mu + \xi + \beta f(\overline{I}^*) - \xi\theta_1(\lambda_2)|}$$

$$\times \left|\int_0^\infty \omega_5(c)\mathrm{e}^{-\int_0^c(\varepsilon_3(s)+a_2+\delta(s))\mathrm{d}s}\cos(b_2c)\mathrm{d}c\int_0^\infty \omega_2(b)\mathrm{e}^{-\int_0^b(\varepsilon_2(s)+a_2)\mathrm{d}s}\cos(b_2b)\mathrm{d}b\right|$$

$$+ \left|\int_0^\infty \omega_3(c)\mathrm{e}^{-\int_0^c(\varepsilon_3(s)+a_2+\delta(s))\mathrm{d}s}\cos(b_2c)\mathrm{d}c\int_0^\infty \omega_4(h)\mathrm{e}^{-\int_0^h(\varepsilon_4(s)+a_2)\mathrm{d}s}\cos(b_2h)\mathrm{d}h\right|$$

$$< \beta S^* f'(\overline{I}^*)\int_0^\infty \omega_5(c)\mathrm{e}^{-\int_0^c(\varepsilon_3(s)+\delta(s))\mathrm{d}s}\mathrm{d}c\int_0^\infty \omega_2(b)\mathrm{e}^{-\int_0^b\varepsilon_2(s)\mathrm{d}s}\mathrm{d}b$$

$$+ \int_0^\infty \omega_3(c)\mathrm{e}^{-\int_0^c(\varepsilon_3(s)+\delta(s))\mathrm{d}s}\mathrm{d}c\int_0^\infty \omega_4(h)\mathrm{e}^{-\int_0^h\varepsilon_4(s)\mathrm{d}s}\mathrm{d}h$$

$$= \beta S^* f'(\overline{I}^*)\theta_2\tau_3 + \theta_3\theta_4 \leqslant \beta S^* \frac{f(\overline{I}^*)}{\overline{I}^*}\theta_2\tau_3 + \theta_3\theta_4 = 1.$$

导出矛盾.因此如果 $R_0 > 1$,则方程(3.41)的所有特征根均具有负实部,因此 P^* 局部渐近稳定.

为了保证在证明地方病平衡态 P^* 的全局稳定性过程中定义的 Lyapunov 泛函的合理性,给出如下假设:

$$\int_0^\infty e^{-\int_0^a \varepsilon_1(s)ds} \ln v_0(a)da < +\infty, \quad \int_0^\infty e^{-\int_0^b \varepsilon_2(s)ds} \ln e_0(b)db < +\infty,$$

$$\int_0^\infty e^{-\int_0^c (\varepsilon_3(s)+\delta(s))ds} \ln i_0(c)dc < +\infty, \quad \int_0^\infty e^{-\int_0^h \varepsilon_4(s)ds} \ln r_0(h)dh < +\infty.$$

引理 3.3　如果上述成立,那么

$$\int_0^\infty v^*(a)\ln \frac{v(t,a)}{v^*(a)}da < +\infty, \quad \int_0^\infty e^*(b)\ln \frac{e(t,b)}{e^*(b)}db < +\infty,$$

$$\int_0^\infty i^*(c)\ln \frac{i(t,c)}{i^*(c)}dc < +\infty, \quad \int_0^\infty r^*(h)\ln \frac{r(t,h)}{r^*(h)}dh < +\infty.$$

证明　令 $(S(t),v(t,a),e(t,b),i(t,c),r(t,h))$ 表示模型(3.1)的任意正解. 从(3.3)可得

$$\int_0^\infty v^*(a)\ln \frac{v(t,a)}{v^*(a)}da$$

$$= \int_0^t v^*(a)\ln \frac{\xi S(t-a)\rho_1(a)}{v^*(a)}da + \int_t^\infty v^*(a)\ln \frac{v_0(a-t)\frac{\rho_1(a)}{\rho_1(a-t)}}{v^*(a)}da \qquad (3.42)$$

$$= v^*(0)\int_0^t e^{-\int_0^a \varepsilon_1(s)ds}\left[\ln \xi S(t-a) - \ln v^*(0)\right]da$$

$$+ v^*(0)\int_t^\infty e^{-\int_0^a \varepsilon_1(s)ds}\left[\ln v_0(a-t) + \int_0^{a-t}\varepsilon_1(s)ds - \ln v^*(0)\right]da.$$

令 $a-t=u$,由假设可得

$$\int_t^\infty e^{-\int_0^a \varepsilon_1(s)ds}\ln v_0(a-t)da = \int_0^\infty e^{-\int_0^{t+u}\varepsilon_1(s)ds}\ln v_0(u)du < +\infty.$$

从而,由(3.42)可得 $\int_0^\infty v^*(a)\ln \frac{v(t,a)}{v^*(a)}da < +\infty.$ 类似地,得到 $\int_0^\infty e^*(b)\ln \frac{e(t,b)}{e^*(b)}db < +\infty,$

$\int_0^\infty i^*(c)\ln \frac{i(t,c)}{i^*(c)}dc < +\infty$ and $\int_0^\infty r^*(h)\ln \frac{r(t,h)}{r^*(h)}dh < +\infty.$

定理 3.7　上述假设成立. 如果 $R_0 > 1$ 成立,那么地方病平衡态 P^* 全局渐近稳定性.

证明　定义 Lyapunov 函数如下:

$$L^*(t) = U_s(t) + U_v(t) + U_e(t) + U_i(t) + U_r(t).$$

其中,

$$U_s(t) = \theta_2 S^* G\left(\frac{S}{S^*}\right), U_v(t) = \theta_2 \int_0^\infty v^*(a)G\left(\frac{v(t,a)}{v^*(a)}\right)da,$$

$$U_e(t) = \int_0^\infty \pi_2(b)e^*(b)G\left(\frac{e(t,b)}{e^*(b)}\right)db, U_i(t) = \int_0^\infty F_1(c)i^*(c)G\left(\frac{i(t,c)}{i^*(c)}\right)dc,$$

和

$$U_r(t) = \int_0^\infty \pi_4(h)r^*(h)G\left(\frac{r(t,h)}{r^*(h)}\right)dh.$$

由假设和引理 3.3,在 $L^*(t)$ 涉及的积分均有限. 因此,相对于模型(3.1)的任意正解 $(S(t),v(t,a),e(t,b),i(t,c),r(t,h))$,泛函 $L^*(t)$ 定义有意义.

由等式 $\mu + \xi = \dfrac{1}{S^*}\left(\Lambda - \beta S^* f(\bar{I}^*) + \displaystyle\int_0^\infty \omega_1(a)v^*(a)\,da\right)$，$U_s(t)$ 沿着模型（3.1）的解

的导数为

$$\begin{aligned}
\frac{dU_s}{dt} = {}& -\theta_2\Lambda\left[G\left(\frac{S^*}{S}\right) + G\left(\frac{S}{S^*}\right)\right] + \theta_2\beta Sf(\bar{I}^*) - \theta_2\beta S^* f(\bar{I}^*) - \theta_2\beta Sf(\bar{I}) \\
& + \theta_2\beta S^* f(\bar{I}) + \theta_2\int_0^\infty \omega_1(a)v^*(a)\left[\frac{v(t,a)}{v^*(a)} - \frac{S}{S^*} - \frac{S^*v(t,a)}{Sv^*(a)} + 1\right]da.
\end{aligned} \tag{3.43}$$

沿着模型（3.1）的解求 $U_v(t)$ 的导数，则

$$\frac{dU_v}{dt} = -\theta_2\int_0^\infty v^*(a)\left(\frac{v(t,a)}{v^*(a)} - 1\right)\left(\frac{v_a(t,a)}{v(t,a)} + \varepsilon_1(a)\right)da.$$

此处 $v_a(t,a) = \dfrac{\partial}{\partial a}v(t,a)$. 注意到 $\dfrac{\partial}{\partial a}G\left(\dfrac{v(t,a)}{v^*(a)}\right) = \left(\dfrac{v(t,a)}{v^*(a)} - 1\right)\left(\dfrac{v_a(t,a)}{v(t,a)} + \varepsilon_1(a)\right)$ 和

$\dfrac{dv^*(a)}{da} = -\varepsilon_1(a)v^*(a)$，利用分部积分和等式 $G\left(\dfrac{v(t,0)}{v^*(0)}\right) = G\left(\dfrac{S}{S^*}\right)$，可得

$$\begin{aligned}
\frac{dU_v}{dt} = {}& -\theta_2\int_0^\infty v^*(a)\frac{\partial}{\partial a}G\left(\frac{v(t,a)}{v^*(a)}\right)da \\
= {}& -\theta_2 v^*(a)G\left(\frac{v(t,a)}{v^*(a)}\right)\Big|_0^\infty + \theta_2\xi S^* G\left(\frac{S}{S^*}\right) - \theta_2\int_0^\infty \varepsilon_1(a)v^*(a)G\left(\frac{v(t,a)}{v^*(a)}\right)da.
\end{aligned} \tag{3.44}$$

注意到 $\dfrac{de^*(b)}{db} = -\varepsilon_2(b)e^*(b)$ 和 $\dfrac{d\pi_2(b)}{db} = \pi_2(b)\varepsilon_2(b) - \omega_2(b)$，计算 $U_e(t)$ 的导数，可

得

$$\begin{aligned}
\frac{dU_e}{dt} = {}& -\pi_2(b)e^*(b)G\left(\frac{e(t,b)}{e^*(b)}\right)\Big|_0^\infty + \theta_2\beta S^* f(\bar{I}^*)G\left(\frac{Sf(\bar{I})}{S^* f(\bar{I}^*)}\right) \\
& - \int_0^\infty \omega_2(b)e^*(b)G\left(\frac{e(t,b)}{e^*(b)}\right)db.
\end{aligned} \tag{3.45}$$

注意到 $\dfrac{dr^*(h)}{dh} = -\varepsilon_4(h)r^*(h)$ 和 $\dfrac{d\pi_4(h)}{dh} = \pi_4(h)\varepsilon_4(h) - \omega_4(h)$，计算的 $U_r(t)$ 导数，可得

$$\begin{aligned}
\frac{dU_r}{dt} = {}& -\pi_4(h)r^*(h)G\left(\frac{r(t,h)}{r^*(h)}\right)\Big|_0^\infty + \theta_4\int_0^\infty \omega_3(c)i^*(c)dcG\left(\frac{r(t,0)}{r^*(0)}\right) \\
& - \int_0^\infty \omega_4(h)r^*(h)G\left(\frac{r(t,h)}{r^*(h)}\right)dh.
\end{aligned} \tag{3.46}$$

由于 $\dfrac{\partial}{\partial c}G\left(\dfrac{i(t,c)}{i^*(c)}\right) = \left(\dfrac{i(t,c)}{i^*(c)} - 1\right)\left(\dfrac{i_c(t,c)}{i(t,c)} + (\varepsilon_3(c) + \delta(c))\right)$，此处 $i_c(t,c) = \dfrac{\partial}{\partial c}i(t,$

$c)$，计算 $U_i(t)$ 的导数，可得

$$\begin{aligned}
\frac{dU_i(t)}{dt} = {}& -\int_0^\infty F_1(c)\left(1 - \frac{i^*(c)}{i(t,c)}\right)\left[(\varepsilon_3(c) + \delta(c))i(t,c) + \frac{\partial i(t,c)}{\partial c}\right]dc \\
= {}& -\int_0^\infty F_1(c)i^*(c)\frac{\partial}{\partial c}G\left(\frac{i(t,c)}{i^*(c)}\right)dc
\end{aligned}$$

$$= -F_1(c)i^*(c)G\left(\frac{i(t,c)}{i^*(c)}\right)\bigg|_0^\infty$$

$$+ \int_0^\infty G\left(\frac{i(t,c)}{i^*(c)}\right)\left[F'_1(c) - (\varepsilon_3(c) + \delta(c))F_1(c)\right]i^*(c)\mathrm{d}c.$$

选取

$$F_1(c) = \int_c^\infty \left[\beta S^*\frac{f(\overline{I}^*)}{\overline{I}^*}\theta_2\omega_5(u) + \omega_3(u)\theta_4\right]\mathrm{e}^{-\int_c^u(\varepsilon_3(s)+\delta(s))\mathrm{d}s}\mathrm{d}u,$$

直接计算可以得出 $\lim_{c\to\infty}F_1(c) = 0$,

$$F'_1(c) = -\beta S^*\frac{f(\overline{I}^*)}{\overline{I}^*}\theta_2\omega_5(c) - \omega_3(c)\theta_4 + (\varepsilon_3(c)+\delta(c))F_1(c),$$

和

$$F_1(0) = \int_0^\infty\left[\beta S^*\frac{f(\overline{I}^*)}{\overline{I}^*}\theta_2\omega_5(u) + \omega_3(u)\theta_4\right]\mathrm{e}^{-\int_0^u(\varepsilon_3(s)+\delta(s))\mathrm{d}s}\mathrm{d}u = \beta S^*\frac{f(\overline{I}^*)}{\overline{I}^*}\theta_2\tau_3 + \theta_3\theta_4 = 1.$$

因此,可以推出

$$\frac{\mathrm{d}U_i(t)}{\mathrm{d}t} = i^*(0)G\left(\frac{i(t,0)}{i^*(0)}\right) - \int_0^\infty\left[\beta S^*\frac{f(\overline{I}^*)}{\overline{I}^*}\theta_2\omega_5(c) + \omega_3(c)\theta_4\right]i^*(c)G\left(\frac{i(t,c)}{i^*(c)}\right)\mathrm{d}c$$

$$= \int_0^\infty\omega_2(b)e(t,b)\mathrm{d}b + \int_0^\infty\omega_4(h)r(t,h)\mathrm{d}h - \int_0^\infty\omega_2(b)e^*(b)\mathrm{d}b$$

$$- \int_0^\infty\omega_4(h)r^*(h)\mathrm{d}h - \left[\iint_0^\infty\omega_2(b)e^*(b)\mathrm{d}b\right.$$

$$+ \int_0^\infty\omega_4(h)r^*(h)\mathrm{d}h\bigg]\ln\frac{i(t,0)}{i^*(0)} + \theta_2\beta S^*f(\overline{I}^*)$$

$$- \theta_2\beta S^*\frac{f(\overline{I}^*)}{\overline{I}^*}\overline{I} - \theta_4\int_0^\infty\omega_3(c)i(t,c)\mathrm{d}c + \theta_4\int_0^\infty\omega_3(c)i^*(c)\mathrm{d}c$$

$$+ \int_0^\infty\left[\beta S^*\frac{f(\overline{I}^*)}{\overline{I}^*}\theta_2\omega_5(c) + \omega_3(c)\theta_4\right]i^*(c)\ln\frac{i(t,c)}{i^*(c)}\mathrm{d}c. \tag{3.47}$$

由 $(3.43)\sim(3.47)$,最终推出

$$\frac{\mathrm{d}L^*(t)}{\mathrm{d}t} = -\theta_2\Lambda G\left(\frac{S^*}{S}\right) - \theta_2 v^*(a)G\left(\frac{v(t,a)}{v^0(a)}\right)\bigg|^\infty - \pi_2(b)e^*(b)G\left(\frac{e(t,b)}{e^*(b)}\right)\bigg|^\infty$$

$$- \pi_4(h)r^*(h)G\left(\frac{r(t,h)}{r^*(h)}\right)\bigg|^\infty + \sum_{l=1}^5 B_l.$$

此处,

$$B_1 = \theta_2\int_0^\infty\omega_1(a)v^*(a)\left[\frac{v(t,a)}{v^*(a)} - \frac{S}{S^*} - \frac{S^*v(t,a)}{Sv^*(a)} + 1\right]\mathrm{d}a$$

$$- \theta_2\int_0^\infty v^*(a)\varepsilon_1(a)G\left(\frac{v(t,a)}{v^*(a)}\right)\mathrm{d}a,$$

$$B_2 = \int_0^\infty\omega_2(b)e^*(b)\ln\frac{e(t,b)}{e^*(b)}\mathrm{d}b - \iint_0^\infty\omega_2(b)e^*(b)\mathrm{d}b$$

$$+ \int_0^\infty \omega_4(h) r^*(h) \mathrm{d}h \bigg] \ln \frac{i(t,0)}{i^*(0)} + \int_0^\infty \omega_4(h) r^*(h) \ln \frac{r(t,h)}{r^*(h)} \mathrm{d}h,$$

$$B_3 = -\theta_2 \Lambda G\left(\frac{S}{S^*}\right) + \theta_2 \beta S f(\overline{I}^*) - \theta_2 \beta S f(\overline{I}) - \theta_2 \beta S^* f(\overline{I}^*)$$

$$+ \theta_2 \beta S^* f(\overline{I}) + \theta_2 \beta S^* f(\overline{I}^*) G\left(\frac{S f(\overline{I})}{S^* f(\overline{I}^*)}\right) + \theta_2 \xi S^* G\left(\frac{S}{S^*}\right),$$

$$B_4 = \theta_2 \beta S^* \frac{f(\overline{I}^*)}{\overline{I}^*} \int_0^\infty \omega_5(c) i^*(c) \ln \frac{i(t,c)}{i^*(c)} \mathrm{d}c - \theta_2 \beta S^* \frac{f(\overline{I}^*)}{\overline{I}^*} \overline{I} + \theta_2 \beta S^* f(\overline{I}^*),$$

$$B_5 = \theta_4 \int_0^\infty \omega_3(c) i^*(c) \ln \frac{i(t,c)}{i^*(c)} \mathrm{d}c - \theta_4 \int_0^\infty \omega_3(c) i(t,c) \mathrm{d}c$$

$$+ \theta_4 \int_0^\infty \omega_3(c) i^*(c) \mathrm{d}c + \theta_4 \int_0^\infty \omega_3(c) i^*(c) \mathrm{d}c G\left(\frac{r(t,0)}{i^*(0)}\right).$$

进一步得到

$$B_1 = -\theta_2 \mu \int_0^\infty v^*(a) G\left(\frac{v(t,a)}{v^*(a)}\right) \mathrm{d}a - \theta_1 \theta_2 \xi S^* G\left(\frac{S}{S^*}\right)$$

$$- \theta_2 \int_0^\infty \omega_1(a) v^*(a) G\left(\frac{S^* v(t,a)}{S v^*(a)}\right) \mathrm{d}a,$$

$$B_2 = -\int_0^\infty \omega_2(b) e^*(b) G\left(\frac{e(t,b) i^*(0)}{e^*(b) i(t,0)}\right) \mathrm{d}b - \int_0^\infty \omega_4(h) r^*(h) G\left(\frac{r(t,h) i^*(0)}{r^*(h) i(t,0)}\right) \mathrm{d}h$$

$$- \int_0^\infty \omega_2(b) e^*(b) \left[1 - \frac{e(t,b) i^*(0)}{e^*(b) i(t,0)}\right] \mathrm{d}b - \int_0^\infty \omega_4(h) r^*(h) \left[1 - \frac{r(t,h) i^*(0)}{r^*(h) i(t,0)}\right] \mathrm{d}h$$

$$= -\int_0^\infty \omega_2(b) e^*(b) G\left(\frac{e(t,b) i^*(0)}{e^*(b) i(t,0)}\right) \mathrm{d}b - \int_0^\infty \omega_4(h) r^*(h) G\left(\frac{r(t,h) i^*(0)}{r^*(h) i(t,0)}\right) \mathrm{d}h,$$

$$B_3 = \theta_2 \beta S^* f(\overline{I}^*) \left[\frac{S}{S^*} - \frac{S f(\overline{I})}{S^* f(\overline{I}^*)} - 1 + \frac{f(\overline{I})}{f(\overline{I}^*)} + G\left(\frac{S f(\overline{I})}{S^* f(\overline{I}^*)}\right)\right] + \theta_2 G\left(\frac{S}{S^*}\right)(\xi S^* - \Lambda)$$

$$= \theta_2 \beta S^* f(\overline{I}^*) G\left(\frac{f(\overline{I})}{f(\overline{I}^*)}\right) + \theta_2 G\left(\frac{S}{S^*}\right)(\beta f(\overline{I}^*) S^* + \xi S^* - \Lambda),$$

$$B_4 = -\theta_2 \beta S^* \frac{f(\overline{I}^*)}{\overline{I}^*} \int_0^\infty \omega_5(c) i^*(c) G\left(\frac{i(t,c)}{i^*(c)}\right) \mathrm{d}c,$$

$$B_5 = \theta_4 \int_0^\infty \omega_3(c) i^*(c) \left[\frac{r(t,0)}{r^*(0)} - \frac{i(t,c)}{i^*(c)} + \ln \frac{i(t,c) r^*(0)}{i^*(c) r(t,0)}\right] \mathrm{d}c$$

$$= -\theta_4 \int_0^\infty \omega_3(c) i^*(c) G\left(\frac{i(t,c) r^*(0)}{i^*(c) r(t,0)}\right) \mathrm{d}c + \theta_4 \int_0^\infty \omega_3(c) i^*(c) \left[\frac{i(t,c) r^*(0)}{i^*(c) r(t,0)} - 1\right] \mathrm{d}c$$

$$+ \theta_4 \int_0^\infty \omega_3(c) i^*(c) \left[\frac{r(t,0)}{r^*(0)} - \frac{i(t,c)}{i^*(c)}\right] \mathrm{d}c$$

$$= -\theta_4 \int_0^\infty \omega_3(c) i^*(c) G\left(\frac{i(t,c) r^*(0)}{i^*(c) r(t,0)}\right) \mathrm{d}c.$$

通过计算,也可推出

$$\theta_2 \beta S^* f(\overline{I}^*) G\left(\frac{f(\overline{I})}{f(\overline{I}^*)}\right) + \theta_2 G\left(\frac{S}{S^*}\right)(\beta f(\overline{I}^*) S^* + \xi S^* - \Lambda) - \theta_1 \theta_2 \xi S^* G\left(\frac{S}{S^*}\right)$$

$$= \theta_2 \beta S^* f(\overline{I}^*) G\left(\frac{f(\overline{I})}{f(\overline{I}^*)}\right) - \theta_2 \mu G\left(\frac{S}{S^*}\right).$$

由文献[32]的附录,可知

$$\theta_2 \beta S^* f(I^*) G\left(\frac{f(\overline{I})}{f(\overline{I}^*)}\right) - \theta_2 \beta S^* \frac{f(\overline{I}^*)}{\overline{I}^*} \int_0^\infty \omega_5(c) i^*(c) G\left(\frac{i(t,c)}{i^*(c)}\right) dc$$

$$= \theta_2 \beta S^* \frac{f(\overline{I}^*)}{\overline{I}^*} \int_0^\infty \omega_5(c) i^*(c) \left[G\left(\frac{f(\overline{I})}{f(\overline{I}^*)}\right) - G\left(\frac{i(t,c)}{i^*(c)}\right)\right] dc \leqslant 0.$$

因此,最终推出

$$\frac{dL^*(t)}{dt} \leqslant -\theta_2 \Lambda G\left(\frac{S^*}{S}\right) - \theta_2 v^*(a) G\left(\frac{v(t,a)}{v^*(a)}\right)\Big|^\infty - \pi_2(b) e^*(b) G\left(\frac{e(t,b)}{e^*(b)}\right)\Big|^\infty$$

$$- \pi_4(h) r^*(h) G\left(\frac{r(t,h)}{r^*(h)}\right)\Big|^\infty - \mu\theta_2 G\left(\frac{S}{S^*}\right) - \mu\theta_2 \int_0^\infty v^*(a) G\left(\frac{v(t,a)}{v^*(a)}\right) da$$

$$- \theta_2 \int_0^\infty \omega_1(a) v^*(a) G\left(\frac{S^* v(t,a)}{S v^*(a)}\right) da - \int_0^\infty \omega_2(b) e^*(b) G\left(\frac{e(t,b) i^*(0)}{e^*(b) i(t,0)}\right) db$$

$$- \int_0^\infty \omega_4(h) r^*(h) G\left(\frac{r(t,h) i^*(0)}{r^*(h) i(t,0)}\right) dh$$

$$- \theta_4 \int_0^\infty \omega_3(c) i^*(c) G\left(\frac{i(t,c) r^*(0)}{i^*(c) r(t,0)}\right) dc. \tag{3.48}$$

显然 $\dfrac{dL^*(t)}{dt} \leqslant 0$,并且 $\dfrac{dL^*}{dt} = 0$ 意味着 $S = S^*$,$v(t,a) = v^*(a)$,$e(t,b) = e^*(b)$,$i(t, c) = i^*(c)$ 和 $r(t,h) = r^*(h)$. 由 LaSalle 不变集原理,地方病 P^* 全局渐近稳定性.

注 3.6 文献[56,58−61,63,65]中使用的方法在本书中得到了进一步的推广和发展.

注 3.7 相对于参考文献[57,58,60,61,66],本书中也建立了模型的局部和全局稳定性以及疾病的一致持续性准则.

3.6 数值模拟

本小节通过数值模拟来验证结论的正确性. 首先选择免疫缺失率函数为 $\omega_1(a) = 1 \times 10^{-7} + 4.902 \times 10^{-9} a + 1.18 \times 10^{-10} a^2 + 2 \times 10^{-12} a^3$,它被 Xu 等[57]用来描述失去免疫保护的程度且与被免疫者的年龄相关. 在潜伏阶段停留时间越长,感染的风险一般会相应增加[37,40,58],模型(3.1)中年龄依赖的感染率函数 $\omega_2(b)$ 选取为 $\omega_2(b) = 1 \times 10^{-4} + 4.167 \times 10^{-7} b + 6.9 \times 10^{-9} b^2 + 1.6 \times 10^{-10} b^3$. 表示感染个体转化成移除者的核函数为 $\omega_3(c) = 0.2 + 9.804 \times 10^{-3} c + 2.35 \times 10^{-4} c^2 + 4 \times 10^{-6} c^3$,治疗率函数也选择为类似的函数.

尽管某些疾病的患者被治愈后由于缺乏必要的措施而复发,年龄依赖的复发率 $\omega_4(h)$ 选取为 $\omega_4(h) = 7 \times 10^{-6} + 2.917 \times 10^{-8} h + 4.9 \times 10^{-10} h^2 + 1.1 \times 10^{-11} h^3$,同时令 $\omega_5(c) \equiv 1$.

令 $(S(t), v(t,a), e(t,b), i(t,c), r(t,h))$ 是模型(3.1)的带有初值条件 $(S_0, v_0(a), e_0(b),$

$i_0(c),r_0(h))$ 的解. 疾病因病死亡率为 $\delta(c)=6.8627+0.3364c+8.1\times10^{-3}c^2+1\times10^{-4}c^3$. 通过计算,得到 $\theta_1\approx0.3004,\theta_2\approx0.6729,\theta_3\approx0.029,\theta_4\approx0.452$ 和 $\tau_3\approx0.1441$. 初始条件为 $S_0=350,v_0(a)=0.02\exp\{-0.4a\}+0.7(\sin(0.01a))^2,e_0(b)=0.02\exp\{-0.1b\}+0.7(\sin(0.05b))^2,i_0(c)=0.02\exp\{-0.1c\}+0.7(\sin(0.03c))^2$ 和 $r_0(h)=0.02\exp\{-0.5h\}+0.7(\sin(0.055h))^2$. 选择模型(3.1)的参数如下: $\Lambda=1,\beta=0.06,\mu=0.0012$ 和 $f(\bar{I})=\dfrac{\bar{I}}{1+50\bar{I}}$.

例如,令 $\xi=0.08$,得到 $R_0=0.1149<1$,由定理3.4无病平衡点 $P_0=(S^0,v^0(a),0,0,0)$ 全局渐近稳定性,其中 $S^0\approx14,v^0(a)\approx1.12\rho_1(a)$. 图3.2表明各仓室的人数收敛到无病平衡点.

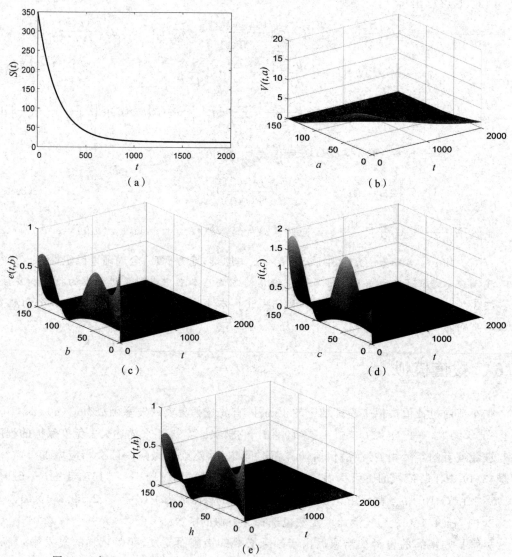

图 3.2 解 $(S(t),v(t,a),e(t,b),i(t,c),r(t,h))$ 收敛到无病平衡态 P_0 ast $\to\infty$

又如,令 $\xi=0.004$,有 $R_0=1.468\,2>1$,由定理 3.7,地方病平衡态 $P^*=(S^*,v^*(a),$ $e^*(b),i^*(c),r^*(h))$ 全局渐近稳定,其中 $S^*\approx232$,$v^*(a)\approx0.928\rho_1(a)$,$e^*(b)\approx0.072$ $\rho_2(b)$,$i^*(c)\approx0.049\rho_3(c)$,$r^*(h)\approx0.001\rho_4(h)$.图 3.3 表明各仓室的人数收敛到地方病平衡态.

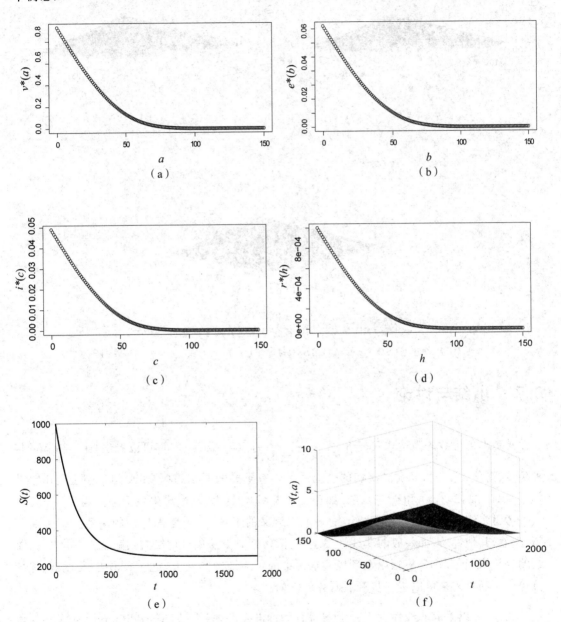

图 3.3 (a)～(d):v,e,i 和 r 各仓室在地方病平衡态 P^* 处的分布;
(e)～(ⅰ):各仓室$(S(t),v(t,a),e(t,b),i(t,c),r(t,h))$ 在 $t\to\infty$ 时收敛到 P^*

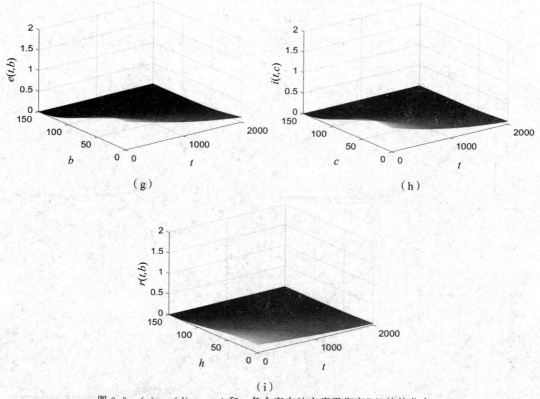

图 3.3 （a）～（d）：v,e,i 和 r 各仓室在地方病平衡态 P^* 处的分布；
（e）～（i）：各仓室（$S(t),v(t,a),e(t,b),i(t,c),r(t,h)$）在 $t \to \infty$ 时收敛到 P^*（续）

3.7　小结与讨论

从基本再生数的表达式 $R_0 = \beta \dfrac{\Lambda}{\mu + \xi(1-\theta_1)} f'(0)\theta_2\tau_3 + \theta_3\theta_4$ 可以看出，年龄依赖的接种免疫、潜伏、感染和复发对疾病的全局动力学有重要的影响. 这些重要的影响主要由参数如 $\xi, \theta_i(i=1,2,3,4)$ 和 τ_3 来反映. 如免疫缺失率 θ_1 越大，基本再生数 R_0 越大.

考虑多组年龄结构传染病模型是一个有意义的工作，其中考虑疾病的一致持续性是创新. 当然，其他性质，如一般的非线性发生率，潜伏期具有感染性（如艾滋病，乙肝等[56,71]），多组的年龄依赖 SVEIR 模型以及环境病毒污染的年龄结构传染病模型（如非典、艾滋病、埃博拉等[72]）都是未来可以进一步开展研究的方向.

总之，可以采取非线性发生率 $f(S,\bar{I})$（如标准发生率 $\dfrac{S\bar{I}}{S+I}$ 和 Beddington-DeAngelis 发生率 $\dfrac{S\bar{I}}{1+\omega_1 S+\omega_2 I}$，其中 ω_1 和 ω_2 为正常数[73]. 变量 $\bar{I}(t)$ 在模型（3.1）选择为 $\bar{I}(t) = \int_0^\infty \omega_5(c)i(t,c)\mathrm{d}c$，它是一个线性函数. 在一般情况下可以采取非线性形式 $\bar{I}(t) = \int_0^\infty g(c,$

$i(t,c))\mathrm{d}c$，其中 $g(c,i)$ 是非负连续函数. 特别地，选择 $g(c,i(t,c)) = \dfrac{\omega_5(c)i(t,c)}{b+i(t,c)}$. 同时，也可以采用饱和发生率来描述医疗资源短缺和病人增加所引起的滞后治疗对病情发展趋势的影响[74]. 基于上述讨论模型(3.1)可以改写如下形式：

$$
\begin{cases}
\dfrac{\mathrm{d}S}{\mathrm{d}t} = \Lambda - (\mu+\xi)S - \beta f(S,\overline{I}) + \displaystyle\int_0^\infty \omega_1(a)v(t,a)\mathrm{d}a, \\[2mm]
\dfrac{\partial v(t,a)}{\partial t} + \dfrac{\partial v(t,a)}{\partial a} = -(\omega_1(a)+\mu)v(t,a), \\[2mm]
\dfrac{\partial e(t,b)}{\partial t} + \dfrac{\partial e(t,b)}{\partial b} = -(\omega_2(b)+\mu)e(t,b), \\[2mm]
\dfrac{\partial i(t,c)}{\partial t} + \dfrac{\partial i(t,c)}{\partial c} = -(\mu+\delta(c))i(t,c) - \omega_3(c)\dfrac{i(t,c)}{1+\alpha i(t,c)}, \\[2mm]
\dfrac{\partial r(t,h)}{\partial t} + \dfrac{\partial r(t,h)}{\partial h} = -(\omega_4(h)+\mu)r(t,h), \\[2mm]
\overline{I} = \displaystyle\int_0^\infty g(c,i(t,c))\mathrm{d}c.
\end{cases}
$$

是否可以利用同样的方法建立类似的结论，值得进一步研究.

第四章　　具有年龄结构麻疹模型的稳定性分析

4.1　模型建立

　　麻疹、肺结核、艾滋病等许多传染病的感染者在疾病发展的某个阶段会呈现与年龄相关联的特征,这是影响疾病传播的重要因素之一.麻疹是由麻疹病毒引起的呼吸道传染病,病毒存在于患者口、鼻、咽、眼结合膜分泌物内,通过喷嚏、咳嗽和说话等由飞沫传播,传染性极强,易感者接触后其发病率可高达 95% 以上,通常发病年龄为 1 ~ 5 周岁,约占总发病数的80%.目前避免发病传染最有效的办法是接种疫苗,接种疫苗后 7 ~ 12 天就可产生抗体,比直接感染后产生抗体的时间短,因此对易感者进行应急接种可控制疫情蔓延或终止流行.国内规定初种年龄为 8 个月,但仍有 10% ~ 30% 的人群接种后其免疫力随时间的推移而逐年下降最后成为易感者[3,77].麻疹潜伏期多为 7 ~ 14 天,最长可达 21 天.麻疹痊愈与患者年龄有关,患者痊愈后,由于防护不力会再次感染麻疹病毒而发病.麻疹主要是在儿童间发生的传染病,故年龄特征在麻疹传染病的传播动力学中扮演着非常重要的角色.近年来研究麻疹疾病的文章已有许多,如姜翠翠等[78]对具有部分免疫和潜伏期的麻疹传染病模型的稳定性进行了分析;余文兵[79]建立了一类具有接种的麻疹模型;靖晓洁等[80]研究了部分免疫和环境传播的麻疹传染病模型的全局稳定性;Huang 等[81]研究了一个有周期性传播率的麻疹模型,并分析其动力学行为,提高了人们对麻疹的认识;Zhou 等[82]验证了具有年龄结构的离散型 SIR 流行病模型的稳定性,并将这些理论结果应用在麻疹疫苗的接种策略中.然而,研究年龄结构的麻疹传染病模型的研究工作相对较少,故建立疾病接种、复发的年龄结构麻疹模型,并对其动力学性质进行研究具有一定的理论意义和实际应用价值.

　　结合上述麻疹的主要传播特征和机理,建立一类具有接种、复发的年龄结构 SVEIR 麻疹传染病模型.将人群分为互不重合的五类,设 $S(t), v(t,a), E(t), I(t)$ 和 $r(t,b)$ 分别表示 t 时刻易感者的数量,接种年龄为 a 的人群密度,潜伏者的数量,感染疾病的数量和处在疾病复发年龄为 b 的治愈人群密度.对于时刻 t 接种年龄为 a 的人群密度 $v(t,a)$ 和时刻 t 复发年龄为 b 的移出者人群密度 $r(t,b)$,从接种仓室移出到易感仓室与从移出仓室复发到染病仓室的年龄依赖比率分别为 $\omega_1(a)$ 和 $\omega_2(b)$,故时刻 t 从接种仓室和从移出仓室转出的总量分别为 $\int_0^\infty \omega_1(a)v(t,a)da$ 和 $\int_0^\infty \omega_2(b)r(t,b)db$,建立如下微分方程模型:

$$\begin{cases} \dfrac{\mathrm{d}S}{\mathrm{d}t} = \Lambda - (\mu + \xi)S - \beta SI + \displaystyle\int_0^\infty \omega_1(a)v(t,a)\mathrm{d}a, \\[2mm] \dfrac{\partial v(t,a)}{\partial t} + \dfrac{\partial v(t,a)}{\partial a} = -(\omega_1(a) + \mu)v(t,a), \\[2mm] \dfrac{\mathrm{d}E}{\mathrm{d}t} = \beta SI - (\varepsilon + \mu)E, \\[2mm] \dfrac{\mathrm{d}I}{\mathrm{d}t} = \displaystyle\int_0^\infty \omega_2(b)r(t,b)\mathrm{d}b + \varepsilon E - (\mu + \delta + k)I, \\[2mm] \dfrac{\partial r(t,b)}{\partial t} + \dfrac{\partial r(t,b)}{\partial b} = -(\omega_2(b) + \mu)r(t,b), \\[2mm] v(t,0) = \xi S, r(t,0) = kI, t \geqslant 0, \\[1mm] S(0) = S_0, v(0,a) = v_0(a), E(0) = E_0, I(0) = I_0, r(0,b) = r_0(b). \end{cases} \qquad (4.1)$$

其中，$S_0, E_0, I_0 \in \mathbb{R}_+ = [0, \infty)$ 和 $v_0(\cdot), r_0(\cdot) \in L_+^1, L^1 = L^1((0,\infty), \mathbb{R})$ 为映 $\varphi : (0,\infty) \to \mathbb{R}$ 上的所有 Lebesgue 绝对可积函数所构成的空间，而 $L_+^1 = L_+^1((0,\infty), \mathbb{R}_+)$ 为 L^1 的正锥。正常数 $\Lambda, \beta, \xi, \varepsilon, \mu, \delta$ 和 k 分别表示易感者的输入率、疾病感染率、易感者的接种率、潜伏者的病率、自然死亡率、因病死亡率和移除者的复发率。对于函数 $\omega_i(l)(i = 1, 2)$，全书假设如下条件成立：

（A）函数 $\omega_i(l) \in L_+^1$，具有上界 $\overline{\omega_i}$ 且 Lipschitz 连续，Lipschitz 常数为 $M_{\omega_i}(i = 1, 2)$，其中 $L_+^1 = \{\varphi \in L^1[0, \infty) : \varphi(l) \geqslant 0, \forall l \geqslant 0\}$。

4.2　解的适定性

模型（4.1）的相空间定义为 $\mathbb{Y} = \mathbb{R}_+ \times L_+^1 \times \mathbb{R}_+ \times \mathbb{R}_+ \times L_+^1$。对任意 $x = (x_1, x_2, x_3, x_4, x_5) \in \mathbb{Y}$，其范数定义为 $\|x\|_{\mathbb{Y}} = |x_1| + \displaystyle\int_0^\infty |x_2(a)| \mathrm{d}a + |x_3| + |x_4| + \displaystyle\int_0^\infty |x_5(b)| \mathrm{d}b$，此范数表示各仓室人口总和。模型（4.1）解的初始值为 $x_0 = (S_0, v_0(\cdot), E_0, I_0, r_0(\cdot)) \in \mathbb{Y}$，且由模型（4.1）的兼容性条件得到 $v(0,0) = \xi S_0 = v_0(0)$ 和 $r(0,0) = kI_0 = r_0(0)$。

参见文献[31]可知，模型（4.1）在时刻 $t = 0$ 通过初始值 x_0 的解是存在唯一且非负，并且可延拓为一个饱和解。为了叙述方便，记这个解为 $F(t, x_0) = (S(t), v(t, \cdot), E(t), I(t), r(t, \cdot))$，显然有 $F(0, x_0) = x_0 \in \mathbb{Y}$ 和 $\|F(t, x_0)\|_{\mathbb{Y}} = S(t) + \displaystyle\int_0^\infty v(t,a)\mathrm{d}a + E(t) + I(t) + \displaystyle\int_0^\infty r(t,b)\mathrm{d}b$。进一步，给出如下记号：

$$\varepsilon_i(l) = \omega_i(l) + \mu, \rho_i(l) = \mathrm{e}^{-\int_0^l \varepsilon_i(\tau)\mathrm{d}\tau}, \theta_i = \int_0^\infty \omega_i(l)\rho_i(l)\mathrm{d}l, i = 1, 2.$$

由假设（A）可以推出 $0 \leqslant \rho_i(s) \leqslant 1, 0 \leqslant \theta_i \leqslant 1$ 和

$$\frac{\mathrm{d}\rho_i(s)}{\mathrm{d}s} = -\varepsilon_i(s)\rho_i(s), \forall s \geqslant 0, i = 1, 2. \qquad (4.2)$$

另外，对任意复数 λ，定义如下函数：$\theta_i(\lambda) = \displaystyle\int_0^\infty \omega_i(l)\mathrm{e}^{-(\lambda+\mu)l - \int_0^l \omega_i(\tau)\mathrm{d}\tau}\mathrm{d}l(i = 1, 2)$。当 $\lambda >$

0 为实数时,得到 $\theta_i(\lambda) \leqslant \theta_i(0) \stackrel{\triangle}{=\!=} \theta_i$. 进一步定义函数:$\pi_i(l) = \int_l^\infty \omega_i(\tau) \mathrm{e}^{-\int_l^\tau \varepsilon_i(s)\mathrm{d}s} \mathrm{d}\tau$ ($i=1$,

2). 可知 $\pi_i(l) > 0$,$\pi_i(0) = \theta_i$ 和 $\dfrac{\mathrm{d}\pi_i(l)}{\mathrm{d}l} = \pi_i(l)\varepsilon_i(l) - \omega_i(l)$,$\forall l \geqslant 0$,$i=1,2$. 应用 Volterra

公式[32],沿着 $t-a = \mathrm{const}$ 求解模型(4.1)的第二个方程和第五个方程可得

$$v(t,a) = \begin{cases} v(t-a,0)\mathrm{e}^{-\int_0^a \varepsilon_1(s)\mathrm{d}s} = \xi S(t-a)\rho_1(a), t > a \geqslant 0, \\ v_0(a-t)\mathrm{e}^{-\int_{a-t}^a \varepsilon_1(s)\mathrm{d}s} = v_0(a-t)\dfrac{\rho_1(a)}{\rho_1(a-t)}, a \geqslant t. \end{cases} \tag{4.3}$$

$$r(t,b) = \begin{cases} r(t-b,0)\mathrm{e}^{-\int_0^b \varepsilon_2(s)\mathrm{d}s} = kI(t-b)\rho_2(b), t > b \geqslant 0, \\ r_0(b-t)\mathrm{e}^{-\int_{b-t}^b \varepsilon_2(s)\mathrm{d}s} = r_0(b-t)\dfrac{\rho_2(b)}{\rho_2(b-t)}, b \geqslant t. \end{cases} \tag{4.4}$$

将模型(4.1)的第一个方程、第三个方程、第四个方程和式(4.3)、(4.4)放在一起,则模型(4.1)被表示为所谓的 Volterra 型积分方程.

定义集合

$$\prod = \left\{ (S, v(\cdot), E, I, r(\cdot)) \in \mathbb{Y} : S + \int_0^\infty v(a)\mathrm{d}a + E + I + \int_0^\infty r(b)\mathrm{d}b \leqslant \dfrac{\Lambda}{\mu} \right\},$$

有如下结论.

定理 4.1 (1) $\prod$ 是模型(4.1)的正向不变集,即若 $x_0 \in \prod$,当 $t > 0$ 时,则 $F(t, x_0) \in \prod$.

(2) 模型(4.1)的解最终有界,即对任意 $x_0 \in \mathbb{Y}$ 有 $\limsup_{t\to\infty} \| F(t, x_0) \|_\mathbb{Y} \leqslant \dfrac{\Lambda}{\mu}$.

证明 对任意初值 $x_0 \in \mathbb{Y}$,对模型(4.1)的解范数 $\| F(t, x_0) \|_\mathbb{Y}$ 求导数. 由于

$$\int_0^\infty \frac{\partial v(t,a)}{\partial t}\mathrm{d}a = \int_0^\infty \left[-(\omega_1(a)+\mu)v(t,a) - \frac{\partial v(t,a)}{\partial a} \right]\mathrm{d}a \leqslant -\int_0^\infty \varepsilon_1(a)v(t,a)\mathrm{d}a + \xi S,$$

$$\int_0^\infty \frac{\partial r(t,b)}{\partial t}\mathrm{d}b = \int_0^\infty \left[-(\omega_2(b)+\mu)r(t,b) - \frac{\partial r(t,b)}{\partial b} \right]\mathrm{d}b \leqslant -\int_0^\infty \varepsilon_2(b)r(t,b)\mathrm{d}b + kI.$$

那么,由模型(4.1)可得

$$\frac{\mathrm{d}\| F(t, x_0) \|_\mathbb{Y}}{\mathrm{d}t} = \frac{\mathrm{d}S}{\mathrm{d}t} + \int_0^\infty \frac{\partial v(t,a)}{\partial t}\mathrm{d}a + \frac{\mathrm{d}E}{\mathrm{d}t} + \frac{\mathrm{d}I}{\mathrm{d}t} + \int_0^\infty \frac{\partial r(t,b)}{\partial t}\mathrm{d}b$$

$$\leqslant \Lambda - (\mu + \xi)S - \beta SI + \int_0^\infty \omega_1(a)v(t,a)\mathrm{d}a - \int_0^\infty \varepsilon_1(a)v(t,a)\mathrm{d}a + \xi S + \beta SI$$

$$- (\varepsilon + \mu)E + \int_0^\infty \omega_2(b)r(t,b)\mathrm{d}b + \varepsilon E - (\mu + \delta + k)I - \int_0^\infty \varepsilon_2(b)r(t,b)\mathrm{d}b + kI$$

$$\leqslant \Lambda - \mu \| F(t, x_0) \|_\mathbb{Y}.$$

由此进一步得到

$$\| F(t, x_0) \|_\mathbb{Y} \leqslant \frac{\Lambda}{\mu} - \mathrm{e}^{-\mu t}\left(\frac{\Lambda}{\mu} - \| x_0 \|_\mathbb{Y} \right). \tag{4.5}$$

当 $x_0 \in \prod$ 时,由式(4.5)得知对任意 $t > 0$ 有 $F(t, x_0) \in \prod$,这表明 $\prod$ 集合是模型

(4.1) 的正向不变集. 因此结论(1)成立.

进一步由式(4.5)得知, 对任意 $x_0 \in \mathbb{Y}$, $\|F(t, x_0)\| \leqslant \dfrac{\Lambda}{\mu} + \|x_0\|_{\mathbb{Y}}$ 成立. 这表明解 $F(t, x_0)$ 在其定义区间上有界. 因此 $F(t, x_0)$ 能被延拓到整个 $[0, \infty)$ 上. 进一步有 $\lim \sup_{t \to \infty} \|F(t, x_0)\|_{\mathbb{Y}} \leqslant \dfrac{\Lambda}{\mu}$, 这表明 $F(t, x_0)$ 最终有界, 因此结论(2)成立. 定理得证.

由定理 4.1, 根据半流定义, 模型(4.1)的解 $F(t, x_0)$ 在 $t \geqslant 0$ 时构成一个解半流.

引理 4.1 设常数 $M \geqslant \dfrac{\Lambda}{\mu}$, 初值 $x_0 \in \mathbb{Y}$. 如果 $\|x_0\|_{\mathbb{Y}} \leqslant M$, 则对任意 $t \geqslant 0$, 解 $F(t, x_0) = (S(t), v(t, a), E(t), I(t), r(t, b))$ 满足如下结论:

(1) $0 \leqslant S(t), \displaystyle\int_0^{\infty} v(t, a) \mathrm{d}a, E(t), I(t), \int_0^{\infty} r(t, b) \mathrm{d}b \leqslant M$;

(2) $v(t, 0) \leqslant \xi M, r(t, 0) \leqslant kM$.

证明 若 $\|x_0\|_{\mathbb{Y}} \leqslant \dfrac{\Lambda}{\mu}$, 则对任意 $t \geqslant 0$, 有 $\|F(t, x_0)\|_{\mathbb{Y}} \leqslant \dfrac{\Lambda}{\mu} - \mathrm{e}^{-\mu t}\left(\dfrac{\Lambda}{\mu} - \|x_0\|_{\mathbb{Y}}\right) \leqslant \dfrac{\Lambda}{\mu} \leqslant M$. 若 $\dfrac{\Lambda}{\mu} \leqslant \|x_0\|_{\mathbb{Y}} \leqslant M$, 则有 $\|F(t, x_0)\|_{\mathbb{Y}} \leqslant \dfrac{\Lambda}{\mu} - \mathrm{e}^{-\mu t}\left(\dfrac{\Lambda}{\mu} - \|x_0\|_{\mathbb{Y}}\right) \leqslant \dfrac{\Lambda}{\mu} - \left(\dfrac{\Lambda}{\mu} - \|x_0\|_{\mathbb{Y}}\right) = \|x_0\|_{\mathbb{Y}} \leqslant M$. 进一步也有 $v(t, 0) = \xi S \leqslant \xi \|F(t, x_0)\|_{\mathbb{Y}} \leqslant \xi M$ 和 $r(t, 0) = kI \leqslant k\|F(t, x_0)\|_{\mathbb{Y}} \leqslant kM$ 成立. 引理得证.

定义 4.1[43] 对任意非空有界闭集 $B \subset \mathbb{Y}$ 且满足 $F(t, B) \subset B$, 如果存在一个紧集 $B_0 \subset \mathbb{Y}$, 当 $t \to \infty$ 时有 $F(t, B) \to B_0$, 那么称解半流 $F(t, x_0): \mathbb{R}_+ \times \mathbb{Y} \to \mathbb{Y}$ 渐近光滑.

引理 4.2[43] 对于解半流 $F(t, x_0): \mathbb{R}_+ \times \mathbb{Y} \to \mathbb{Y}$, 如果下述条件成立:

(1) 解半流 $F(t, x_0)$ 可分解为 $F(t, x_0) = \varphi(t, x_0) + \phi(t, x_0)$;

(2) 存在函数 $u: \mathbb{R}_+^2 \to \mathbb{R}_+$ 满足, 对任意 $h > 0$, 当 $t \to \infty$ 时 $u(t, h) \to 0$, 且当 $\|x_0\|_{\mathbb{Y}} \leqslant h$ 时, 对任意 $t \geqslant 0$ 有 $\|\varphi(t, x_0)\|_{\mathbb{Y}} \leqslant u(t, h)$ 成立;

(3) 对任意 $t \geqslant 0, x_0 \in \mathbb{Y}, \phi(t, x_0)$ 完全连续.

则解半流 $F(t, x_0)$ 在 $\mathbb{Y}$ 上渐近光滑.

下面使用引理 4.2 来证明模型(4.1)的解半流 $F(t, x_0)$ 是渐近光滑的. 首先将模型(4.1)的解半流 $F(t, x_0)$ 分解成两个算子 $\varphi(t, x_0), \phi(t, x_0): \mathbb{R}_+ \times \mathbb{Y} \to \mathbb{Y}$ 之和. 为此, 设 $\varphi(t, x_0) = (0, x_2(t, \cdot), 0, 0, x_5(t, \cdot))$ 和 $\phi(t, x_0) = (x_1(t), \tilde{x}_2(t, \cdot), x_3(t), x_4(t), \tilde{x}_5(t, \cdot))$, 其中

$$
x_2(t, a) = \begin{cases} 0, & t > a \geqslant 0, \\ v(t, a), & a \geqslant t \geqslant 0. \end{cases} \qquad \tilde{x}_2(t, a) = \begin{cases} v(t, a), & t > a \geqslant 0, \\ 0, & a \geqslant t \geqslant 0. \end{cases}
$$

$$
x_5(t, b) = \begin{cases} 0, & t > b \geqslant 0, \\ r(t, b), & b \geqslant t \geqslant 0. \end{cases} \qquad \tilde{x}_5(t, b) = \begin{cases} r(t, b), & t > b \geqslant 0, \\ 0, & b \geqslant t \geqslant 0. \end{cases}
$$

$$(4.5)$$

于是对任意 $t \geqslant 0$, 可得 $F(t, x_0) = \varphi(t, x_0) + \phi(t, x_0)$.

命题 4.1 设 $u(t, h) = h\mathrm{e}^{-\mu t}$, 任意 $h > 0$ 且 $\|x_0\|_{\mathbb{Y}} \leqslant h$, 则对任意 $t \geqslant 0$ 有 $\|\varphi(t, x_0)\|_{\mathbb{Y}} \leqslant u(t, h)$.

证明　显然对任何 $h>0$ 有 $\lim_{t\to\infty}u(t,h)=0$. 由式(4.3)和(4.4),对任意 $x_0\in\mathbb{Y}$,当 $\|x_0\|_{\mathbb{Y}}\leqslant h$ 时,可得

$$\|\varphi(t,x_0)\|_{\mathbb{Y}}=|0|+\int_0^\infty|x_2(t,a)|\,\mathrm{d}a+|0|+|0|+\int_0^\infty|x_5(t,b)|\,\mathrm{d}b$$

$$=\int_t^\infty\left|v_0(a-t)\frac{\rho_1(a)}{\rho_1(a-t)}\right|\mathrm{d}a+\int_t^\infty\left|r_0(b-t)\frac{\rho_2(b)}{\rho_2(b-t)}\right|\mathrm{d}b$$

$$=\int_0^\infty\left|v_0(s)\frac{\rho_1(t+s)}{\rho_1(s)}\right|\mathrm{d}s+\int_0^\infty\left|r_0(s)\frac{\rho_2(t+s)}{\rho_2(s)}\right|\mathrm{d}s$$

$$=\int_0^\infty\left|v_0(s)\mathrm{e}^{-\int_s^{t+s}\varepsilon_1(\tau)\mathrm{d}\tau}\right|\mathrm{d}s+\int_0^\infty\left|r_0(s)\mathrm{e}^{-\int_s^{t+s}\varepsilon_2(\tau)\mathrm{d}\tau}\right|\mathrm{d}s.$$

注意到对任意 $l\geqslant0$,有 $\varepsilon_i(l)\geqslant\mu\,(i=1,2)$,进一步得到

$$\|\varphi(t,x_0)\|_{\mathbb{Y}}\leqslant\mathrm{e}^{-\mu t}\left(|0|+\int_0^\infty|v_0(s)|\,\mathrm{d}s+|0|+|0|+\int_0^\infty|r_0(s)|\,\mathrm{d}s\right)$$

$$=\mathrm{e}^{-\mu t}\|x_0\|_{\mathbb{Y}}\leqslant h\mathrm{e}^{-\mu t}=u(t,h).$$

命题得证.

为了验证引理 4.2 的条件(3),首先引进如下判定空间 L_+^1 中的有界闭集紧性的结果.

引理 4.3[44]　常数 $p\geqslant1$,设集合 $K\subset L^p[0,\infty)$ 是有界闭集.如果下述条件成立:

(1) 对任意 $h\in K$,$\lim_{s\to0}\int_0^\infty|h(z+s)-h(z)|^p\mathrm{d}z=0$;

(2) $\lim_{s\to\infty}\int_s^\infty|h(z)|^p\mathrm{d}z=0$ 对 $h\in K$ 一致成立.

则 K 在 $L^p[0,\infty)$ 中是紧的.

命题 4.2　对任意 $t\geqslant0$,$\varphi(t,x_0)$ 在 $x_0\in\mathbb{Y}$ 上完全连续.

证明　对任意常数 $M\geqslant\dfrac{\Lambda}{\mu}$ 和任意初值 $x_0\in\mathbb{Y}$ 且 $\|x_0\|\leqslant M$.考虑解 $F(t,x_0)=(S(t),v(t,a),E(t),I(t),r(t,b))$,由引理 4.1 知 $S(t),E(t),I(t)$ 均存在于紧集 $[0,M]$ 中.为此,只需要验证 $\widetilde{x}_2(t,a)$ 和 $\widetilde{x}_5(t,b)$ 位于空间 L_+^1 的某个准紧子集中,且这个准紧子集仅与 M 的选取有关.由式(4.3)和(4.5),可得

$$0\leqslant\widetilde{x}_2(t,a)=\begin{cases}\xi S(t-a)\rho_1(a),&t>a\geqslant0,\\0,&a\geqslant t\geqslant0.\end{cases}$$

注意到式(4.6)以及引理 4.1 的结论(1)可以得到:$\widetilde{x}_2(t,a)\leqslant\xi M\mathrm{e}^{-\mu a}$,这表明引理 4.3 中条件(2)成立.

下面证明条件(1)成立,对充分小的 $s\in(0,t)$,可得

$$\int_0^\infty|\widetilde{x}_2(t,a+s)-\widetilde{x}_2(t,a)|\,\mathrm{d}a=\int_0^t|v(t,a+s)-v(t,a)|\,\mathrm{d}a$$

$$=\int_0^t\xi|S(t-a-s)\rho_1(a+s)-S(t-a)\rho_1(a)|\,\mathrm{d}a$$

$$=\int_0^{t-s}\xi|S(t-a-s)\rho_1(a+s)-S(t-a)\rho_1(a)|\,\mathrm{d}a+\int_{t-s}^t\xi|S(t-a)\rho_1(a)|\,\mathrm{d}a$$

$$\leqslant B_1+B_2+B_3.$$

其中,

$$B_1 = \int_0^{t-s} \xi S(t-a-s) \mid \rho_1(a) - \rho_1(a+s) \mid \mathrm{d}a$$

$$\leqslant \xi M (\int_0^{t-s} \rho_1(a)\mathrm{d}a - \int_0^{t-s} \rho_1(a+s)\mathrm{d}a)$$

$$= \xi M (\int_0^{t-s} \rho_1(a)\mathrm{d}a - \int_s^t \rho_1(a)\mathrm{d}a)$$

$$= \xi M (\int_0^{t-s} \rho_1(a)\mathrm{d}a - \int_s^{t-s} \rho_1(a)\mathrm{d}a - \int_{t-s}^t \rho_1(a)\mathrm{d}a)$$

$$= \xi M (\int_0^s \rho_1(a)\mathrm{d}a - \int_{t-s}^t \rho_1(a)\mathrm{d}a) \leqslant \xi Ms,$$

$$B_2 = \int_0^{t-s} \xi \rho_1(a) \mid S(t-a-s) - S(t-a) \mid \mathrm{d}a$$

$$\leqslant \xi s (\Lambda + (\mu+\xi)M + \beta M^2 + \overline{\omega}_1 M) \int_0^{t-s} \mathrm{e}^{-\mu a} \mathrm{d}a$$

$$\leqslant \frac{\xi s}{\mu} (\Lambda + (\mu+\xi)M + \beta M^2 + \overline{\omega}_1 M),$$

$$B_3 = \int_{t-s}^t \xi \mid S(t-a)\rho_1(a) \mid \mathrm{d}a \leqslant \xi Ms.$$

于是,最终得到

$$\int_0^\infty \mid \widetilde{x}_2(t,a+s) - \widetilde{x}_2(t,a) \mid \mathrm{d}a \leqslant (2M + \frac{1}{\mu}(\Lambda + (\mu+\xi)M + \beta M^2 + \overline{\omega}_1 M))\xi s.$$

由此进一步得到:在 $s \to 0$ 时 $\int_0^\infty \mid \widetilde{x}_2(t,a+s) - \widetilde{x}_2(t,a) \mid \mathrm{d}a$ 一致收敛于 0. 这表明引理 4.3 中条件(1)成立. 因此,由引理 4.3 推出 $\widetilde{x}_2(t,a)$ 位于 L_+^1 的某个准紧子集 $B_{\widetilde{x}_2}$ 中. 类似地,可知 $\widetilde{x}_5(t,b)$ 也位于 L_+^1 的某个准紧子集 $B_{\widetilde{x}_5}$ 中. 因此 $\varphi(t,x_0) \subseteq [0,M] \times B_{\widetilde{x}_2} \times [0,M] \times [0,M] \times B_{\widetilde{x}_5}$ 在 $\mathbb{Y}$ 中是紧的. 由上述讨论和引理 4.3,得到 $\varphi(t,x_0)$ 在 $x_0 \in \mathbb{Y}$ 上是完全连续的. 命题得证.

由命题 4.1,4.2 和引理 4.2,最终得到如下结论.

定理 4.2 由模型(4.1)生成的解半流 $\{F(t,x_0)\}_{t \geqslant 0}$ 是渐近光滑的.

作为定理 4.2 的结论,得到关于模型(4.1)全局吸引子存在性的结论.

推论 4.1 模型(4.1)生成的解半流 $F(t,x_0)$ 有一个紧的全局吸引子.

证明 由定理 4.2,模型的解半流 $F(t,x_0)$ 是渐近光滑的,且根据引理 4.1 得模型(4.1) 解 $F(t,x_0)$ 的最终有界性,也就是解半流 $F(t,x_0)$ 是点耗散的. 因此,可得模型(4.1)的连续半流 $F(t,x_0)$ 具有一个紧的全局吸引子. 推论得证.

4.3 疾病的一致持续性

定义集合 $\overset{\wedge}{\mathbb{Y}} = \mathbb{R}_+ \times \mathbb{R}_+ \times L_+^1, \mathbb{Z} = \mathbb{R}_+ \times L_+^1 \times \overset{\wedge}{\mathbb{Z}}$,并且

$$\overset{\wedge}{\mathbb{Z}} = \left\{ (E(t), I(t), r(\cdot))^T \in \overset{\wedge}{\mathbb{Y}} : E > 0, I > 0, \int_0^\infty r(b)\mathrm{d}b > 0 \right\}.$$

有 $\partial \hat{\mathbb{Z}} = \hat{\mathbb{Y}} \backslash \hat{\mathbb{Z}}$ 和 $\partial \mathbb{Z} = \mathbb{Y} \backslash \mathbb{Z}$.

模型(4.1)的基本再生数 R_0 定义[41]为

$$R_0 = \frac{\beta S^0 \varepsilon + (\mu + \varepsilon)k\theta_2}{(\mu + \delta + k)(\mu + \varepsilon)}.$$

可将上式写为 $R_0 = \dfrac{1}{\mu + \delta + k}\left(\dfrac{\beta S^0 \varepsilon}{\mu + \varepsilon} + k\theta_2\right)$. 其中, $\dfrac{1}{\mu + \varepsilon}$ 表示被感染后在潜伏仓室停留的平均时间; $\dfrac{\varepsilon}{\mu + \varepsilon}$ 表示成为染病者的概率; S^0 表示传染病初期接种疫苗后处于易感人群的总数; θ_2 表示由于复发而从移出仓室到染病仓室的转化概率. 那么, R_0 表示一个病人在一个染病期内感染成新的染病者的平均数量. 这种感染一方面由于接种、潜伏后感染, 另一方面由于复发再感染而引起.

显然, 模型(4.1)总有无病平衡点 $T_0 = (S^0, v^0(a), 0, 0, 0)$, 其满足如下平衡点方程:

$$\begin{cases} \Lambda - (\mu + \xi)S^0 + \displaystyle\int_0^\infty \omega_1(a)v^0(a)\mathrm{d}a = 0, \\[2mm] \dfrac{\mathrm{d}v^0(a)}{\mathrm{d}a} = -(\omega_1(a) + \mu)v^0(a), \\[2mm] v^0(0) = \xi S^0. \end{cases}$$

引理 4.4 若 $R_0 > 1$, 则存在一个常数 $\varepsilon > 0$, 使得对任意初值 $x_0 \in \mathbb{Y}$ 且 $E_0 > 0, I_0 > 0, r_0(\cdot) \not\equiv 0$, 模型(4.1)的解半流 $F(t, x_0)$ 满足 $\limsup_{t\to\infty} \| F(t, x_0) - T_0 \|_{\mathbb{Y}} \geqslant \varepsilon$.

证明 首先由 $R_0 > 1$, 选择足够小常数 $\varepsilon_0 > 0$ 和足够大常数 $\bar{b} > 0$ 使得 $S^0 - \varepsilon_0 > 0$ 和

$$\frac{1}{\mu + \delta + k}\left(\frac{\beta(S^0 - \varepsilon_0)\varepsilon}{\mu + \varepsilon} + k\int_0^{\bar{b}} \omega_2(l)\rho_2(l)\mathrm{d}l\right) > 1.$$

若结论不成立, 则存在模型(4.1)的解 $F(t, x_0) = (S(t), v(t, \cdot), E(t), I(t), r(t, \cdot))$ 使得 $\limsup_{t\to\infty} \| F(t, x_0) - T_0 \|_{\mathbb{Y}} < \varepsilon_0$, 其中 $x_0 \in \mathbb{Y}$ 且 $E_0 > 0, I_0 > 0, r_0(\cdot)\varepsilon 0$. 于是存在充分大的 T 使得对任意 $t \geqslant T$,

$$0 < S^0 - \varepsilon_0 < S(t) < S^0 + \varepsilon_0.$$

由此, 对任意 $t \geqslant T$ 有

$$\begin{cases} \dfrac{\mathrm{d}E(t)}{\mathrm{d}t} \geqslant \beta(S^0 - \varepsilon_0)I(t) - (\varepsilon + \mu)E(t), \\[2mm] \dfrac{\mathrm{d}I(t)}{\mathrm{d}t} \geqslant \displaystyle\int_0^{\bar{b}} \omega_2(b)r(t, b)\mathrm{d}b + \varepsilon E(t) - (\mu + \delta + k)I(t), \\[2mm] \dfrac{\partial r(t, b)}{\partial t} + \dfrac{\partial r(t, b)}{\partial b} = -(\omega_2(b) + \mu)r(t, b), \\[2mm] r(t, 0) = kI(t), t \geqslant T. \end{cases}$$

由年龄依赖偏微分方程的比较原理[85], 对于所有 $t \geqslant T$ 和 $b \in [0, \bar{b}]$ 有

$$E(t) \geqslant \widetilde{E}(t), I(t) \geqslant \tilde{I}(t), r(t, b) \geqslant \tilde{r}(t, b). \tag{4.7}$$

其中, $(\widetilde{E}(t), \tilde{I}(t), \tilde{r}(t, b))$ 是如下线性比较系统的解:

$$\begin{cases} \dfrac{d\widetilde{E}(t)}{dt} = \beta(S^0 - \varepsilon_0)\widetilde{I}(t) - (\varepsilon + \mu)\widetilde{E}(t), \\[3mm] \dfrac{d\widetilde{I}(t)}{dt} = \displaystyle\int_0^{\bar{b}} \omega_2(b)\widetilde{r}(t,b)db + \varepsilon\widetilde{E}(t) - (\mu + \delta + k)\widetilde{I}(t), \\[3mm] \dfrac{\partial\widetilde{r}(t,b)}{\partial t} + \dfrac{\partial\widetilde{r}(t,b)}{\partial b} = -(\omega_2(b) + \mu)\widetilde{r}(t,b), \\[3mm] \widetilde{r}(t,0) = k\widetilde{I}(t), t \geqslant T, b \in [0,\bar{b}], \end{cases} \tag{4.8}$$

且满足初始条件 $\widetilde{E}(T) = E(T), \widetilde{I}(T) = I(T), \widetilde{r}(T,b) = r(T,b), \forall b \in [0,\bar{b}]$. 求解系统 (4.8) 如下形式的解:

$$E^*(t) = E_1^* e^{\lambda(t-T)}, I^*(t) = I_1^* e^{\lambda(t-T)}, r^*(t,b) = r_1^*(b) e^{\lambda(t-T)}.$$

其中, $E_1^*, I_1^*, r_1^*(b)$ 是特征函数且不全为 0, λ 为特征值. 将这种形式的解带入系统 (4.8), 得到如下线性特征值问题:

$$\begin{cases} (\lambda + \varepsilon + \mu)E_1^* = \beta(S^0 - \varepsilon_0)I_1^*, \\[3mm] (\lambda + \mu + \delta + k)I_1^* = \displaystyle\int_0^{\bar{b}} \omega_2(b)r_1^*(b)db + \varepsilon E_1^*, \\[3mm] \dfrac{dr_1^*(b)}{dt} = -(\lambda + \omega_2(b) + \mu)r_1^*(b), \\[3mm] r_1^*(0) = kI_1^*. \end{cases} \tag{4.9}$$

由系统 (4.9) 的第三个方程, 可得

$$r_1^*(b) = kI_1^* e^{-\int_0^b (\lambda + \varepsilon_2(s))ds}.$$

将 (4.9) 的第一个方程和 (4.10) 代入 (4.9) 的第二个方程, 可得

$$\int_0^{\bar{b}} \omega_2(b)kI_1^* e^{-\int_0^b(\lambda + \varepsilon_2(s))ds}db + \frac{\beta(S - \varepsilon_0)\varepsilon}{\lambda + \mu + \varepsilon}I_1^* - (\lambda + \mu + \delta + k)I_1^* = 0.$$

由此得到系统 (4.9) 的特征方程为

$$H(\lambda) \stackrel{\triangle}{=\!=} \frac{1}{\lambda + \mu + \delta + k}\left(k\int_0^{\bar{b}} \omega_2(b)e^{-\int_0^b(\lambda + \varepsilon_2(s))ds}db + \frac{\beta(S - \varepsilon_0)\varepsilon}{\lambda + \mu + \varepsilon}\right) = 1. \tag{4.11}$$

显然, $H(0) = \dfrac{1}{\mu + \delta + k}\left(k\displaystyle\int_0^{\bar{b}} \omega_2(l)\rho_2(l)dl + \dfrac{\beta(S - \varepsilon_0)\varepsilon}{\mu + \varepsilon}\right) > 1$ 和 $\lim_{\lambda \to +\infty} H(\lambda) = 0$. 因此, 方程 $H(\lambda) - 1 = 0$ 至少有一个实根 $\lambda_0 > 0$. 这表明方程 (4.8) 有如下形式的解:

$$E^*(t) = E_1^* e^{\lambda_0(t-T)}, I^*(t) = I_1^* e^{\lambda_0(t-T)}, r^*(t,b) = r_1^*(b) e^{\lambda_0(t-T)}. \tag{4.12}$$

其中, $E_1^* = \dfrac{\beta(S^0 - \varepsilon_0)I_1^*}{\lambda_0 + \mu + \varepsilon} > 0, r_1^*(b) = kI_1^* e^{-\int_0^b(\lambda_0 + \varepsilon_2(s))ds} > 0$, 且 $I_1^* > 0$.

进一步选取 $0 < I_1^* < \widetilde{I}(T)$ 使得 $E_1^* < \widetilde{E}(T)$ 和 $r_1^*(b) < \widetilde{r}(T,b), \forall b \in [0,\bar{b}]$, 由比较原理得到

$$\widetilde{E}(t) > E^*(t), \widetilde{I}(t) > I^*(t), \widetilde{r}(t,b) > r^*(t,b) \tag{4.13}$$

对任何 $t \geq T$ 成立. 最后, 由 (4.7), (4.12) 和 (4.13) 可以推出 $E(t) + I(t) + \int_0^\infty r(t,b)\mathrm{d}b$ 在 $t \geq T$ 上无界. 这与 $F(t,x_0)$ 的有界性矛盾. 引理得证.

定理 4.3 如果 $R_0 > 1$, 则存在常数 $\varepsilon_1 > 0$ 使得对任意初始值 $x_0 \in \mathbb{Y}$ 且 $E_0 > 0, I_0 > 0, r_0(\cdot) \not\equiv 0$, 模型 (4.1) 的解 $F(t,x_0)$ 满足

$$\liminf_{t \to \infty} S(t) \geq \varepsilon_1, \liminf_{t \to \infty} \| v(t, \cdot) \|_{L^1} \geq \varepsilon_1, \liminf_{t \to \infty} E(t) \geq \varepsilon_1,$$

$$\liminf_{t \to \infty} I(t) \geq \varepsilon_1, \liminf_{t \to \infty} \| r(t, \cdot) \|_{L^1} \geq \varepsilon_1.$$

证明 由引理 4.1, 存在常数 $M > 0$ 使得对模型 (4.1) 的任意解 $(S(t), v(t, \cdot), E(t), I(t), r(t, \cdot))$, $\exists t_0 > 0$, 对任意 $t \geq t_0$ 有 $I(t) \leq M$. 因此, 从模型 (4.1) 的第一个方程可得

$$\frac{\mathrm{d}S}{\mathrm{d}t} \geq \Lambda - (\mu + \xi)S - \beta S M, t \geq t_0.$$

考虑下述比较系统:

$$\frac{\mathrm{d}\nu}{\mathrm{d}t} = \Lambda - (\mu + \xi)\nu - \beta \nu M, t \geq t_0.$$

它具有全局渐近稳定的平衡点 $\nu^* = \dfrac{\Lambda}{\mu + \xi + \beta M}$. 由比较原理得到 $\liminf_{t \to \infty} S(t) \geq \nu^*$, 这表明模型 (4.1) 中的 $S(t)$ 是一致持续的.

对于任意初值 $(S_0, v_0(\cdot), E_0, I_0, r_0(\cdot)) \in \mathbb{Z}$, 且 $E_0 > 0, I_0 > 0, r_0(\cdot) \not\equiv 0$, 由式 (4.4) 得知, 对于所有 $t > 0$ 有 $\int_0^\infty r(t,b)\mathrm{d}b > 0$. 由模型 (4.1) 的第三个方程和第四个方程两个方程分别得到, 对于任意 $t > 0$ 有 $E(t) > 0, I(t) > 0$. 因此, 集合 $\mathbb{Z}$ 为模型 (4.1) 的正向不变集. 定义集合

$$M_\partial = \{x_0 = (S_0, v_0(\cdot), E_0, I_0, r_0(\cdot)) \in \mathbb{Y} : F(t,x_0) \in \partial \mathbb{Z}, \forall t \geq 0\}.$$

设 $M_1 = \{T_0\}$, $\omega(x_0)$ 为解 $F(t,x_0)$ 的 ω 极限集. 由于对于所有 $t \geq 0$ 有 $F(t, T_0) = T_0 \in \partial \mathbb{Z}$, 有 $M_1 \subset \bigcup_{x_0 \in M_\partial} \omega(x_0)$.

接下来证明 $\bigcup_{x_0 \in M_\partial} \omega(x_0) \subset M_1$. 对任意 $x_0 \in M_\partial$ 有 $F(t,x_0) \in \partial \mathbb{Z}$ 对所有 $t \geq 0$ 均成立. 进一步有 $E(t) \equiv 0$ 或 $I(t) \equiv 0$ 或 $\int_0^\infty r(t,b)\mathrm{d}b \equiv 0$. 若 $E(t) \equiv 0$, 则由 $S(t)$ 的一致持续性, 从模型 (4.1) 的第三个方程得知 $I(t) \equiv 0$. 进一步得到 $r(t,0) = kI(t) \equiv 0$, 于是 $\int_0^\infty r(t, b)\mathrm{d}b \equiv 0$. 这样, 模型 (4.1) 退化为如下子系统:

$$\begin{cases} \dfrac{\mathrm{d}S(t)}{\mathrm{d}t} = \Lambda - (\mu + \xi)S(t) + \int_0^\infty \omega_1(a)v(t,a)\mathrm{d}a, \\ \dfrac{\partial v(t,a)}{\partial t} + \dfrac{\partial v(t,a)}{\partial a} = -(\omega_1(a) + \mu)v(t,a). \end{cases} \tag{4.14}$$

显然, 由 (4.14) 得到 $\lim_{t \to \infty} S(t) = S^0$ 和 $\lim_{t \to \infty} v(t,a) = v^0(a)$. 这表明 $\omega(x_0) = \{T_0\}$. 同样地, 若 $I(t) \equiv 0$ 或 $\int_0^\infty r(t,b)\mathrm{d}b \equiv 0$, 对所有 $t \geq 0$ 和 $b \geq 0$ 也可以得到, $E(t) \equiv 0, I(t) \equiv 0$ 和 $\int_0^\infty r(t,b)\mathrm{d}b \equiv 0$, 则模型 (4.1) 也退化成子系统 (4.14). 因此, $\lim_{t \to \infty} S(t) = S^0$ 和 $\lim_{t \to \infty} v(t,$

$a)=v^0(a).$这表明$\omega(x_0)=T_0,$因此$\bigcup_{x_0\in M_\partial}\omega(x_0)\subset M_1.$从而得到$\bigcup_{x_0\in M_\partial}\omega(x_0)=M_1.$

由$\bigcup_{x_0\in M_\partial}\omega(x_0)=M_1,$当$t\to\infty$时,在$M_\partial$上的任意解$F(t,x_0)$都趋向于$T_0.$由引理4.1,得到$P_0$是$\mathbb{Y}$上一个孤立的不变集,且$W^s(T_0)\bigcap\mathbb{Z}=\phi,$其中$W^s(T_0)$是$T_0$的稳定集.

此外,从上述的讨论中,注意到M_1在$\partial\mathbb{Z}$中没有形成环.参见文献[36,86]和推论4.1中的动力系统的持续理论,最终得到模型(4.1)的解半流$F(t,x_0)$是一致持续性的.定理得证.

由模型(4.1)解半流$F(t,x_0)$的一致持续性得知,当$R_0>1$时,模型(4.1)存在一个地方病平衡点$T^*=(S^*,v^*(a),E^*,I^*,r^*(b)),$其满足如下平衡点方程:

$$\begin{cases}\Lambda-(\mu+\xi)S^*-\beta S^*I^*+\int_0^\infty\omega_1(a)v^*(a)\mathrm{d}a=0,\\[2mm]\dfrac{\mathrm{d}v^*(a)}{\mathrm{d}a}=-(\omega_1(a)+\mu)v^*(a),\\[2mm]\beta S^*I^*-(\varepsilon+\mu)E^*=0,\\[2mm]\int_0^\infty\omega_2(b)r^*(b)\mathrm{d}b+\varepsilon E^*-(\mu+\delta+k)I^*=0,\\[2mm]\dfrac{\mathrm{d}r^*(b)}{\mathrm{d}b}=-(\omega_2(b)+\mu)r^*(b),\\[2mm]v^*(0)=\xi S^*,r^*(0)=kI^*.\end{cases}\tag{4.15}$$

4.4　平衡点的稳定性

定理 4.4　如果$R_0<1,$则无病平衡点T_0是局部渐近稳定的;如果$R_0>1,$则T_0不稳定.

证明　令$x_1(t)=S(t)-S^0,x_2(t,a)=v(t,a)-v^0(a),x_3(t)=E(t),x_4(t)=I(t),$$x_5(t,b)=r(t,b),$将模型(4.1)在$T_0$线性化可得

$$\begin{cases}\dfrac{\mathrm{d}x_1(t)}{\mathrm{d}t}=-(\mu+\xi)x_1(t)-\beta S^0x_4(t)+\int_0^\infty\omega_1(a)x_2(t,a)\mathrm{d}a,\\[2mm]\left(\dfrac{\partial}{\partial t}+\dfrac{\partial}{\partial a}\right)x_2(t,a)=-\varepsilon_1(a)x_2(t,a),\\[2mm]\dfrac{\mathrm{d}x_3(t)}{\mathrm{d}t}=\beta S^0x_4(t)-(\mu+\varepsilon)x_3(t),\\[2mm]\dfrac{\mathrm{d}x_4(t)}{\mathrm{d}t}=\int_0^\infty\omega_2(b)x_5(t,b)\mathrm{d}b+\varepsilon x_3(t)-(\mu+\delta+k)x_4(t),\\[2mm]\left(\dfrac{\partial}{\partial t}+\dfrac{\partial}{\partial b}\right)x_5(t,b)=-\varepsilon_2(b)x_5(t,b),\\[2mm]x_2(t,0)=\xi x_1(t),x_5(t,0)=kx_4(t).\end{cases}\tag{4.16}$$

设$x_1(t)=x_1^0\mathrm{e}^{\lambda t},x_2(t,a)=x_2^0(a)\mathrm{e}^{\lambda t},x_3(t)=x_3^0\mathrm{e}^{\lambda t},x_4(t)=x_4^0\mathrm{e}^{\lambda t},x_5(t,b)=x_5^0(b)\mathrm{e}^{\lambda t}$是方程(4.16)的解,其中$(x_1^0,x_2^0(a),x_3^0,x_4^0,x_5^0(b))$为初始值,$\lambda$是一个复数.从方程组(4.16)各方程分别有

$$\lambda x_1^0 = -(\mu + \xi) x_1^0 - \beta S^0 x_4^0 + \int_0^\infty \omega_1(a) x_2^0(a) \mathrm{d}a, \tag{4.17}$$

$$\lambda x_2^0(a) + \frac{\mathrm{d}x_2^0(a)}{\mathrm{d}a} = -\varepsilon_1(a) x_2^0(a), x_2^0(0) = \xi x_1^0, \tag{4.18}$$

$$\lambda x_3^0 = \beta S^0 x_4^0 - (\mu + \varepsilon) x_3^0, \tag{4.19}$$

$$\lambda x_4^0 = \int_0^\infty \omega_2(b) x_5^0(b) \mathrm{d}b + \varepsilon x_3^0 - (\mu + \delta + k) x_4^0, \tag{4.20}$$

$$\lambda x_5^0(b) + \frac{\mathrm{d}x_5^0(b)}{\mathrm{d}b} = -\varepsilon_2(b) x_5^0(b), x_5^0(0) = k x_4^0. \tag{4.21}$$

求解式(4.18),(4.21)后和(4.19)代入(4.17)和(4.20)中联立,可得

$$\left(\lambda + \mu + \xi - \xi \int_0^\infty \omega_1(a) \mathrm{e}^{-(\lambda + \mu)a - \int_0^a \omega_1(\tau)\mathrm{d}\tau} \mathrm{d}a \right) x_1^0 + \beta S^0 x_4^0 = 0,$$

$$\left(\lambda + \mu + \delta + k - \frac{\beta S^0 \varepsilon}{\lambda + \mu + \varepsilon} - k \int_0^\infty \omega_2(b) \mathrm{e}^{-(\lambda + \mu)b - \int_0^b \omega_2(\tau)\mathrm{d}\tau} \mathrm{d}b \right) x_4^0 = 0.$$

由于 x_1^0, x_4^0 不全为零,因此从上式知 λ 满足方程 $H_1(\lambda) H_2(\lambda) = 0$,其中,

$$H_1(\lambda) \overset{\triangle}{=} \lambda + \mu + \delta + k - \frac{\beta S^0 \varepsilon}{\lambda + \mu + \varepsilon} - k \int_0^\infty \omega_2(b) \mathrm{e}^{-(\lambda + \mu)b - \int_0^b \omega_2(\tau)\mathrm{d}\tau} \mathrm{d}b,$$

$$H_2(\lambda) \overset{\triangle}{=} \lambda + \mu + \xi - \xi \int_0^\infty \omega_1(a) \mathrm{e}^{-(\lambda + \mu)a - \int_0^a \omega_1(\tau)\mathrm{d}\tau} \mathrm{d}a.$$

由于

$$H'_1(\lambda) = 1 + \frac{\beta S^0 \varepsilon}{(\lambda + \mu + \varepsilon)^2} + bk \int_0^\infty \omega_2(b) \mathrm{e}^{-(\lambda + \mu)b - \int_0^b \omega_2(\tau)\mathrm{d}\tau} \mathrm{d}b > 0,$$

并且 $\lim_{\lambda \to -\infty} H_1(\lambda) = -\infty$ 和 $\lim_{\lambda \to +\infty} H_1(\lambda) = +\infty$,因此 $H_1(\lambda)$ 有唯一的实根 $\bar{\lambda}$. 注意到 $H_1(0) = \mu + \delta + k - \frac{\beta S^0 \varepsilon}{\mu + \varepsilon} - k\theta_2 = (\mu + \delta + k)(1 - R_0)$. 于是如果 $R_0 < 1$,则 $\bar{\lambda} < 0$;如果 $R_0 > 1$,则 $\bar{\lambda} > 0$. 现令 $\lambda = \alpha + \mathrm{i}\beta$ 是方程 $H_1(\lambda) = 0$ 的复根,则 $H_1(\alpha) \leqslant 0$,这表明 $\bar{\lambda} > \alpha$. 因此,当且仅当 $R_0 > 1$ 时,$H_1(\lambda) = 0$ 至少有一个正实部的根;当且仅当 $R_0 < 1$ 时,$H_1(\lambda) = 0$ 的所有根具有负实部.

假设 $\lambda = \alpha + \mathrm{i}\beta$ 是 $H_2(\lambda) = 0$ 的满足 $\alpha \geqslant 0$ 的任意根. 由于

$$\alpha + \mu + \xi - \xi \int_0^\infty \omega_1(a) \mathrm{e}^{-(\alpha + \mu)a - \int_0^a \omega_1(\tau)\mathrm{d}\tau} \cos(\beta a)\mathrm{d}a = 0,$$

并且

$$\left| \int_0^\infty \omega_1(a) \mathrm{e}^{-(\alpha + \mu)a - \int_0^a \omega_1(\tau)\mathrm{d}\tau} \cos(\beta a)\mathrm{d}a \right| \leqslant \int_0^\infty \omega_1(a) \mathrm{e}^{-\int_0^a \omega_1(\tau)\mathrm{d}\tau} \mathrm{d}a \leqslant 1,$$

则有 $\alpha + \mu + \xi - \xi \int_0^\infty \omega_1(a) \mathrm{e}^{-(\alpha + \mu)a - \int_0^a \omega_1(\tau)\mathrm{d}\tau} \cos(\beta a)\mathrm{d}a > 0$,得到矛盾,因此 $H_2(\lambda) = 0$ 的所有根具有负实部. 定理得证.

定理 4.5 如果 $R_0 < 1$,则无病平衡点 T_0 全局渐近稳定.

证明 选择 Lyapunov 函数如下:

$$L_0(t) = L_s^0(t) + L_v^0(t) + \frac{\varepsilon}{\mu+\varepsilon}E(t) + I(t) + \int_0^\infty \pi_2(b)r(t,b)\mathrm{d}b.$$

这里 $L_s^0(t) = \frac{\varepsilon}{\mu+\varepsilon}S^0\Phi\left(\frac{S}{S^0}\right)$ 和 $L_v^0(t) = \frac{\varepsilon}{\mu+\varepsilon}\int_0^\infty v^0(a)\Phi\left(\frac{v(t,a)}{v^0(a)}\right)\mathrm{d}a$，其中 $\Phi(u) = u -$

$1-\ln u$. 由于 $\pi_2(0) = \theta_2$，得到

$$\int_0^\infty \pi_2(b)\frac{\partial r(t,b)}{\partial t}\mathrm{d}b = -\pi_2(b)r(t,b)\Big|^\infty + \theta_2 kI - \int_0^\infty \omega_2(b)r(t,b)\mathrm{d}b.$$

由于 $\mu+\xi = \frac{1}{S^0}\left(\Lambda + \int_0^\infty \omega_1(a)v^0(a)\mathrm{d}a\right)$，并且

$$\frac{\mathrm{d}L_s^0(t)}{\mathrm{d}t} = \frac{\varepsilon}{\mu+\varepsilon}\left(1 - \frac{S^0}{S}\right)\frac{\mathrm{d}S}{\mathrm{d}t}$$

$$= -\frac{\varepsilon}{\mu+\varepsilon}(\beta SI - \beta S^0 I) - \frac{\varepsilon}{\mu+\varepsilon}\Lambda\left(\frac{S}{S^0} + \frac{S^0}{S} - 2\right)$$

$$+ \frac{\varepsilon}{\mu+\varepsilon}\int_0^\infty \omega_1(a)v^0(a)\left[\frac{v(t,a)}{v^0(a)} - \frac{S}{S^0} - \frac{S^0 v(t,a)}{Sv^0(a)} + 1\right]\mathrm{d}a,$$

$$\frac{\mathrm{d}L_v^0(t)}{\mathrm{d}t} = \frac{\varepsilon}{\mu+\varepsilon}\left[-v^0(a)\Phi\left(\frac{v(t,a)}{v^0(a)}\right)\Big|^\infty - \xi S^0\Phi\left(\frac{S}{S^0}\right) - \int_0^\infty \varepsilon_1(a)v^0(a)\Phi\left(\frac{v(t,a)}{v^0(a)}\right)\mathrm{d}a\right].$$

因此，

$$\frac{\mathrm{d}L_0(t)}{\mathrm{d}t} = \frac{\mathrm{d}L_s^0(t)}{\mathrm{d}t} + \frac{\mathrm{d}L_v^0(t)}{\mathrm{d}t} + \frac{\varepsilon}{\mu+\varepsilon}\frac{\mathrm{d}E(t)}{\mathrm{d}t} + \frac{\mathrm{d}I(t)}{\mathrm{d}t} + \int_0^\infty \pi_2(b)\frac{\partial r(t,b)}{\partial t}\mathrm{d}b$$

$$= -\frac{\varepsilon\Lambda}{\mu+\varepsilon}\left(\frac{S}{S^0} + \frac{S^0}{S} - 2\right) - \frac{\varepsilon}{\mu+\varepsilon}v^0(a)\Phi\left(\frac{v(t,a)}{v^0(a)}\right)\Big|^\infty - \pi_2(b)r(t,b)\Big|^\infty$$

$$- \frac{\xi\varepsilon S^0}{\mu+\varepsilon}\Phi\left(\frac{S}{S^0}\right) - \frac{\mu\varepsilon}{\mu+\varepsilon}\int_0^\infty v^0(a)\Phi\left(\frac{v(t,a)}{v^0(a)}\right)\mathrm{d}a + \frac{\varepsilon}{\mu+\varepsilon}\sum$$

$$+ \frac{\beta\varepsilon S^0 I}{\mu+\varepsilon} + k\theta_2 I - (k+\delta+\mu)I.$$

其中，

$$\sum = \int_0^\infty \omega_1(a)v^0(a)\left[\frac{v(t,a)}{v^0(a)} - \frac{S}{S^0} - \frac{S^0 v(t,a)}{Sv^0(a)} + 1\right]\mathrm{d}a - \int_0^\infty \omega_1(a)v^0(a)\Phi\left(\frac{v(t,a)}{v^0(a)}\right)\mathrm{d}a$$

$$= \int_0^\infty \omega_1(a)v^0(a)\left[\ln\frac{v(t,a)}{v^0(a)} - \frac{S}{S^0} - \frac{S^0 v(t,a)}{Sv^0(a)} + 2\right]\mathrm{d}a$$

$$= -\int_0^\infty \omega_1(a)v^0(a)\left[\Phi\left(\frac{S^0 v(t,a)}{Sv^0(a)}\right) + \Phi\left(\frac{S}{S^0}\right)\right]\mathrm{d}a \leqslant 0.$$

由于 $\frac{\beta\varepsilon S^0 I}{\mu+\varepsilon} + k\theta_2 I - (k+\delta+\mu)I = (k+\delta+\mu)(R_0-1)I$，则当 $R_0 < 1$ 时有 $\frac{\mathrm{d}L_0(t)}{\mathrm{d}t} \leqslant$

0，并且 $\frac{\mathrm{d}L_0(t)}{\mathrm{d}t} = 0$ 表明 $S(t) \equiv S^0$ 和 $v(t,a) \equiv v^0(a)$. 进一步由模型(4.1)的第一个方程、

第三个方程和第四个方程得到 $I(t) \equiv 0, E(t) \equiv 0$ 和 $r(t,b) \equiv 0$. 因此，由 LaSalle 不变集原

理[39]，得知平衡点 T_0 全局渐近稳定性.

定理 4.6　如果 $R_0 > 1$，则地方病平衡点 T^* 局部渐近稳定.

证明 令 $x_1(t) = S(t) - S^*, x_2(t,a) = v(t,a) - v^*(a), x_3(t) = E(t) - E^*, x_4(t) = I(t) - I^*, x_5(t,b) = r(t,b) - r^*(b)$,将模型(4.1)在 T^* 线性化可得

$$\begin{cases} \dfrac{dx_1(t)}{dt} = -(\mu + \xi)x_1(t) - \beta I^* x_1(t) - \beta S^* x_4(t) + \displaystyle\int_0^\infty \omega_1(a)x_2(t,a)da, \\[2mm] \left(\dfrac{\partial}{\partial t} + \dfrac{\partial}{\partial a}\right)x_2(t,a) = -\varepsilon_1(a)x_2(t,a), \\[2mm] \dfrac{dx_3(t)}{dt} = -(\mu + \varepsilon)x_3(t) + \beta I^* x_1(t) + \beta S^* x_4(t), \\[2mm] \dfrac{dx_4(t)}{dt} = \displaystyle\int_0^\infty \omega_2(b)x_5(t,b)db + \varepsilon x_3(t) - (\mu + \delta + k)x_4(t), \\[2mm] \left(\dfrac{\partial}{\partial t} + \dfrac{\partial}{\partial b}\right)x_5(t,b) = -\varepsilon_2(b)x_5(t,b), \\[2mm] x_2(t,0) = \xi x_1(t), x_5(t,0) = kx_4(t). \end{cases} \tag{4.22}$$

设 $x_1(t) = x_1^0 e^{\lambda t}, x_2(t,a) = x_2^0(a)e^{\lambda t}, x_3(t) = x_3^0 e^{\lambda t}, x_4(t) = x_4^0 e^{\lambda t}, x_5(t,b) = x_5^0(b)e^{\lambda t}$ 是方程(4.22)的解,其中 $(x_1^0, x_2^0(a), x_3^0, x_4^0, x_5^0(b))$ 为初始值,λ 是一个复数. 将此解代入 (4.22) 得

$$\lambda x_1^0 = -(\mu + \xi)x_1^0 - \beta I^* x_1^0 - \beta S^* x_4^0 + \int_0^\infty \omega_1(a)x_2^0(a)da, \tag{4.23}$$

$$\lambda x_2^0(a) + \frac{dx_2^0(a)}{da} = -\varepsilon_1(a)x_2^0(a), x_2^0(0) = \xi x_1^0, \tag{4.24}$$

$$\lambda x_3^0 = \beta I^* x_1^0 + \beta S^* x_4^0 - (\mu + \varepsilon)x_3^0, \tag{4.25}$$

$$\lambda x_4^0 = \int_0^\infty \omega_2(b)x_5^0(b)db + \varepsilon x_3^0 - (\mu + \delta + k)x_4^0, \tag{4.26}$$

$$\lambda x_5^0(b) + \frac{dx_5^0(b)}{db} = -\varepsilon_2(b)x_5^0(b), x_5^0(0) = kx_4^0. \tag{4.27}$$

求解(4.24)和(4.27)后,将其代入其他方程联立可得

$$\left(\lambda + k + \delta + \mu - k\theta_2(\lambda) - \frac{\beta \varepsilon S^*}{\lambda + \varepsilon + \mu}\right)x_4^0 = \frac{\beta \varepsilon I^*}{\lambda + \varepsilon + \mu}x_1^0$$

$$= \frac{-\beta S^* \varepsilon \beta I^*}{(\lambda + \mu + \varepsilon)(\lambda + \mu + \xi - \xi\theta_1(\lambda) + \beta I^*)}x_4^0.$$

由于 x_4^0 不为零,整理上式可得

$$H_3(\lambda) = \frac{\beta S^* \varepsilon(\lambda + \mu + \xi - \xi\theta_1(\lambda))}{(\lambda + \mu + \xi - \xi\theta_1(\lambda) + \beta I^*)(\lambda + \mu + \varepsilon)(\lambda + \mu + \delta + k)} + \frac{k\theta_2(\lambda)}{\lambda + \mu + \delta + k} = 1.$$

假设方程(4.28)有一个根 $\lambda_1 = a_1 + ib_1$,且 $a_1 \geqslant 0$. 由方程(4.15)的第三个方程至第六个方程联立可得 $\dfrac{\beta S^* \varepsilon}{\mu + \varepsilon} + k\theta_2 - (\mu + \delta + k) = 0$,并且由式(4.2)得到 $|\theta_i(\lambda_1)| \leqslant \theta_i$,其中 $\theta_i = \theta_i(0), i = 1, 2$,则(4.28)变形为

$$|H_3(\lambda_1)| \leqslant \left| \frac{\beta S^* \varepsilon(\lambda_1 + \mu + \xi - \xi\theta_1(\lambda_1))}{(\lambda_1 + \mu + \xi - \xi\theta_1(\lambda_1) + \beta I^*)(\lambda_1 + \mu + \varepsilon)(\lambda_1 + \mu + \delta + k)} \right| + \left| \frac{k\theta_2(\lambda_1)}{(\lambda_1 + \mu + \delta + k)} \right|$$

$$\leqslant \frac{1}{\mid a_1 + ib_1 + \mu + \delta + k \mid}\left(\left\mid \frac{\beta S^* \varepsilon}{a_1 + ib_1 + \mu + \varepsilon}\right\mid + \mid k\theta_2 \mid\right)$$

$$\leqslant \frac{1}{\mu + \delta + k}\left(\frac{\beta S^* \varepsilon}{\mu + \varepsilon} + k\theta_2\right) = 1.$$

则产生矛盾. 则(4.28)的所有特征根具有严格负实部, 即 T^* 在 $R_0 > 1$ 时局部渐近稳定. 定理得证.

定理 4.7　如果 $R_0 > 1$, 则地方病平衡点 T^* 是全局渐近稳定的.

证明　选择 Lyapunov 函数如下:

$$L^*(t) = L_s^*(t) + L_v^*(t) + E^* \Phi\left(\frac{E(t)}{E^*}\right) + \frac{\mu + \varepsilon}{\varepsilon} I^* \Phi\left(\frac{I(t)}{I^*}\right) + L_r^*(t).$$

其中, $L_s^*(t) = S^* \Phi\left(\dfrac{S}{S^*}\right)$, $L_v^*(t) = \displaystyle\int_0^\infty \pi_1(a) v^*(a) \Phi\left(\dfrac{v(t,a)}{v^*(a)}\right) da$ 和 $L_r^*(t) = \dfrac{\mu + \varepsilon}{\varepsilon} \displaystyle\int_0^\infty \pi_2(b)$

$r^*(b) \Phi\left(\dfrac{r(t,b)}{r^*(b)}\right) db$. 由于 $\mu + \xi = \dfrac{1}{S^*}\left(\Lambda - \beta S^* I^* + \displaystyle\int_0^\infty \omega_1(a) v^*(a) da\right)$ 和

$$\frac{dL_s^*}{dt} = -\Lambda\left[\Phi\left(\frac{S^*}{S}\right) + \Phi\left(\frac{S}{S^*}\right)\right] + \beta S I^* - \beta S I - \beta S^* I^* + \beta S^* I$$

$$+ \int_0^\infty \omega_1(a) v^*(a)\left[\frac{v(t,a)}{v^*(a)} - \frac{S}{S^*} - \frac{S^* v(t,a)}{S v^*(a)} + 1\right] da,$$

$$\frac{dL_v^*}{dt} = -\pi_1(a) v^*(a) \Phi\left(\frac{v(t,a)}{v^*(a)}\right)\Big|^\infty + \theta_1 \xi S^* \Phi\left(\frac{S}{S^*}\right) - \int_0^\infty \omega_1(a) v^*(a) \Phi\left(\frac{v(t,a)}{v^*(a)}\right) da,$$

$$\frac{dL_r^*}{dt} = -\frac{\mu + \varepsilon}{\varepsilon} \pi_2(b) r^*(b) \Phi\left(\frac{r(t,b)}{r^*(b)}\right)\Big|^\infty + \frac{\mu + \varepsilon}{\varepsilon} \theta_2 k I^* \Phi\left(\frac{I}{I^*}\right)$$

$$-\frac{\mu + \varepsilon}{\varepsilon} \int_0^\infty \omega_2(b) r^*(b) \Phi\left(\frac{r(t,b)}{r^*(b)}\right) db,$$

由此可得

$$\frac{dL^*(t)}{dt} = -\Lambda\left[\Phi\left(\frac{S^*}{S}\right) + \Phi\left(\frac{S}{S^*}\right)\right] - \pi_1(a) v^*(a) \Phi\left(\frac{v(t,a)}{v^*(a)}\right)\Big|^\infty$$

$$-\frac{\mu + \varepsilon}{\varepsilon} \pi_2(b) r^*(b) \Phi\left(\frac{r(t,b)}{r^*(b)}\right)\Big|^\infty + \sum_{l=1}^3 B_l.$$

其中,

$$B_1 = \int_0^\infty \omega_1(a) v^*(a)\left[\frac{v(t,a)}{v^*(a)} - \frac{S}{S^*} - \frac{S^* v(t,a)}{S v^*(a)} + 1 - \Phi\left(\frac{v(t,a)}{v^*(a)}\right)\right] da + \theta_1 \xi S^* \Phi\left(\frac{S}{S^*}\right)$$

$$= -\int_0^\infty \omega_1(a) v^*(a) \Phi\left(\frac{S^* v(t,a)}{S v^*(a)}\right) da.$$

$$B_2 = \beta S I^* - \beta S I - \beta S^* I^* + \beta S^* I + \beta S I - (\mu + \varepsilon) E - \frac{E^*}{E} \beta S I + (\mu + \varepsilon) E^*$$

$$+ (\mu + \varepsilon) E - (\mu + \varepsilon) \frac{I E^*}{I^*} + (\mu + \varepsilon) E^* - (\mu + \varepsilon) \frac{I^* E}{I}$$

$$= \beta S^* I^*\left[1 + \frac{S}{S^*} - \frac{E I^*}{E^* I} - \frac{E^* S I}{E S^* I^*}\right].$$

$$B_3 = \frac{\mu + \varepsilon}{\varepsilon} \int_0^{\infty} \omega_2(b) r^*(b) \left[\frac{r(t,b)}{r^*(b)} - \frac{I}{I^*} - \frac{I^* r(t,b)}{I r^*(b)} + 1 - \Phi\left(\frac{r(t,b)}{r^*(b)}\right) \right] db + \frac{\mu + \varepsilon}{\varepsilon} \theta_2 k I^* \Phi\left(\frac{I}{I^*}\right)$$

$$= -\frac{\mu + \varepsilon}{\varepsilon} \int_0^{\infty} \omega_2(b) r^*(b) \Phi\left(\frac{I^* r(t,b)}{I r^*(b)}\right) db.$$

因此有 $\dfrac{\mathrm{d}L^*(t)}{\mathrm{d}t} \leqslant 0$,其中等号成立当且仅当 $S = S^*, v(t,a) = v^*(a), E = E^*, I = I^*$ 和 $r(t,b) = r^*(b)$,那么由 LaSalle 不变集原理[39],平衡点 T^* 全局渐近稳定性.

4.5 数值模拟

本小节结合具体数据用 Matlab 进行数值模拟.参见文献[88]中统计的麻疹数据,得到 2005—2013 年全国麻疹病例按年龄段的发病率,如图 4.1 所示.模型中所用到的参数值如下,这些参数都参见文献[58,89,90],对参数的具体值做如下进一步解释:

(1) 假设中国人的平均寿命为 840 个月(70 年),故死亡率 $= \dfrac{1}{840} = 0.0012$.

(2) 使用最小二乘法拟合数据得到参数 $\beta = 0.437$.

(3) 选择模型参数 $\dfrac{1}{\varepsilon} = 0.5, \dfrac{1}{k} = 0.663, \delta = 0.003, \Lambda = 2$.那么 $\theta_1 = 0.0042, \theta_2 = 0.3739$.

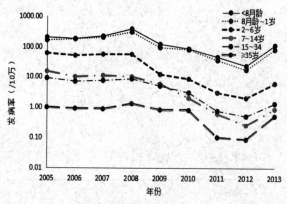

图 4.1 中国 2005—2013 年不同年龄组人群麻疹发病率

基本再生数是决定疾病是否流行的重要指标.本小节所建立模型的基本再生数 $R_0 = \dfrac{\beta S^0 \varepsilon + (\mu + \varepsilon) k \theta_2}{(\mu + \delta + k)(\mu + \varepsilon)}$.偏置相关系数(PRCC)已被广泛用于分析参数的敏感性,由 R_0 表达式,β 对 R_0 影响是正向的,δ 对 R_0 影响是反向的.进一步取样本空间 $n = 1500$,把它作为输入变量,而 R_0 的值作为输出参数,可计算出影响 R_0 的四个参数的 PRCC 值,这些值的绝对值排序决定了它们对 R_0 影响的差异,而加号或减号表示影响为正或负.由图 4.2 可以看出,β,ε 对 R_0 有正的影响,而 k,δ 对 R_0 有负的影响,β,δ 是对 R_0 影响较大的参数,其次是麻疹染病率 ε,最后是麻疹的感染者进入恢复者的比率 k.故有效降低麻疹感染的基本方法为:(1) 有效控制麻疹的感染率,如疾病的易感者在生活中应多注意避免接触患者,同时对染病者进行管控,最终达到降低感染率的效果;(2)控制感染率,处在潜伏期时应及时就医;(3)疾病治疗阶段切不可放松,实施积极的治疗办法,提高治愈率,严格控制因病死亡.

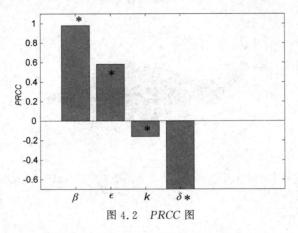

图 4.2　PRCC 图

取 $\xi = 0.23$ 得 $R_0 = 0.830\,3 < 1$,由定理 4.5 知无病平衡点 $T_0 = (S^0, v^0(a), 0, 0, 0)$ 是全局渐近稳定的,其中 $S^0 \approx 8, v^0(a) \approx 1.84\rho_1(a)$,即解曲线收敛于无病平衡点.由图 4.3 知,随着时间的推移,各个仓室的人数震荡收敛于无病平衡点.取 $\xi = 0.103$ 得 $R_0 = 1.793\,4 > 1$,由定理 4.7 知地方病平衡点 $T^* = (S^*, v^*(a), E^*, I^*, r^*(b))$ 是全局渐近稳定的,其中 $S^* \approx 1, v^*(a) \approx 0.103\rho_1(a), E^* \approx 0.66, I^* \approx 3, r^*(b) \approx 4.52\rho_2(b)$,即解曲线收敛于地方病平衡点,由图 4.4 得到经过一段时间后,各个仓室的人数震荡收敛于地方病平衡点.

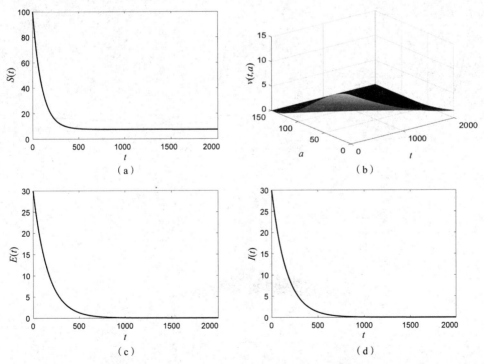

图 4.3　取 $\xi = 0.23$,此时 $R_0 = 0.830\,3 < 1$,解收敛于无病平衡点 $T_0 = (S^0, v^0(a), 0, 0, 0)$

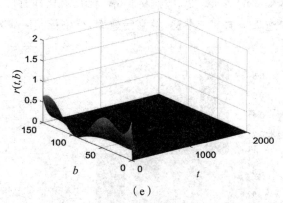

（e）

图 4.3　取 $\xi = 0.23$，此时 $R_0 = 0.830\ 3 < 1$，解收敛于无病平衡点 $T_0 = (S^0, v^0(a), 0, 0, 0)$（续）

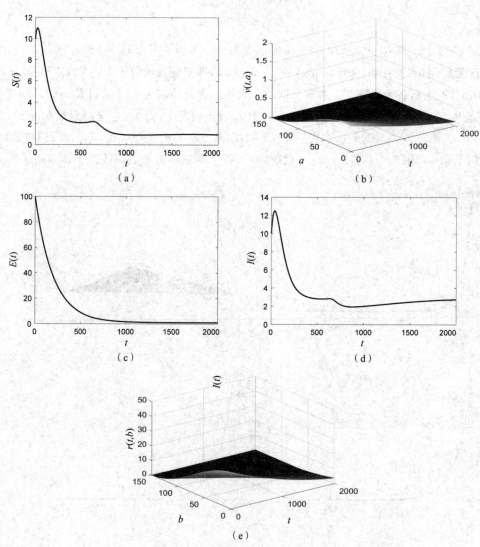

图 4.4　取 $\xi = 0.103$，则 $R_0 = 1.793\ 4 > 1$，解收敛于地方病平衡点 $T^* = (S^*, v^*(a), E^*, I^*, r^*(b))$

4.6　小结与讨论

本章建立了一类具有接种和复发的年龄结构 SVEIR 麻疹传染病模型.计算得到模型的基本再生数为 $R_0 = \dfrac{\beta S^0 \varepsilon + (\mu + \varepsilon) k \theta_2}{(\mu + \delta + k)(\mu + \varepsilon)}$.根据 Webb 等[9] 在文中建立和使用的方法,将模型 (4.1) 中的偏微分方程沿着特征线积分,从而模型转化成了所谓的 Volterra 型积分方程,进一步得到了该模型解的适定性.通过使用动力系统持续性理论,得到了当 $R_0 > 1$ 时,疾病一致持续性.通过构造适当的 Volterra 型的 Lyapunov 函数证明了当 $R_0 < 1$ 时,无病平衡点 T_0 全局渐近稳定;当 $R_0 > 1$ 时,无病平衡点不稳定,并且地方病平衡点全局渐近稳定.最后作为理论结果的一个应用,参考全国 2005－2013 年全国麻疹病例年龄分布,用 Matlab 进行数值模拟,结合理论分析给出了控制麻疹的一些建议.

第五章 具有年龄结构 SEIRS 模型的稳定性分析

5.1 模型建立

假设将总人口分为易感类 $S(a,t)$、无症状感染者类 $E(a,t)$、有症状感染者类 $I(a,t)$、治愈类 $R(a,t)$. a 表示年龄，t 表示时间，$\mu(a)$ 表示自然死亡率，$[\varepsilon(a)]^{-1}$ 表示无症状到出现症状的平均周期，$[\alpha(a)]^{-1}$ 为平均患病周期，$b(a)$ 表示出生率. 根据 SEIRS 的传播特点，选取感染力函数为

$$\Lambda(a,t) = K(a) \int_0^{+\infty} \frac{\beta_1(a)E(a,t) + \beta_2(a)I(a,t)}{N(a,t)} \mathrm{d}a,$$

其中，$K(a)$ 为年龄依赖的接触率，$\beta_1(a)$ 和 $\beta_2(a)$ 分别为无症状和有症状者的感染率，易感人群感染后分别按 $q(a)$ 和 $1-q(a)$ 的比例进入无症状和有症状类. 由此建立的年龄结构微分方程模型为

$$\begin{cases} \left(\dfrac{\partial}{\partial a} + \dfrac{\partial}{\partial t}\right) S(a,t) = -\Lambda(a,t)S(a,t) - \mu(a)S(a,t) + \gamma(a)R(a,t), \\[2mm] \left(\dfrac{\partial}{\partial a} + \dfrac{\partial}{\partial t}\right) E(a,t) = q(a)\Lambda(a,t)S(a,t) - \mu(a)E(a,t) - \varepsilon(a)E(a,t), \\[2mm] \left(\dfrac{\partial}{\partial a} + \dfrac{\partial}{\partial t}\right) I(a,t) = (1-q(a))\Lambda(a,t)S(a,t) - \mu(a)I(a,t) + \varepsilon(a)I(a,t) - \alpha(a)I(a,t), \\[2mm] \left(\dfrac{\partial}{\partial a} + \dfrac{\partial}{\partial t}\right) R(a,t) = \alpha(a)I(a,t) - \mu(a)R(a,t) - \gamma(a)R(a,t). \end{cases}$$

$$(5.1)$$

令 $N(a,t) = S(a,t) + E(a,t) + I(a,t) + R(a,t)$，则得总人口密度函数满足以下标准的 Mckendrick－vonforester 方程：

$$\begin{cases} \left(\dfrac{\partial}{\partial t} + \dfrac{\partial}{\partial a}\right) N(a,t) = -\mu(a)N(a,t), \\[2mm] N(0,t) = \int_0^{+\infty} b(a)N(a,t)\mathrm{d}a, \\[2mm] N(a,0) = N_0(a) = S_0(a) + E_0(a) + I_0(a) + R_0(a). \end{cases}$$

$$(5.2)$$

假设模型 (5.1) 和 (5.2) 的所有参数都非负，且

$$b(a), \beta_1(a), \beta_2(a) \in L^{\infty}[0, +\infty), \mu(a), \varepsilon(a), \alpha(a), K(a), \gamma(a) \in C[0, +\infty),$$

$$\int_0^{+\infty} \mu(a)\mathrm{d}a = +\infty, a \in [0, +\infty).$$

另外，由于新生儿护理严格，影响较小，假设总人口处于稳定状态，即

$$\int_0^{+\infty} b(a) e^{-\int_0^a \mu(\tau) d\tau} da = 1, N_0(a) = N(a,t) = b_0 e^{-\int_0^a \mu(\tau) d\tau}. \tag{5.3}$$

设 $S_0(a) \geqslant 0, E_0(a) \geqslant 0, I_0(a) \geqslant 0, R_0(a) \geqslant 0, S_0(a) + E_0(a) + I_0(a) + R_0(a) = N_0(a)$,

则有 $b_0 = \dfrac{\int_0^a N_0(a) da}{\int_0^a e^{-\int_0^a \mu(\tau) d\tau} da}$, 由 (5.3) 得 $S(0,t) = \int_0^{+\infty} b(a) N_0(a) da = b_0$.

5.2　预备工作

引理 5.1　对于方程

$$\begin{cases} \left(\dfrac{\partial}{\partial t} + \dfrac{\partial}{\partial a}\right) N(a,t) = -\mu(a) N(a,t) + f(a,t), \\ N(0,t) = \int_0^{+\infty} b(a) N(a,t) da, \\ N(a,0) = N_0(a). \end{cases} \tag{5.4}$$

其中, $f(a,t): \mathbb{R}_+^2$ 上的连续函数, 其余参数如模型 (5.1). 此方程的解为

$$N(a,t) = \begin{cases} N(a-t,0) \dfrac{\pi(a)}{\pi(a-t)} + \int_0^t f(a-t+\xi,\xi) \dfrac{\pi(a)}{\pi(a-t+\xi)} d\xi, a > t, \\ N(0,t-a)\pi(a) + \int_0^a f(\tau,t-a+\xi) \dfrac{\pi(a)}{\pi(\xi)} d\xi, a < t. \end{cases}$$

证明　一阶线性偏微分方程的特征线为 $t-a=c$, 其中 c 为常数. 令 (a_0,t_0) 是平面 (a, t) 中第一象限中的点, 那么特征线可由参数方程 $a = a_0 + s, t = t_0 + s$ 给出, 其中 s 为参数. 则 $N(a,t) = N(a_0+s, t_0+s) = \hat{N}(s), \mu(a) = \mu(a_0+s) = \hat{\mu}(s), f(a,t) = f(a_0+s, t_0+s) = \hat{f}(s), N(a_0,t_0) = \hat{N}(0)$. 记 $\pi(a) = e^{-\int_0^a \mu(\tau) d\tau}$. 则 (5.4) 变为

$$\frac{d\hat{N}(s)}{ds} = -\hat{\mu}(s)\hat{N}(s) + \hat{f}(s),$$

解得

$$\hat{N}(s) = \hat{N}(0) e^{-\int_0^s \hat{\mu}(\tau) d\tau} + \int_0^s \hat{f}(\xi) e^{-\int_\xi^s \hat{\mu}(\tau) d\tau} d\xi. \tag{5.5}$$

当 $a > t$ 时, 令 $t_0 = 0, a_0 = a-t, s = t$, 则由 (5.5) 得

$$N(a,t) = N(a-t,0) e^{-\int_0^t \mu(a-t+\tau) d\tau} + \int_0^t f(a-t+\xi,\xi) e^{-\int_\xi^t \mu(a-t+\tau) d\tau} d\xi \tag{5.6}$$

$$= N(a-t,0) \frac{\pi(a)}{\pi(a-t)} + \int_0^t f(a-t+\xi,\xi) \frac{\pi(a)}{\pi(a-t+\xi)} d\xi.$$

当 $a < t$ 时, 令 $t_0 = t-a, a_0 = 0, s = a$, 则由 (5.5) 得

$$N(a,t) = N(0,t-a)e^{-\int_0^a \mu(\tau)d\tau} + \int_0^a f(\xi,t-a+\xi)e^{-\int_\xi^a \mu(\tau)d\tau}d\xi \qquad (5.7)$$

$$= N(0,t-a)\pi(a) + \int_0^a f(\xi,t-a+\xi)\frac{\pi(a)}{\pi(\xi)}d\xi.$$

综上(5.6)和(5.7),结论得证.

下面将对模型(5.1)做归一化处理,令

$$s(a,t) = \frac{S(a,t)}{N_0(a)}, e(a,t) = \frac{E(a,t)}{N_0(a)}, i(a,t) = \frac{I(a,t)}{N_0(a)}, r(a,t) = \frac{R(a,t)}{N_0(a)},$$

则模型(5.1)及其初边界条件转化为

$$\begin{cases}
\left(\dfrac{\partial}{\partial a} + \dfrac{\partial}{\partial t}\right)s(a,t) = -\lambda(a,t)s(a,t) + \gamma(a)r(a,t), \\[2mm]
\left(\dfrac{\partial}{\partial a} + \dfrac{\partial}{\partial t}\right)e(a,t) = q(a)\lambda(a,t)s(a,t) - \varepsilon(a)e(a,t), \\[2mm]
\left(\dfrac{\partial}{\partial a} + \dfrac{\partial}{\partial t}\right)i(a,t) = (1-q(a))\lambda(a,t)s(a,t) + \varepsilon(a)i(a,t) - \alpha(a)i(a,t), \\[2mm]
\left(\dfrac{\partial}{\partial a} + \dfrac{\partial}{\partial t}\right)r(a,t) = \alpha(a)i(a,t) - \gamma(a)r(a,t), \\[2mm]
\lambda(a,t) = K(a)\displaystyle\int_0^{+\infty} N_0(a)\left[\beta_1(a)e(a,t) + \beta_2(a)i(a,t)\right]da,
\end{cases} \qquad (5.8)$$

和

$$\begin{cases}
s(a,t) + e(a,t) + i(a,t) + r(a,t) = 1, \\
s(0,t) = 1, e(0,t) = i(0,t) = r(0,t) = 0, \\
s(a,0) = s_0(a), e(a,0) = e_0(a), i(a,0) = i_0(a), r(a,0) = r_0(a).
\end{cases} \qquad (5.9)$$

5.3 无病平衡点及其稳定性

首先,系统(5.8)及条件(5.9)有无病平衡态 $E^0(1,0,0,0)$.将其在无病平衡态 $E^0(1,0,0,0)$ 处线性化得

$$\begin{cases}
\left(\dfrac{\partial}{\partial a} + \dfrac{\partial}{\partial t}\right)\hat{s}(a,t) = -K(a)\hat{v}(t) + \gamma(a)\hat{r}(a,t), \\[2mm]
\left(\dfrac{\partial}{\partial a} + \dfrac{\partial}{\partial t}\right)\hat{e}(a,t) = q(a)K(a)\hat{v}(t) - \varepsilon(a)\hat{e}(a,t), \\[2mm]
\left(\dfrac{\partial}{\partial a} + \dfrac{\partial}{\partial t}\right)\hat{i}(a,t) = (1-q(a))K(a)\hat{v}(t) + \varepsilon(a)\hat{i}(a,t) - \alpha(a)\hat{i}(a,t), \\[2mm]
\left(\dfrac{\partial}{\partial a} + \dfrac{\partial}{\partial t}\right)\hat{r}(a,t) = \alpha(a)\hat{i}(a,t) - \gamma(a)\hat{r}(a,t), \\[2mm]
\hat{s}(0,t) = 0, \hat{e}(0,t) = \hat{i}(0,t) = \hat{r}(0,t) = 0.
\end{cases}$$

此处 $\hat{v}(t) = \displaystyle\int_0^{+\infty} N_0(a)\left[\beta_1(a)\hat{e}(a,t) + \beta_2(a)\hat{i}(a,t)\right]da.$

在上述方程中，令 $\hat{s}(a,t)=\bar{s}(a)e^{\lambda t}$，$\hat{e}(a,t)=\bar{e}(a)e^{\lambda t}$，$\hat{i}(a,t)=\bar{i}(a)e^{\lambda t}$，$\hat{r}(a,t)=\bar{r}(a)e^{\lambda t}$ 得，这里 $\bar{s}(a)$，$\bar{e}(a)$，$\bar{i}(a)$，$\bar{r}(a)$ 不全为零，

$$\begin{cases} \dfrac{d\bar{s}(a)}{da}+\lambda\bar{s}(a)=-K(a)\bar{v}+\gamma(a)\bar{r}(a), \\[2mm] \dfrac{d\bar{e}(a)}{da}+\lambda\bar{e}(a)=q(a)K(a)\bar{v}-\varepsilon(a)\bar{e}(a), \\[2mm] \dfrac{d\bar{i}(a)}{da}+\lambda\bar{i}(a)=(1-q(a))K(a)\bar{v}+\varepsilon(a)\bar{e}(a)-\alpha(a)\bar{i}(a), \\[2mm] \dfrac{d\bar{r}(a)}{da}+\lambda\bar{r}(a)=\alpha(a)\bar{i}(a)-\gamma(a)\bar{r}(a), \\[2mm] \bar{s}(0)=\bar{e}(0)=\bar{i}(0)=\bar{r}(0)=0. \end{cases} \tag{5.10}$$

这里 $\bar{v}=\int_0^{+\infty}N_0(a)[\beta_1(a)\bar{e}(a)+\beta_2(a)\bar{i}(a)]da$．由 (5.10) 的第二个方程，可得

$$\bar{e}(a)=\bar{v}\int_0^a q(\xi)K(\xi)e^{-\int_\xi^a(\lambda+\varepsilon(\tau))d\tau}d\xi. \tag{5.11}$$

将其代入 (5.10) 的第三个方程并求解，可得

$$\bar{i}(a)=\bar{v}\int_0^a\left[(1-q(\xi))K(\xi)+\varepsilon(\xi)\int_0^\xi q(\eta)K(\eta)e^{-\int_\eta^\xi(\lambda+\varepsilon(\tau))d\tau}d\eta\right]e^{-\int_\xi^a(\lambda+\alpha(\tau))d\tau}d\xi. \tag{5.12}$$

将 (5.11) 和 (5.12) 代入表达式 $\bar{v}$ 中，两边同时除以 $\bar{v}$ 可得特征方程为

$$\begin{aligned}
1&=\int_0^{+\infty}N_0(a)[\beta_1(a)\bar{e}(a)+\beta_2(a)\bar{i}(a)]da\\
&=\int_0^{+\infty}N_0(a)\left[\beta_1(a)\int_0^a q(\xi)K(\xi)e^{-\int_\xi^a(\lambda+\varepsilon(\tau))d\tau}d\xi+\beta_2(a)\int_0^a\left[(1-q(\xi))K(\xi)\right.\right.\\
&\quad\left.\left.+\varepsilon(\xi)\int_0^\xi q(\eta)K(\eta)e^{-\int_\eta^\xi(\lambda+\varepsilon(\tau))d\tau}d\eta\right]e^{-\int_\xi^a(\lambda+\alpha(\tau))d\tau}d\xi\right]da\\
&\doteq G(\lambda).
\end{aligned} \tag{5.13}$$

定义基本再生数为 $R_0=G(0)$，即

$$\begin{aligned}
R_0&=\int_0^{+\infty}N_0(a)\left[\beta_1(a)\int_0^a q(\xi)K(\xi)e^{-\int_\xi^a\varepsilon(\tau)d\tau}d\xi+\beta_2(a)\int_0^a\left[(1-q(\xi))K(\xi)\right.\right.\\
&\quad\left.\left.+\varepsilon(\xi)\int_0^\xi q(\eta)K(\eta)e^{-\int_\eta^\xi\varepsilon(\tau)d\tau}d\eta\right]e^{-\int_\xi^a\alpha(\tau)d\tau}d\xi\right]da.
\end{aligned} \tag{5.14}$$

关于基本再生数和无病平衡点的稳定性有如下定理.

定理 5.1　若基本再生数 $R_0<1$，则无病平衡点 $E^0(1,0,0,0)$ 局部渐近稳定；若 $R_0>1$，则无病平衡点不稳定.

证明　注意到

$$G'(\lambda)<0,\ \lim_{\lambda\to+\infty}G(\lambda)=0,\ \lim_{\lambda\to-\infty}G(\lambda)=+\infty$$

当 $R_0=G(0)>1$ 时，由零点定理可知方程 $G(\lambda)-1=0$ 具有唯一的正实根，则无病平衡点

E^0 不稳定；当 $R_0 = G(0) < 1$ 时，特征方程有唯一的负实根 λ^*。设 $\lambda = x + iy$ 为 $G(\lambda) = 1$ 的任意复根，由于 $Re(e^{\lambda}) = e^x \cos y \leqslant e^x = e^{Re(\lambda)}$，由(5.13)，$Re(G(\lambda)) = 1, Im(G(\lambda)) = 0$，则

$$1 = G(\lambda^*) = G(x + iy) = Re(G(x + iy)) \leqslant G(x).$$

且 $G'(\lambda) < 0$，则 $Re\lambda \leqslant \lambda^* < 0$。即 $R_0 < 1$ 时，无病平衡点局部渐近稳定。

定理 5.2 若基本再生数 $R_0 < 1$，则无病平衡点 $E^0(1,0,0,0)$ 全局渐近稳定。

证明 由于 $s(a,t) \leqslant 1$，注意到

$$g(a,t) \doteq \Lambda(a,t)s(a,t) \leqslant \Lambda(a,t) = K(a)\int_0^{+\infty} [\beta_1(a)e(a,t) + \beta_2(a)i(a,t)]\,\mathrm{d}a.$$

$$(5.15)$$

将(5.4)沿着特征线积分并利用引理 5.1，当 $a < t$ 时，

$$e(a,t) = \int_0^a e^{-\int_\xi^a \varepsilon(\tau)\mathrm{d}\tau} q(\xi)g(\xi,t-a+\xi)\mathrm{d}\xi,$$

$$i(a,t) = \int_0^a e^{-\int_\xi^a \alpha(\tau)\mathrm{d}\tau}\left[(1-q(\xi))g(\xi,t-a+\xi) + \varepsilon(\xi)\int_0^\xi q(\eta)e^{-\int_\eta^\xi \varepsilon(\tau)\mathrm{d}\tau} g(\eta,t-\xi+\eta)\mathrm{d}\eta\right]\mathrm{d}\xi,$$

$$r(a,t) = \int_0^a e^{-\int_\xi^a \gamma(\tau)\mathrm{d}\tau} \alpha(\xi)i(\xi,t-a+\xi)\mathrm{d}\xi.$$

$$(5.16)$$

将(5.16)中 $e(a,t)$ 和 $i(a,t)$ 代入不等式(5.15)，可得

$$g(a,t) \leqslant K(a)\int_0^{+\infty} N_0(a)\Big\{\beta_1(a)\int_0^a e^{-\int_\xi^a \varepsilon(\tau)\mathrm{d}\tau} q(\xi)g(\xi,t-a+\xi)\mathrm{d}\xi + \beta_2(a)\int_0^a e^{-\int_\xi^a \alpha(\tau)\mathrm{d}\tau}$$

$$\left[(1-q(\xi))g(\xi,t-a+\xi) + \varepsilon(\xi)\int_0^\xi q(\eta)e^{-\int_\eta^\xi \varepsilon(\tau)\mathrm{d}\tau} g(\eta,t-\xi+\eta)\mathrm{d}\eta\right]\mathrm{d}\xi\Big\}\mathrm{d}a. \quad (5.17)$$

令

$$H(a) = \limsup_{t\to+\infty} g(a,t).$$

对式子(5.17)两边取 $t\to+\infty$ 时的上极限，由 Fatou 引理得

$$H(a) \leqslant K(a)\int_0^{+\infty} N_0(a)\Big\{\beta_1(a)\int_0^a e^{-\int_\xi^a \varepsilon(\tau)\mathrm{d}\tau} q(\xi)H(\xi)\mathrm{d}\xi + \beta_2(a)\int_0^a e^{-\int_\xi^a \alpha(\tau)\mathrm{d}\tau}$$

$$\left[(1-q(\xi))H(\xi) + \varepsilon(\xi)\int_0^\xi q(\eta)e^{-\int_\eta^\xi \varepsilon(\tau)\mathrm{d}\tau} H(\eta)\mathrm{d}\eta\right]\mathrm{d}\xi\Big\}\mathrm{d}a. \quad (5.18)$$

令

$$C = \int_0^{+\infty} N_0(a)\Big\{\beta_1(a)\int_0^a e^{-\int_\xi^a \varepsilon(\tau)\mathrm{d}\tau} q(\xi)H(\xi)\mathrm{d}\xi + \beta_2(a)\int_0^a e^{-\int_\xi^a \alpha(\tau)\mathrm{d}\tau}$$

$$\left[(1-q(\xi))H(\xi) + \varepsilon(\xi)\int_0^\xi q(\eta)e^{-\int_\eta^\xi \varepsilon(\tau)\mathrm{d}\tau} H(\eta)\mathrm{d}\eta\right]\mathrm{d}\xi\Big\}\mathrm{d}a.$$

则(5.18)变为

$$H(a) \leqslant K(a)C. \quad (5.19)$$

将(5.19)代入常数 C，可得

$$C \leqslant C\int_0^{+\infty} N_0(a)\left\{\beta_1(a)\int_0^a e^{-\int_\xi^a \varepsilon(\tau)d\tau}q(\xi)K(\xi)d\xi + \beta_2(a)\int_0^a e^{-\int_\xi^a \alpha(\tau)d\tau}\right.$$

$$\left.\left[(1-q(\xi))K(\xi) + \varepsilon(\xi)\int_0^\xi q(\eta)e^{-\int_\eta^\xi \varepsilon(\tau)d\tau}K(\eta)d\eta\right]d\xi\right\}da = CR_0.$$

由上式可知,若 $R_0 < 1$,则 $C = 0$,从而由(5.19)得 $H(a) = 0$,因此

$$\lim_{t\to+\infty}\sup g(a,t) = 0.$$

进一步由(5.16)得

$$\lim_{t\to+\infty}e(a,t) = 0, \lim_{t\to+\infty}i(a,t) = 0, \lim_{t\to+\infty}r(a,t) = 0, \lim_{t\to+\infty}\lambda(a,t) = 0,$$

从而有

$$\lim_{t\to+\infty}\sup s(a,t) = 1.$$

即 $R_0 < 1$ 时,无病平衡点 E^0 全局渐近稳定性.

5.4　地方病平衡点及其稳定性

关于 $R_0 > 1$ 时,关于地方病平衡点的存在性及其稳定性,有如下结论.

定理 5.3　若基本再生数 $R_0 > 1$,则模型存在地方病平衡点 $E^*(s^*(a), e^*(a), i^*(a), r^*(a))$.

证明　系统(5.8)及其边界条件(5.9)的平衡态 $E^*(s^*(a), e^*(a), i^*(a), r^*(a))$ 满足

$$\begin{cases} \dfrac{ds^*(a)}{da} = -\lambda^*(a)s^*(a) + \gamma(a)r^*(a), \\[2mm] \dfrac{de^*(a)}{da} = q(a)\lambda^*(a)s(a) - \varepsilon(a)e^*(a), \\[2mm] \dfrac{di^*(a)}{da} = (1-q(a))\lambda^*(a)s^*(a) + \varepsilon(a)e^*(a) - \alpha(a)i^*(a), \\[2mm] \dfrac{dr^*(a)}{da} = \alpha(a)i^*(a) - \gamma(a)r^*(a), \\[2mm] \lambda^*(a) = K(a)\int_0^{+\infty} N_0(a)[\beta_1(a)e^*(a) + \beta_2(a)i^*(a)]da = K(a)v^*, \\[2mm] s^*(a) + e^*(a) + i^*(a) + r^*(a) = 1, \\[2mm] s^*(0) = 1, e^*(0) = i^*(0) = r^*(0) = 0. \end{cases} \tag{5.20}$$

由(5.20)的第四个方程,可得

$$r^*(a) = \int_0^a \alpha(\xi)i^*(\xi)e^{-\int_\xi^a \gamma(\tau)d\tau}d\xi.$$

由第一个方程,可得

$$s^*(a) = e^{-v^*\int_0^a K(\tau)d\tau} + \int_0^a \gamma(\xi)r^*(\xi)e^{-v^*\int_\xi^a K(\tau)d\tau}d\xi.$$

由第二个方程,可得

$$e^*(a) = v^* \int_0^a q(\xi)K(\xi)s^*(\xi)e^{-\int_\xi^a \varepsilon(\tau)d\tau} d\xi.$$

由第三个方程,可得

$$i^*(a) = \int_0^a [v(1-q(\xi))K(\xi)s^*(\xi) + \varepsilon(\xi)e^*(\xi)]e^{-\int_\xi^a \alpha(\tau)d\tau} d\xi.$$

将 $e^*(a)$ 代入 $i^*(a)$ 的表达式,可得

$$i^*(a) = v\int_0^a \Big[(1-q(\xi))K(\xi)s^*(\xi) + \varepsilon(\xi)\int_0^\xi q(\eta)K(\eta)s^*(\eta)e^{-\int_\eta^\xi \varepsilon(\tau)d\tau}d\eta\Big]e^{-\int_\xi^a \alpha(\tau)d\tau} d\xi.$$

将 $i^*(a)$ 和 $e^*(a)$ 代入 $v^* = \int_0^{+\infty} N_0(a)[\beta_1(a)e^*(a) + \beta_2(a)i^*(a)]da$ 并两边约掉 v^*,可得

$$1 = \int_0^{+\infty} N_0(a)\Big[\beta_1(a)\int_0^a q(\xi)K(\xi)s^*(\xi)e^{-\int_\xi^a \varepsilon(\tau)d\tau} d\xi + \beta_2(a)\int_0^a \Big[(1-q(\xi))K(\xi)s^*(\xi) \tag{5.21}$$
$$+ \varepsilon(\xi)\int_0^\xi q(\eta)K(\eta)s^*(\eta)e^{-\int_\eta^\xi \varepsilon(\tau)d\tau}d\eta\Big]e^{-\int_\xi^a \alpha(\tau)d\tau} d\xi\Big]da \doteq M(v^*).$$

若 (5.21) 存在正解 v^*,则模型 (5.8) 存在地方病平衡点 $E^*(s^*(a), e^*(a), i^*(a), r^*(a))$. 由于 $s^*(a) + e^*(a) + i^*(a) + r^*(a) = 1$,若 $s^*(a) > 0$,则 $e^*(a) < 1, i^*(a) < 1$,对每一个正数 v^*,则

$$M(v^*) = \frac{1}{v^*}\int_0^{+\infty} N_0(a)[\beta_1(a)e^*(a) + \beta_2(a)i^*(a)]da \leqslant \frac{\hat{\beta}\int_0^{+\infty} N_0(a)da}{v^*}.$$

其中, $\hat{\beta} = \max\{\sup_{[0,+\infty)}\beta_1(a), \sup_{[0,+\infty)}\beta_2(a)\}$. 若 $v^* = \hat{\beta}\int_0^{+\infty} N_0(a)da$,则 $M(v^*) < 1$. 由于 $M(v^*)$ 是关于 v^* 的单调连续递减函数. 因此,若 $M(0) = R_0 > 1$,则 $M(v^*) = 1$ 在区间 $(0, \hat{\beta}\int_0^{+\infty} N_0(a)da)$ 上存在唯一正解. 即当 $R_0 > 1$ 时,系统存在唯一的地方病平衡点.

定理 5.4 若基本再生数 $R_0 > 1$,则地方病平衡点 $E^*(s^*(a), e^*(a), i^*(a), r^*(a))$ 局部渐近稳定.

证明 令 $\hat{s}(a,t) = s(a,t) - s^*(a), \hat{e}(a,t) = e(a,t) - e^*(a), \hat{i}(a,t) = i(a,t) - i^*(a), \hat{r}(a,t) = r(a,t) - r^*(a)$,则系统 (5.8) 及其边界条件 (5.9) 在平衡态 $E^*(s^*(a), e^*(a), i^*(a), r^*(a))$ 处的线性化方程为

$$\begin{cases} \Big(\dfrac{\partial}{\partial a} + \dfrac{\partial}{\partial t}\Big)\hat{s}(a,t) = -(\hat{\lambda}(a,t)s^*(a) + \lambda(a)\hat{s}(a,t)) + \gamma(a)\hat{r}(a,t), \\[2mm] \Big(\dfrac{\partial}{\partial a} + \dfrac{\partial}{\partial t}\Big)\hat{e}(a,t) = q(a)(\hat{\lambda}(a,t)s^*(a) + \lambda(a)\hat{s}(a,t)) - \varepsilon(a)\hat{e}(a,t), \\[2mm] \Big(\dfrac{\partial}{\partial a} + \dfrac{\partial}{\partial t}\Big)\hat{i}(a,t) = (1-q(a))(\hat{\lambda}(a,t)s^*(a) + \lambda(a)\hat{s}(a,t)) + \varepsilon(a)\hat{e}(a,t) - \alpha(a)\hat{i}(a,t), \\[2mm] \Big(\dfrac{\partial}{\partial a} + \dfrac{\partial}{\partial t}\Big)\hat{r}(a,t) = \alpha(a)\hat{i}(a,t) - \gamma(a)\hat{r}(a,t), \\[2mm] \hat{s}(0,t) = \hat{e}(0,t) = \hat{i}(0,t) = \hat{r}(0,t) = 0. \end{cases}$$

$$(5.22)$$

这里 $\hat{\lambda}(a,t)=K(a)\int_0^{+\infty}N_0(a)[\beta_1(a)\hat{e}(a,t)+\beta_2(a)\hat{i}(a,t)]da=K(a)\hat{v}(t),\lambda^*(a)=$

$K(a)\times\int_0^{+\infty}N_0(a)[\beta_1(a)e^*(a)+\beta_2(a)i^*(a)]da=K(a)v^*.$

下面讨论地方病平衡点的稳定性，令 $\hat{s}(a,t)=\bar{s}(a)e^{\lambda t},\hat{e}(a,t)=\bar{e}(a)e^{\lambda t},\hat{s}(i,t)=\bar{i}(a)$
$e^{\lambda t},\hat{r}(a,t)=\bar{r}(a)e^{\lambda t}$ 是系统(5.22) 的解，这里 $\bar{s}(a),\bar{e}(a),\bar{i}(a),\bar{r}(a)$ 可正可负，代入可得

$$\begin{cases} \dfrac{d\bar{s}(a)}{da}+\lambda\bar{s}(a)=-(K(a)\bar{v}s^*(a)+K(a)v^*\bar{s}(a))+\gamma(a)\bar{r}(a), \\[2mm] \dfrac{d\bar{e}(a)}{da}+\lambda\bar{e}(a)=q(a)(K(a)\bar{v}s^*(a)+K(a)v^*\bar{s}(a))-\varepsilon(a)\bar{e}(a), \\[2mm] \dfrac{d\bar{i}(a)}{da}+\lambda\bar{i}(a)=(1-q(a))(K(a)\bar{v}s^*(a)+K(a)v^*\bar{s}(a))+\varepsilon(a)\bar{e}(a)-\alpha(a)\bar{i}(a), \\[2mm] \dfrac{d\bar{r}(a)}{da}+\lambda\bar{r}(a)=\alpha(a)\bar{i}(a)-\gamma(a)\bar{r}(a), \\[2mm] \bar{s}(0)=\bar{e}(0)=\bar{i}(0)=\bar{r}(0)=0. \end{cases}$$

$$(5.23)$$

其中，$\bar{v}=\int_0^{+\infty}N_0(a)[\beta_1(a)\bar{e}(a)+\beta_2(a)\bar{i}(a)]da,v^*=\int_0^{+\infty}N_0(a)[\beta_1(a)e^*(a)+\beta_2(a)i^*(a)]da.$

假设 $\bar{v}\neq0$，令 $s(a)=\dfrac{\bar{s}(a)}{\bar{v}},e(a)=\dfrac{\bar{e}(a)}{\bar{v}},i(a)=\dfrac{\bar{i}(a)}{\bar{v}},r(a)=\dfrac{\bar{r}(a)}{\bar{v}}$，则上述方程变为

$$\begin{cases} \dfrac{ds(a)}{da}+\lambda s(a)=-(K(a)s^*(a)+K(a)v^*s(a))+\gamma(a)r(a), \\[2mm] \dfrac{de(a)}{da}+\lambda e(a)=q(a)(K(a)s^*(a)+K(a)v^*s(a))-\varepsilon(a)e(a), \\[2mm] \dfrac{di(a)}{da}+\lambda i(a)=(1-q(a))(K(a)s^*(a)+K(a)v^*s(a))+\varepsilon(a)e(a)-\alpha(a)i(a), \\[2mm] \dfrac{dr(a)}{da}+\lambda r(a)=\alpha(a)i(a)-\gamma(a)r(a), \\[2mm] \int_0^{+\infty}N_0(a)[\beta_1(a)e(a)+\beta_2(a)i(a)]da=1, \\[2mm] s(0)=e(0)=i(0)=r(0)=0. \end{cases}$$

$$(5.24)$$

求解此方程得

$$s(a)=\int_0^a[\gamma(\xi)r(\xi)-K(\xi)s^*(\xi)]e^{-\int_\xi^a(\lambda+K(\tau)v^*)d\tau}d\xi,$$

$$e(a)=\int_0^a[q(\xi)(K(\xi)s^*(\xi)+K(\xi)v^*s(\xi))]e^{-\int_\xi^a(\lambda+\varepsilon(\tau))d\tau}d\xi,$$

$$(5.25)$$

$$i(a)=\int_0^a(1-q(\xi))(K(\xi)s^*(\xi)+K(\xi)v^*s(\xi)+\varepsilon(\xi)e(\xi))e^{-\int_\xi^a(\lambda+\alpha(\tau))d\tau}d\xi,$$

$$r(a)=\int_0^a[\alpha(\xi)e(\xi)]e^{-\int_\xi^a(\lambda+r(\tau))d\tau}d\xi.$$

令

$$1 = \int_0^{+\infty} N_0(a)[\beta_1(a)e(a) + \beta_2(a)i(a)]\mathrm{d}a \doteq N(\lambda). \tag{5.26}$$

为了证明地方病平衡态 $E^*(s^*(a), e^*(a), i^*(a), r^*(a))$ 的局部稳定性,首先引入以下命题.

命题 5.1 对在(5.26)中的函数 $N(\lambda)$,如下结论成立:(1)$N(\lambda)$ 关于 λ 递减且当 $\lambda \to +\infty$ 趋于 0;(2)$N(0) < 1$.

证明 首先声明

$$s(a) < 0. \tag{5.27}$$

下面利用反证法来证明. 如果 $s(a) \geqslant 0$,令 $y(a) = s(a) + e(a) + i(a) + r(a)$. 一方面, 由(5.25)依次得 $e(a) > 0, i(a) > 0, r(a) > 0$,因而 $y(a) > 0$;另一方面,由(5.24)可得

$$\begin{cases} \dfrac{\mathrm{d}y}{\mathrm{d}a} - \lambda y(a) = 0, \\ y(0) = 0. \end{cases}$$

解之得 $y(a) = y(0)\mathrm{e}^{\lambda a} = 0$,矛盾. 故 $s(a) < 0$.

在(5.25)中将 $e(a)$ 代入 $i(a)$,再将此结果和 $e(a)$ 代入 $N(\lambda)$ 整理,可得

$$\begin{aligned}
N(\lambda) &= \int_0^{+\infty} N_0(a)[\beta_1(a)e(a) + \beta_2(a)i(a)]\mathrm{d}a \\
&= \int_0^{+\infty} N_0(a)\Big\{\beta_1(a)\int_0^a [q(\xi)(K(\xi)s^*(\xi) + K(\xi)v^*s(\xi))]\mathrm{e}^{-\int_\xi^a (\lambda + \varepsilon(\tau))\mathrm{d}\tau}\,\mathrm{d}\xi \\
&\quad + \beta_2(a)\int_0^a \{(1 - q(\xi))(K(\xi)s^*(\xi) + K(\xi)v^*s(\xi) + \varepsilon(\xi)\int_0^\xi [q(\eta)(K(\eta)s^*(\eta) \\
&\quad + K(\eta)v^*s(\eta))]\mathrm{e}^{-\int_\eta^\xi (\lambda + \varepsilon(\tau))\mathrm{d}\tau}\,\mathrm{d}\eta\}\mathrm{e}^{-\int_\xi^a (\lambda + a(\tau))\mathrm{d}\tau}\,\mathrm{d}\xi\Big\}\mathrm{d}a.
\end{aligned} \tag{5.28}$$

上述 $N(\lambda)$ 关于 λ 按指数递减,且当 $\lambda \to +\infty$ 时,$N(\lambda)$ 趋于 0. 进一步可得

$$\begin{aligned}
N(0) &= \int_0^{+\infty} N_0(a)\Big\{\beta_1(a)\int_0^a [q(\xi)(K(\xi)s^*(\xi) + K(\xi)v^*s(\xi))]\mathrm{e}^{-\int_\xi^a \varepsilon(\tau)\mathrm{d}\tau}\,\mathrm{d}\xi \\
&\quad + \beta_2(a)\int_0^a \{(1 - q(\xi))(K(\xi)s^*(\xi) + K(\xi)v^*s(\xi) + \varepsilon(\xi)\int_0^\xi [q(\eta)(K(\eta)s^*(\eta) \\
&\quad + K(\eta)v^*s(\eta))]\mathrm{e}^{-\int_\eta^\xi \varepsilon(\tau)\mathrm{d}\tau}\,\mathrm{d}\eta\}\mathrm{e}^{-\int_\xi^a a(\tau)\mathrm{d}\tau}\,\mathrm{d}\xi\Big\}\mathrm{d}a \\
&= P + Q.
\end{aligned} \tag{5.29}$$

这里

$$\begin{aligned}
P &= \int_0^{+\infty} N_0(a)\Big[\beta_1(a)\int_0^a q(\xi)K(\xi)s^*(\xi)\mathrm{e}^{-\int_\xi^a \varepsilon(\tau)\mathrm{d}\tau}\,\mathrm{d}\xi + \beta_2(a)\int_0^a [(1 - q(\xi))K(\xi)s^*(\xi) \\
&\quad + \varepsilon(\xi)\int_0^\xi q(\eta)K(\eta)s^*(\eta)\mathrm{e}^{-\int_\eta^\xi \varepsilon(\tau)\mathrm{d}\tau}\,\mathrm{d}\eta]\mathrm{e}^{-\int_\xi^a a(\tau)\mathrm{d}\tau}\,\mathrm{d}\xi\Big]\mathrm{d}a,
\end{aligned}$$

$$Q = v^* \int_0^{+\infty} N_0(a)\Big\{\beta_1(a)\int_0^a K(\xi)s(\xi)\mathrm{e}^{-\int_\xi^a \varepsilon(\tau)\mathrm{d}\tau}\,\mathrm{d}\xi + \beta_2(a)\int_0^a \{(1 - q(\xi))K(\xi)s(\xi)$$

$$+\varepsilon(\xi)\int_0^\xi q(\eta)K(\eta)s(\eta)e^{-\int_\eta^\xi \varepsilon(\tau)d\tau}d\eta\Big\}e^{-\int_\xi^a \alpha(\tau)d\tau}d\xi\Big\}da.$$

由 (5.21) 得 $P=1$,由 (5.27) 得 $Q<0$,所以 $N(0)<1$. 命题得证.

由命题 5.1,方程 $N(\lambda)=1$ 具有唯一的负实特征根 λ^*,与定理 5.1 证明类似,易证方程 $N(\lambda)=1$ 所有复根的实部均小于负实特征根 λ^*. 定理得证.

5.5 小结与讨论

本章建立了一类具有年龄结构的 SEIRS 传染病模型,建立了模型的基本再生数,讨论了模型的无病平衡点的局部和全局稳定性,以及地方病平衡点的局部稳定性. 针对此模型,一方面,在基本再生数大于 1 时,疫病是否持续,到底是一致弱持续,还是强持续,有待将来从理论上进一步证明. 另一方面,基于疫病的发病机理和一些实际数据应用此模型来模拟疾病的发展趋势和动态,这些是要进一步开展研究工作的方向.

第六章　耦合宿主内部和宿主间的年龄结构动力学模型分析

6.1　模型建立

世界上有许多病毒性传染病,如病毒性流感、日本脑炎、麻疹、婴儿麻痹、病毒性肝炎、狂犬病、艾滋病、埃博拉、非典等[83,87].这些疾病不仅损害个人和家庭的健康和幸福,而且对社会和国家产生巨大影响.因此,进一步开展病毒领域的研究显得非常关键和必要,这将为疾病的治疗和控制提供重要的对策.

学者在病毒模型的研究方面做了大量的工作,并取得了一些不错的成果[91-105].在最近 $2\sim3$ 年也有许多随机环境模型,我们只是列出其中的一部分[107-109].为了更好地理解宿主内和宿主间耦合的传染病,人们建立了一些与环境关联的仓室模型[91-95].这些研究表明在两个层面上分析疾病动态可以产生新的视角.在文献[93,94]中,笔者提出了一个耦合的细胞病原体和流行病模型.在细胞层面上,宿主内动力学通常采用细胞—病毒或细胞—寄生虫相互作用的形式,在宏观种群层面上,宿主与环境污染组成了一个 SI 系统.笔者得出了一个新的结论,在经典的流行病学模型中由基本再生数 R_0 决定的阈值结果不再成立.文献[91]中的模型是文献[93,94]中的模型的扩展,其考虑了宿主的疾病引起的死亡率.此外,根据文献[98],笔者研究了毒力的进化.特别是基于宿主间变量依赖性的假设,他们说明了在个体和种群水平上自然选择之间可能发生冲突.类似地,文献[91]中的模型在基本再生数 $R_0<1$ 时,由于存在后向分叉,其仍然存在多个吸引子.

不难发现,模型是基于每个类中的个体都是同质的假设[91-105].例如,受感染的个体在感染期间具有相同的传染性和因病死亡率.在对流感和性传播疾病等传染病进行建模时,这种假设是合理的.然而,关于艾滋病毒的传染性实验认识到传染病传播动力学中可变传染性的重要性[106].此外,研究人员提出了用常微分方程描述的阶段结构模型.为了更加真实合理,学者引入了持续感染年龄,这也增加了研究的难度.近年来,许多论文对年龄结构模型进行了研究,我们仅列举其中的一部分[21,32,34,40,47,66,110-116].

截至目前,关于耦合宿主内部和宿主之间的感染年龄动力学模型的工作相对较少.笔者提出和讨论了感染年龄结构 HIV-1 模型,该模型通过介绍病毒载量依赖传播率和年龄依赖感染率连接宿主内部和宿主之间的相互作用.为此,在此模型的基础上引入年龄依赖死亡,涉及两种时间尺度:一类是宿主内部病毒进化动力学时间 s,一类是宿主间的感染动力学时间 t.通常,在分子层面的变化速度相较宿主之间的速度较快.也就是说,s 是快时间变量,t 是慢时间变量[91-95].据了解,最早介绍快慢时间尺度问题[115]的文章的主要目的是探索在环境驱动的传染病中,宿主内部动力学对宿主之间的传播动力学的可能的影响.为此,构建如下两类时间尺度和感染年龄相嵌套的模型:

$$\begin{cases} \dfrac{\mathrm{d}T}{\mathrm{d}s} = \Lambda_c - kVT - mT, \\[2mm] \dfrac{\mathrm{d}T^*}{\mathrm{d}s} = kVT - (m+d)T^*, \\[2mm] \dfrac{\mathrm{d}V}{\mathrm{d}s} = g(E(t)) + pT^* - cV. \end{cases} \tag{6.1}$$

$$\begin{cases} \dfrac{\mathrm{d}S}{\mathrm{d}t} = \Lambda_h - \beta ES - \mu S, \\[2mm] \dfrac{\partial i(t,a)}{\partial t} + \dfrac{\partial i(t,a)}{\partial a} = -(\mu + \alpha(a))i(t,a), \\[2mm] \dfrac{\mathrm{d}E}{\mathrm{d}t} = \theta IV(s)(1-E) - \gamma E, \\[2mm] i(t,0) = \beta ES, \\[2mm] I = \displaystyle\int_0^\infty i(t,a)\,\mathrm{d}a. \end{cases} \tag{6.2}$$

其中, $S = S(t)$ 代表易感者的数量; $i(t,a)$ 表示时间 t 和感染年龄 a 的染病者的密度; $E = E(t)$ 表示 $t\,(0 \leqslant E(t) \leqslant 1)$ 时刻环境污染的程度; $T = T(s)$, $T^* = T^*(s)$ 和 $V = V(s)$ 分别表示时刻 s 健康细胞、染病细胞和此时污染环境中的病原微生物载量. 在模型(6.1)和(6.2)中, 参数 Λ_c 表示健康细胞的招募率, k 表示细胞的感染率, m 表示细胞的自然死亡率, d 表示由感染诱导的染病细胞的死亡率, p 表示感染细胞中的微生物的再生率, c 表示宿主体内病毒的清除率, Λ_h 表示宿主的招募率, β 表示污染环境宿主的感染率, μ 表示宿主的自然死亡率, $\alpha(a)$ 表示年龄 a 的宿主的因病死亡率, γ 表示环境中病毒的清除率. 环境污染程度与染病个体和宿主内部病毒的浓度有关并由 θIV 表示. 与此同时, 病毒污染的环境也会提高宿主内部病毒的载量并由函数 $g(E)$ 表示.

6.2　快系统行为分析

在快系统(6.1)中, 假设环境病毒浓度 $E(t)$ 是常数 E 且 $0 \leqslant E \leqslant 1$. $E = 0$ 表示环境中无病毒, $E > 0$ 表示环境中存在病毒, $E = 1$ 表示环境中病毒达到最大量. 此时, 快系统(6.1)变成解耦的宿主内部病毒感染模型:

$$\begin{cases} \dfrac{\mathrm{d}T}{\mathrm{d}s} = \Lambda_c - kVT - mT, \\[2mm] \dfrac{\mathrm{d}T^*}{\mathrm{d}s} = kVT - (m+d)T^*, \\[2mm] \dfrac{\mathrm{d}V}{\mathrm{d}s} = g(E) + pT^* - cV. \end{cases} \tag{6.3}$$

对函数 $g(E)$ 做出如下假设: $g(0) = 0, g(E) \geqslant 0, g'(E) > 0$ 且 $g''(E) \leqslant 0$.

基于模型(6.3)的生物背景, 假设模型(6.3)的任何解 $(T(s), T^*(s), V(s))$ 满足如下初始条件:

$$T(0) > 0, T^*(0) > 0, V(0) > 0. \tag{6.4}$$

快系统(6.3)在文献[91−94]中得到深入研究.现在将模型(6.3)的主要动力学性质总结如下.

首先,关于模型(6.3)解的正性、有界性和平衡点的存在性有如下结论.

引理6.1 对所有$s \geqslant 0$,模型(6.3)在初始条件(6.4)下的解$(T(s), T^*(s), V(s))$一致有界.并且,$\limsup_{s \to \infty}(T(s) + T^*(s)) \leqslant \frac{\Lambda_c}{m}$,$\limsup_{s \to \infty} V(s) \leqslant \frac{gm + p\Lambda_c}{mc}$,这里$g = \max_{0 \leqslant E \leqslant 1}\{g(E)\}$.

宿主内部再生数定义如下:

$$R_w = \frac{kpT_0}{c(m+d)},$$

其中,$T_0 = \frac{\Lambda_c}{m}$.记$R_w = k \cdot \frac{1}{c} \cdot \frac{p}{m+d} \cdot T_0$.参数$k$表示染病细胞接触易感细胞并使它感染的概率,$\frac{1}{c}$表示病毒存在时长,$\frac{p}{m+d}$表示宿主内部释放活性病毒的量,$T_0$表示在染病初期健康细胞的数量.因此$R_w$表示在初期病毒在其活性时段内感染健康细胞的平均数量.

引理6.2 令$E = 0$,系统(6.3)含有无病平衡点$U_0 = (T_0, 0, 0)$,当$R_w > 1$,系统(6.3)有唯一的地方病平衡点$U_1 = (T_1, T_1^*, V_1)$,其中,

$$T_1 = \frac{c(m+d)}{kp}, T_1^* = \frac{cm}{pk}(R_w - 1), V_1 = \frac{pmT_0}{c(m+d)}\left(1 - \frac{1}{R_w}\right).$$

引理6.3 令$E > 0$,系统(6.3)有唯一的正平衡点$U_2 = ((\tilde{T}(E), \tilde{T}^*(E), \tilde{V}(E))$,这里

$$\tilde{T}(E) = \frac{1}{2}(u - \sqrt{u^2 - 4v}), \tilde{T}^*(E) = \frac{m}{m+d}(T_0 - \tilde{T}(E)),$$

$$\tilde{V}(E) = \frac{1}{c}\left[g(E) + \frac{mp}{m+d}(T_0 - \tilde{T}(E))\right], \tag{6.5}$$

$$u = \frac{g(E)(m+d)}{pm} + T_0\left(1 + \frac{1}{R_w}\right), v = \frac{T_0^2}{R_w}.$$

并且,

$$\lim_{E \to 0^+} U_2((\tilde{T}(E), \tilde{T}^*(E), \tilde{V}(E)) = \begin{cases} U_0(T_0, 0, 0), if\ R_w \leqslant 1, \\ U_1(T_1, T_1^*, V_1), if\ R_w > 1. \end{cases}$$

关于模型(6.3)的无病平衡点和地方病平衡点的全局渐近稳定性有如下结论.

定理6.1 在模型(6.3)中,令$E = 0$.

(1) 如果$R_w \leqslant 1$,则无病平衡点U_0全局渐近稳定性.

(2) 如果$R_w > 1$,则内部平衡点U_1全局渐近稳定性.

引理6.1表明当在环境中没有毒素存在时,体内的病毒感染取决于基本再生数R_w.当$R_w \leqslant 1$时,体内的病毒将会最终趋于消亡,感染的细胞将会最终被清除.当$R_w > 1$时,体内的病毒感染将会持续,病毒载量将会最终稳定到点V_1,从而健康和染病的细胞将会最终稳定到正平衡点T_1和T_1^*.

定理6.2 在模型(6.3)中,设$E > 0$,那么染病平衡点U_2全局渐近稳定性.

引理 6.2 表明当环境中存在病毒时,它决定了宿主体内的病毒感染,这会增加宿主体内的病毒且体内感染始终存在. 与此同时,病毒、感染细胞和健康细胞将会最终稳定在与环境感染水平 E 相关的正平衡点 $(\tilde{T}(E), \tilde{T}^*(E), \tilde{V}(E))$.

引理 6.2 表明随着毒素在环境中逐渐清除时,即 $E \to 0$. 当 $R_w \leqslant 1$ 时,宿主体内的病毒和感染细胞将会逐渐消除;当 $R_w > 1$ 时,即使环境中的毒素逐渐消除,宿主体内的毒素和感染细胞将会分别稳定到正平衡点 V_1 和 T_1^*. 随着时间的推移,经过一段时间之后,体内的病毒将会排出体外,增加了环境中的毒素载量. 当环境中毒素的载量达到一定程度时,这些病毒将会进一步感染其他健康个体,病毒将会在宿主间传播. 毒素在宿主间传播的传染病模型由经典的 SIE 模型(6.2)决定.

6.3　慢系统行为分析

首先考虑环境中的病毒对宿主内部无影响,即在快系统(6.1)中令 $g(E) \equiv 0$. 当基本再生数 $R_w \leqslant 1$ 时,染病人群中的病毒量将会被清除进一步疾病将会被驱除. 在以下的讨论中总假设基本再生数 $R_w > 1$. 宿主内部的病毒感染快系统显然节奏快于疾病在宿主之间传播的慢系统. 因此,可以假设在快系统处于极限平衡状态时将对慢系统状态不会产生改变. 也就是说,当 $R_w > 1$ 时,得 $(T(s), T^*(s), V(s)) \equiv (T_1, T_1^*, V_1)$. 强调这个平衡态 V_1 将不会依赖环境中的病毒量 E. 假设病人排出体外进入环境的病毒量为 $\theta I V_1 (1-E)$. 因此,模型(6.3)转化成如下孤立的疾病在宿主间传播的模型:

$$\begin{cases} \dfrac{\mathrm{d}S}{\mathrm{d}t} = \Lambda_h - \beta E S - \mu S, \\[2mm] \dfrac{\partial i(t,a)}{\partial t} + \dfrac{\partial i(t,a)}{\partial a} = -(\mu + \alpha(a)) i(t,a), \\[2mm] \dfrac{\mathrm{d}E}{\mathrm{d}t} = \theta I V_1 (1-E) - \gamma E, \\[2mm] i(t,0) = \beta E S, \\[2mm] I = \displaystyle\int_0^\infty i(t,a) \mathrm{d}a. \end{cases} \tag{6.6}$$

给出如下假设:

(1) 函数 $\alpha(a)$ 对所有 $a \geqslant 0$ 非负而且利普希茨连续,利普希茨常数为 M_α,且函数属于 $L_+^1(0, \infty)$ 以及具有几乎处处上界 $\bar{\alpha}$.

(2) 存在最大感染年龄 $\bar{a} > 0$ 使得 $\displaystyle\int_{\bar{a}}^\infty i(t,a) \mathrm{d}a = 0$.

定义模型(6.6)的像空间为 $\mathbb{X} = \mathbb{R}_+^1 \times L_+^1(0, \infty) \times \mathbb{R}_+^1$,对任意 $(x_1, x_2, x_3) \in \mathbb{X}$ 其模定义为

$$\| (x_1, x_2, x_3) \|_{\mathbb{X}} = |x_1| + \int_0^\infty |x_2(a)| \mathrm{d}a + |x_3|.$$

基于模型(6.6)的生物背景,假设模型(6.6)的初始条件 $X_0 := (S(0), i_0(\cdot), E(0)) \in \mathbb{X}$ 满足如下式子:

$$S(0) > 0, i_0(\cdot) \geqslant 0, 0 \leqslant E(0) \leqslant 1. \tag{6.7}$$

从微分方程的基本理论可以证明模型(6.6)有唯一解 $\Phi(t, X_0) = (S(t), i(t, \cdot), E(t))$ 满足初始条件 $\Phi(0, X_0) = X_0$.

关于模型(6.6)解的正性与有界性有如下结论.

引理 6.4 模型(6.6)带有初始条件(6.7)的解 $\Phi(t, X_0)$ 对所有 $t > 0$ 非负且最终有界. 特别地,对所有 $t \geqslant 0$, $\limsup_{t \to \infty}(S(t) + \int_0^\infty i(t, a)da) \leqslant \dfrac{\Lambda_h}{\mu}$ 和 $0 \leqslant E(t) \leqslant 1$.

证明 采用文献[111]类似的方法可以证明解的非负性,在此略去证明过程. 现在证明解的最终有界性. 令 $N(t) = S(t) + \int_0^\infty i(t, a)da$,那么

$$\frac{dN(t)}{dt} = \frac{dS}{dt} + \int_0^\infty \frac{\partial i(t, a)}{\partial t}da$$

$$= \Lambda_h - \beta ES - \mu S - \int_0^\infty \frac{\partial i(t, a)}{\partial a}da - \int_0^\infty (\mu + \alpha(a))i(t, a)da$$

$$= \Lambda_h - \mu S - \int_0^\infty (\mu + \alpha(a))i(t, a)da$$

$$\leqslant \Lambda_h - \mu N(t).$$

因此, $\limsup_{t \to \infty} N(t) \leqslant \dfrac{\Lambda_h}{\mu}$. 特别地,当 $N(0) \leqslant \dfrac{\Lambda_h}{\mu}$ 时,对所有 $t \geqslant 0$,有 $N(t) \leqslant \dfrac{\Lambda_h}{\mu}$.

现在证明对一切 $t \geqslant 0, 0 \leqslant E(t) \leqslant 1$. 事实上,仅需证明 $E(t) \leqslant 1$. 如果 $E(t) \leqslant 1$ 不成立,则存在 $t_1 > 0$ 满足 $E(t_1) = 1$ 和 $E(t) \leqslant 1$ 对一切 $t \in [0, t_1]$ 成立,则 $E'(t_1) \geqslant 0$. 从模型(6.6)的第三个方程,得出 $E'(t_1) = \theta I(t_1)V_1(1 - E(t_1)) - \gamma E(t_1) = -\gamma < 0$,此处 $I(t_1) = \int_0^\infty i(t_1, a)da$. 这导致矛盾. 因此, $0 \leqslant E(t) \leqslant 1$ 对所有 $t \geqslant 0$ 成立. 这表明 $\Phi(t, X_0)$ 最终有界. 引理得证.

注 6.1 从引理 6.4 进一步得知模型(6.6)的任意解 $\Phi(t, X_0)$ 对所有 $t > 0$ 有定义. 因此由模型(6.6)定义的连续解半流 $\Phi: \mathbb{R}_+ \times \mathbb{X} \to \mathbb{X}$ 为如下形式:

$$\Phi(t, X_0) = (S(t), i(t, \cdot), E(t)), t \geqslant 0, X_0 \in \mathbb{X}. \tag{6.8}$$

系统(6.6)存在无病平衡点 $W_0 = (S_0, 0, 0)$,此处 $S_0 = \dfrac{\Lambda_h}{\mu}$. 定义宿主间基本再生数如下:

$$R_{b0} = \frac{\beta \theta V_1 S_0 \int_0^\infty \pi(a)da}{\gamma}.$$

此处, $\pi(a) = e^{-\int_0^a (\mu + \alpha(s))ds}$ 表示经过一段时间 a 后一个易感个体被成功感染的概率. $R_{b0} = \beta \cdot \dfrac{1}{\gamma} \cdot \theta V_1 \int_0^\infty \pi(a)da \cdot S_0$ 中,参数 β 表示健康的人接触环境中的病毒并感染的概率, $\dfrac{1}{\gamma}$ 表示环境中病毒的存活时间, $\theta V_1 \int_0^\infty \pi(a)da$ 表示平均一个病人排泄到环境中的病毒的总量, S_0 表示疾病初期群体中健康人群的数量. 所以, R_{b0} 表示一个染病的人初期在其可感染的时间段内成功感染易感者的数量.

模型(6.6)的地方病平衡点$W_1(\overline{S},\overline{i}(a),\overline{E})$满足如下方程:

$$\begin{cases} \Lambda_h - \beta\overline{S}\,\overline{E} - \mu\overline{S} = 0, \\ \dfrac{\mathrm{d}\overline{i}(a)}{\mathrm{d}a} = -(\mu + \alpha(a))\overline{i}(a), \\ \theta\displaystyle\int_0^\infty \overline{i}(a)\mathrm{d}a\,V_1(1-\overline{E}) - \gamma\overline{E} = 0, \\ \overline{i}(0) = \beta\overline{E}\,\overline{S}. \end{cases} \tag{6.9}$$

由方程(6.9)的第一个方程,可得

$$\overline{S} = \frac{\mu S_0 - \overline{i}(0)}{\mu}. \tag{6.10}$$

将方程(6.9)的第二个方程从0到a积分,可知$\overline{i}(a) = \overline{i}(0)\pi(a)$. 由方程(6.9)的第三个方程,可以推出

$$\overline{E} = \frac{\theta V_1 \displaystyle\int_0^\infty \overline{i}(a)\mathrm{d}a}{\theta V_1 \displaystyle\int_0^\infty \overline{i}(a))\mathrm{d}a + \gamma}, \quad 0 < \overline{E} < 1. \tag{6.11}$$

将(6.10)和(6.11)代入方程(6.9)的第四个方程,可以推出

$$\frac{\beta\theta V_1(\mu S_0 - \overline{i}(0))\displaystyle\int_0^\infty \pi(a)\mathrm{d}a}{\mu(\theta V_1\overline{i}(0)\displaystyle\int_0^\infty \pi(a)\mathrm{d}a + \gamma)} = 1. \tag{6.12}$$

因此,

$$\overline{i}(0) = \frac{\beta\theta V_1\mu S_0\displaystyle\int_0^\infty \pi(a)\mathrm{d}a - \mu\gamma}{\beta\theta V_1\displaystyle\int_0^\infty \pi(a)\mathrm{d}a + \mu\theta V_1\displaystyle\int_0^\infty \pi(a)\mathrm{d}a} < \mu S_0.$$

从(6.10)推出$\overline{S} > 0$. 进一步,

$$\overline{i}(0) = \frac{\mu\gamma(R_{b0} - 1)}{(\mu + \beta)\theta V_1\displaystyle\int_0^\infty \pi(a)\mathrm{d}a}.$$

因此,如果$R_{b0} > 1$,那么(6.6)存在地方病平衡点$W_1(\overline{S},\overline{i}(a),\overline{E})$,此处

$$\overline{S} = S_0 - \frac{\gamma(R_{b0} - 1)}{(\mu + \beta)\theta V_1\displaystyle\int_0^\infty \pi(a)\mathrm{d}a}, \quad \overline{i}(a) = \frac{\mu\gamma(R_{b0} - 1)}{(\mu + \beta)\theta V_1\displaystyle\int_0^\infty \pi(a)\mathrm{d}a}\pi(a),$$

$$\overline{E} = \frac{\theta V_1\mu\gamma(R_{b0} - 1)}{\theta V_1\mu\gamma(R_{b0} - 1) + (\mu + \beta)\theta V_1\gamma}.$$

引理 6.5 如果$R_{b0} \leqslant 1$,那么模型(6.6)存在唯一的无病平衡点W_0;如果$R_{b0} > 1$,除了W_0,模型(6.6)存在唯一的地方病平衡点W_1.

先考虑无病平衡点$W_0(S_0, 0, 0)$的局部稳定性. 将模型(6.6)在平衡点W_0处线性化得

$$
\begin{cases}
\dfrac{\mathrm{d}x_1(t)}{\mathrm{d}t} = -\mu x_1(t) - \beta S_0 z_1(t), \\[2mm]
\dfrac{\partial y_1(t,a)}{\partial t} + \dfrac{\partial y_1(t,a)}{\partial a} = -(\mu + \alpha(a))y_1(t,a), \\[2mm]
\dfrac{\mathrm{d}z_1(t)}{\mathrm{d}t} = -\gamma z_1(t) + \theta V_1 \displaystyle\int_0^\infty y_1(t,a)\mathrm{d}a, \\[2mm]
y_1(t,0) = \beta S_0 z_1(t).
\end{cases}
\tag{6.13}
$$

令 $x_1(t) = x_{11}\mathrm{e}^{\lambda t}, y_1(t,a) = y_{11}(a)\mathrm{e}^{\lambda t}, z_1(t) = z_{11}\mathrm{e}^{\lambda t}$，得到如下特征值问题：

$$
\begin{cases}
(\lambda + \mu)x_{11} = -\beta S_0 z_{11}, \\[2mm]
\dfrac{\mathrm{d}y_{11}(a)}{\mathrm{d}a} = -(\lambda + \mu + \alpha(a))y_{11}(a), \\[2mm]
(\lambda + \gamma)z_{11} = \theta V_1 \displaystyle\int_0^\infty y_{11}(a)\mathrm{d}a, \\[2mm]
y_{11}(0) = \beta S_0 z_{11}.
\end{cases}
\tag{6.14}
$$

将模型 (6.14) 的第二个方程从 0 到 a 积分，可得

$$
y_{11}(a) = y_{11}(0)\mathrm{e}^{-\int_0^a (\lambda + \mu + \alpha(s))\mathrm{d}s}.
\tag{6.15}
$$

由模型 (6.14) 的第四个方程，可得

$$
z_{11} = \frac{y_{11}(0)}{\beta S_0}.
\tag{6.16}
$$

将 (6.15) 和 (6.16) 代入 (6.14) 第三个方程，可得

$$
\frac{(\lambda + \gamma)y_{11}(0)}{\beta S_0} = \theta V_1 y_{11}(0) \int_0^\infty \mathrm{e}^{-\int_0^a (\lambda + \mu + \alpha(s))\mathrm{d}s}\mathrm{d}a.
$$

如果 $y_{11}(0) = 0$，那么 $z_{11} = 0$，由于特征向量非零，那么 $x_{11} \neq 0$ 和 $\lambda = -\mu$ 是负实根；如果 $y_{11}(0) \neq 0$，方程两边约去 $y_{11}(0)$，得到方程 (6.13) 在 W_0 处的特征方程为

$$
\frac{\beta S_0 \theta V_1 \displaystyle\int_0^\infty \mathrm{e}^{-\int_0^a (\lambda + \mu + \alpha(s))\mathrm{d}s}\mathrm{d}a}{\lambda + \gamma} = 1.
\tag{6.17}
$$

令方程 (6.17) 的左侧围 $f(\lambda)$。显然，

$$
f(0) = \frac{\beta S_0 \theta V_1 \displaystyle\int_0^\infty \mathrm{e}^{-\int_0^a (\mu + \alpha(s))\mathrm{d}s}\mathrm{d}a}{\gamma} = R_{b0}, \lim_{\lambda \to \infty} f(\lambda) = 0, f'(\lambda) < 0.
$$

因此，函数 $f(\lambda)$ 为减函数。如果 $R_{b0} > 1$，由于函数 $f(\lambda)$ 连续可微性，其必存在唯一正解。相应地，平衡点 W_0 在 $R_{b0} > 1$ 时不稳定。

现在声明如果 $R_{b0} < 1$，平衡点 W_0 局部渐近稳定。如果不成立，方程 (6.17) 至少存在根 $\lambda_1 = a_1 + \mathrm{i}b_1$ 满足 $a_1 \geqslant 0$，因此 $f(\lambda_1) = 1$。此时可得

$$
\mid f(\lambda_1) \mid \leqslant \frac{\beta S_0 \theta V_1 \displaystyle\int_0^\infty \mathrm{e}^{-\int_0^a (a_1 + \mu + \alpha(s))\mathrm{d}s}\mathrm{d}a}{a_1 + \gamma} = f(a_1) < f(0) = 1.
$$

产生矛盾. 因此, 如果 $R_{b0} < 1$, 特征方程的所有根具有负实部. 相应地, 平衡点 W_0 在 $R_{b0} < 1$ 局部渐近稳定. 得到如下结论.

定理 6.3　对模型 (6.6), 如果 $R_{b0} < 1$, 无病平衡点 W_0 局部渐近稳定; 如果 $R_{b0} > 1$, 平衡点 W_0 不稳定.

现给出模型 (6.6) 的无病平衡点 W_0 的全局稳定性结论.

定理 6.4　对模型 (6.6), 如果 $R_{b0} \leqslant 1$, 那么模型 (6.6) 的无病平衡点 W_0 全局渐近稳定.

证明　令 $G(x) = x - 1 - \ln x$. 定义 Lyapunov 函数:

$$V_1(t) = S_0 G\left(\frac{S(t)}{S_0}\right) + \int_0^\infty F(a) i(t,a) \mathrm{d}a + q E(t).$$

求其沿着模型 (6.6) 关于时间 t 的全导数, 可得

$$\begin{aligned}
\frac{\mathrm{d}V_1(t)}{\mathrm{d}t} &= \left(1 - \frac{S_0}{S(t)}\right)\left[\Lambda_h - \beta E(t)S(t) - \mu S(t)\right] + \int_0^\infty F(a)\frac{\partial i(t,a)}{\partial t}\mathrm{d}a \\
&\quad + q\left[\theta VI(t)(1 - E(t)) - \gamma E(t)\right] \\
&= \left(1 - \frac{S_0}{S(t)}\right)\left[-\mu(S(t) - S_0)\right] - \beta E(t)S(t) + \beta E(t)S_0 \\
&\quad - \int_0^\infty \left[F'(a) - (\mu + \alpha(a))F(a)\right]i(t,a)\mathrm{d}a + F(0)i(t,0) \\
&\quad + q\theta VI(t) - q\theta VI(t)E(t) - q\gamma E(t).
\end{aligned}$$

选取

$$F(a) = \frac{\beta S_0 \theta V \int_a^\infty e^{-\int_a^u (\mu + \alpha(s))\mathrm{d}s}\mathrm{d}u}{\gamma}, \quad q = \frac{\beta S_0}{\gamma}.$$

计算可得

$$F'(a) = -\frac{\beta\theta S_0 V}{\gamma} + (\mu + \alpha(a))F(a), \quad F(0) = \frac{\beta S_0 \theta V \int_0^\infty \pi(a)\mathrm{d}a}{\gamma} = R_{b0}, \quad \lim_{a\to\infty}F(a) = 0.$$

因此,

$$\frac{\mathrm{d}V_1(t)}{\mathrm{d}t} = \frac{-\mu(S(t) - S_0)}{S(t)} + (R_{b0} - 1)\beta E(t)S(t) - \frac{\beta S_0 \theta V}{\gamma}I(t)E(t).$$

显然, 如果 $R_{b0} \leqslant 1$, $V_1'(t) \leqslant 0$ 成立, 并且 $V_1'(t) = 0$ 表明 $S(t) = S_0, i(t,a) = 0, E(t) = 0$. 因此 $V_1'(t) = 0$ 的最大不变集是单点集 $W_1 = (S_0, 0, 0)$. 由 LaSalle 不变集原理 W_1 全局渐近稳定.

现在来证明模型 (6.6) 的地方病平衡点 $W_1(\overline{S}, \overline{i}(a), \overline{E})$ 的局部稳定性. 将模型 (6.6) 在点 W_1 处线性化, 可得

$$\begin{cases}
\dfrac{\mathrm{d}x_2(t)}{\mathrm{d}t} = -(\mu + \beta\overline{E})x_2(t) - \beta\overline{S}z_2(t), \\[2mm]
\dfrac{\partial y_2(t,a)}{\partial t} + \dfrac{\partial y_2(t,a)}{\partial a} = -(\mu + \alpha(a))y_2(t,a), \\[2mm]
\dfrac{\mathrm{d}z_2(t)}{\mathrm{d}t} = \theta V_1(1 - \overline{E})\int_0^\infty y_2(t,a)\mathrm{d}a - (\theta V_1\int_0^\infty \overline{i}(a)\mathrm{d}a + \gamma)z_2(t), \\[2mm]
y_2(t,0) = \beta\overline{E}x_2(t) + \beta\overline{S}z_2(t).
\end{cases} \qquad (6.18)$$

令 $x_2(t) = x_{21}e^{\lambda t}$, $y_2(t,a) = y_{21}(a)e^{\lambda t}$, $z_1(t) = z_{21}e^{\lambda t}$, 得到如下特征值问题:

$$\begin{cases} (\lambda + \mu + \beta\overline{E})x_{21} = -\beta\overline{S}z_{21}, \\ \dfrac{dy_{21}(a)}{da} = -(\lambda + \mu + \alpha(a))y_{21}(a), \\ \left(\lambda + \theta V_1\displaystyle\int_0^\infty \overline{i}(a)da + \gamma\right)z_{21} = \theta V_1(1-\overline{E})\displaystyle\int_0^\infty y_{21}(a)da, \\ y_{21}(0) = \beta\overline{E}x_{21} + \beta\overline{S}z_{21}. \end{cases} \tag{6.19}$$

如果 $\lambda = -\mu - \beta\overline{E}$ or $\lambda = -\theta V_1\int_0^\infty \overline{i}(a)da - \gamma$, 那么 λ 是一个具有负实部的根; 如果 $\lambda \neq -\theta V_1\int_0^\infty \overline{i}(a)da - \gamma$ 和 $\lambda \neq -\mu - \beta\overline{E}$, 那么 $y_{21}(0) \neq 0$. 由 (6.19) 的第一个方程, 可得

$$x_{21} = \frac{-\beta\overline{S}z_{21}}{\lambda + \mu + \beta\overline{E}}. \tag{6.20}$$

将 (6.19) 的第二个方程从 0 到 a 积分, 可得

$$y_{21}(a) = y_{21}(0)e^{-\int_0^a (\lambda+\mu+\alpha(s))ds}. \tag{6.21}$$

由 (6.19) 的第三个方程, 可得

$$z_{21} = \frac{\theta V_1(1-\overline{E})\int_0^\infty y_{21}(a)da}{\lambda + \theta V_1\int_0^\infty \overline{i}(a)da + \gamma}. \tag{6.22}$$

将 (6.20) 和 (6.22) 代入 (6.19) 的第四个方程, 考虑到 (6.21), 进一步得到模型 (6.6) 在平衡点 W_1 处的特征方程:

$$f_1(\lambda) = 1. \tag{6.23}$$

这里,

$$f_1(\lambda) = \frac{\beta\overline{S}(\lambda+\mu)\theta V_1\int_0^\infty e^{-\int_0^a (\lambda+\mu+\alpha(s))ds}da}{(\lambda+\mu+\beta\overline{E})\left(\lambda+\gamma+\theta V_1\overline{i}(0)\int_0^\infty \pi(a)da\right)}. \tag{6.24}$$

声明 (6.23) 的所有根具有负实部. 否则, 方程 (6.23) 至少有一根 $\lambda_2 = a_2 + ib_2$ 且 $a_2 \geqslant 0$. 此时, 有

$$|f_1(\lambda_2)| < \frac{\beta\theta V_1(\mu S_0 - \overline{i}(0))\int_0^\infty \pi(a)da}{\mu\left(\theta V_1\int_0^\infty \pi(a)da + \gamma\right)} = 1.$$

矛盾. 因此, 特征方程 (6.23) 在 $R_{b0} > 1$ 时的所有特征根具有非负实部. 即平衡点 W_1 在 $R_{b0} > 1$ 时局部渐近, 得出以下结论.

定理 6.5 当 $R_{b0} > 1$ 时模型 (6.6) 的地方病平衡点 W_1 局部渐近稳定.

注 6.2 当 $R_{b0} > 1$ 时, 模型 (6.6) 的地方病平衡点 W_1 是否全局渐近稳定依然是一个暂未解决的开问题.

注 6.3　从本小节的讨论可知,孤立的慢系统(6.6)有丰富的动力学性质.当 $R_{b0} \leqslant 1$ 时,模型(6.6)的无病平衡点全局渐近稳定;当 $R_{b0} > 1$,时地方病平衡点 W_1 局部渐近稳定. 暂未得出地方病平衡点 W_1 在 $R_{b0} > 1$ 时的全局渐近稳定性.

从定理 $6.3 \sim 6.5$ 得出,疾病在孤立的慢系统中传播与流行完全取决于基本再生数 R_{b0}. 当 $R_{b0} \leqslant 1$,即使有病毒在体内感染,但是疾病在宿主间也最终将会走向消亡;当 $R_{b0} > 1$ 时, 疾病将会在宿主间传播流行,并且最终形成地方病.

6.4　耦合的慢系统的分析

假设环境中病毒增加对宿主体内的病毒感染具有正向作用,并用函数 $g(E)$ 表示这种增加关系.宿主体内的病毒变化动力学满足方程 $\dfrac{\mathrm{d}V}{\mathrm{d}t} = g(E) + pT^* - cV$. 当 $E > 0$ 时,由于宿主体内的病毒感染动力学变化速度相对于疾病在宿主之间的传播的变化程度较大,假设在快系统达到平衡状态时慢系统没有进一步的变化. 也就是 $(T(s), T^*(s), V(s)) \equiv (\hat{T}(E), \hat{T}^*(E), \hat{V}(E))$. 因此,在模型(6.2)中令 $V(s) = \tilde{V}(E)$,得到如下耦合的慢系统:

$$\begin{cases} \dfrac{\mathrm{d}S}{\mathrm{d}t} = \Lambda_h - \beta ES - \mu S, \\[2mm] \dfrac{\partial i(t,a)}{\partial t} + \dfrac{\partial i(t,a)}{\partial a} = -(\mu + \alpha(a)) i(t,a), \\[2mm] \dfrac{\mathrm{d}E}{\mathrm{d}t} = \theta I \tilde{V}(E)(1-E) - \gamma E, \\[2mm] i(t,0) = \beta ES, \\[2mm] I = \displaystyle\int_0^\infty i(t,a)\,\mathrm{d}a. \end{cases} \tag{6.25}$$

证明了对任何 $E \geqslant 0$,孤立系统(6.3)的解 $(T(s), T^*(s), V(s))$ 满足

$$\lim_{s \to \infty}(T(s), T^*(s), V(s)) = \begin{cases} U_0(T_0, 0, 0), & \text{若 } E = 0, R_w \leqslant 1, \\ U_1(T_1, T_1^*, V_1), & \text{若 } E = 0, R_w > 1, \\ U_2(\tilde{T}(E), \tilde{T}^*(E), \tilde{V}(E)), & \text{若 } E > 0. \end{cases}$$

记

$$\hat{U}(E) = (\hat{T}(E), \hat{T}^*(E), \hat{V}(E)) = \begin{cases} U_0(T_0, 0, 0), & \text{若 } E = 0, R_w \leqslant 1, \\ U_1(T_1, T_1^*, V_1), & \text{如 } E = 0, R_w > 1, \\ U_2(\tilde{T}(E), \tilde{T}^*(E), \tilde{V}(E)), & \text{若 } E > 0. \end{cases}$$

特别地,函数 $\tilde{V}(E)$ 是关于 E 的增函数,并且

$$\tilde{V}(0) = \lim_{E \to 0} \tilde{V}(E) = \begin{cases} 0, & R_w \leqslant 1, \\[2mm] \dfrac{m(R_w - 1)}{k}, & R_w > 1. \end{cases} \tag{6.26}$$

与孤立的慢系统(6.6)类似,模型(6.25)的像空间记为 $\mathbb{X} = \mathbb{R}_+^1 \times L^1(0, \infty) \times \mathbb{R}_+^1$,模型(6.

25) 解的初始条件定义为 $X_0 := (S(0), i_0(\cdot), E(0)) \in \mathbb{X}$ 且 $S(0) > 0$, $i_0(\cdot) \geqslant 0$ 和 $0 \leqslant E(0) \leqslant 1$. 易知模型(6.25)具有满足初始条件 $\Phi(0, X_0) = X_0$ 的唯一解 $\Phi(t, X_0) = (S(t), i(t, \cdot), E(t))$.

与孤立的慢系统(6.25)类似,关于系统(6.6)的解的正性与有界性结论如下.

引理 6.6 带有初始条件 X_0 的模型(6.25)的解 $\Phi(t, X_0)$ 对所有 $t > 0$ 最终有界. 特别地,$\limsup_{t \to \infty}(S(t) + \int_0^\infty i(t, a) \mathrm{d}a) \leqslant \dfrac{\Lambda_h}{\mu}$ 和 $0 \leqslant E(t) \leqslant 1$ 对所有 $t \geqslant 0$ 均成立.

当 $R_w > 1$ 时,给出疾病在宿主之间传播的模型(6.25)的基本再生数如下:

$$R_b = \frac{\beta \theta \tilde{V}(0) S_0 \int_0^\infty \pi(a) \mathrm{d}a}{\gamma}.$$

记 $R_b = \beta \cdot \dfrac{1}{\gamma} \cdot \theta \tilde{V}(0) \int_0^\infty \pi(a) \mathrm{d}a \cdot S_0$. 此时,$\beta$ 表示环境中的病毒接触健康的人并使其染病的概率;$\dfrac{1}{\gamma}$ 表示环境中病毒的存活时间;$\theta \tilde{V}(0) \int_0^\infty \pi(a) \mathrm{d}a$ 是一个感染的人排放到环境中的病毒的量,也就是传染暴发初期在 $E = 0$ 时环境中病毒的量;S_0 表示疾病暴发开始时健康的人的数量. 因此,R_b 表示一个染病的人在其初始感染阶段所感染的病人的平均数量,这个阶段的环境中的病毒量对宿主内部的病毒感染具有重要影响.

由 $\tilde{V}(0)$ 的表达式,可以推出当 $R_w < 1$ 时,$R_b < 0$;当 $R_w = 1$ 时,$R_b = 0$;当 $R_w > 1$ 时,$R_b > 0$. 进一步,如果 $R_b \geqslant 1$,那么易得 $R_w > 1$.

模型(6.25)总是存在无病平衡点 $W_0(S_0, 0, 0)$ 且 $S_0 = \dfrac{\Lambda_h}{\mu}$. 设 $\hat{W}(\hat{S}, \hat{i}(a), \hat{E})$ 为模型(6.25)的任意正平衡点. 记

$$R_{b1} = \frac{\beta \theta S_0 \int_0^\infty \pi(a) \mathrm{d}a}{\gamma}, \quad \hat{I} = \int_0^\infty \hat{i}(a) \mathrm{d}a.$$

显然,$R_b = R_{b1} \tilde{V}(0)$. 那么 $\hat{W}(\hat{S}, \hat{i}(a), \hat{E})$ 满足下列方程:

$$\begin{cases} \Lambda_h - \beta \hat{S} \hat{E} - \mu \hat{S} = 0, \\ \dfrac{\mathrm{d}\hat{i}(a)}{\mathrm{d}a} = -(\mu + \alpha(a)) \hat{i}(a), \\ \theta \hat{I} \tilde{V}(\hat{E})(1 - \hat{E}) - \gamma \hat{E} = 0, \\ \hat{i}(0) = \beta \hat{E} \hat{S}. \end{cases} \tag{6.27}$$

由(6.27)的第一个方程,可得

$$\hat{S} = \frac{\mu S_0}{\beta \hat{E} + \mu} = \frac{\mu S_0 - \hat{i}(0)}{\mu}. \tag{6.28}$$

将(6.27)的第二个方程从 0 到 a 积分,可得

$$\hat{i}(a) = \hat{i}(0) \pi(a). \tag{6.29}$$

由(6.27)的第三个方程,可得

$$\theta \tilde{V}(\hat{E})\hat{I} - (\theta \tilde{V}(\hat{E})\hat{I} + \gamma)\hat{E} = 0, \hat{E} = \frac{\theta \tilde{V}(\hat{E})\hat{I}}{\theta \tilde{V}(\hat{E})\hat{I} + \gamma}. \tag{6.30}$$

显然,$0 < \hat{E} < 1$. 将(6.28)和(6.30)代入(6.27)的第四个方程,结合(6.29)可以推出

$$\frac{\beta \theta \hat{S} \tilde{V}(\hat{E})(1-\hat{E}) \int_0^\infty \pi(a)\mathrm{d}a}{\gamma} = 1. \tag{6.31}$$

引入以下记号:

$$F(E) = (1-E)\tilde{V}(E) = \frac{1-E}{c}\left[g(E) + \frac{mp}{m+d}(T_0 - \tilde{T}(E))\right]$$

$$G(E) = \frac{\gamma(\beta E + \mu)}{\theta \beta \mu S_0 \int_0^\infty \pi(a)\mathrm{d}a} = \frac{\beta E}{\mu R_{b1}} + \frac{1}{R_{b1}}$$

和

$$H(E) = F(E) - G(E), H_M = \max_{0 \leqslant E \leqslant 1}\{H(E)\}.$$

从(6.28)到(6.30),如果 $\hat{E}$ 存在,则正平衡点存在. 进一步 $\hat{E}$ 是 $H(E)$ 在$(0,1)$上的零点. 与基本再生数R_b 有如下结论.

引理 6.7 (1)系统(6.25)总是存在无病平衡点$W_0(S_0,0,0)$.

(2)系统(6.25)存在两个平衡点$\hat{W}_1(\hat{S}_1,\hat{i}_1(a),\hat{E}_1)$和$\hat{W}_2(\hat{S}_2,\hat{i}_2(a),\hat{E}_2)$且$\hat{E}_1 < \hat{E}_2$ 当且仅当下列条件成立:$R_b < 1$ 和 $H_M > 0$.

(3)系统(6.25)存在唯一正平衡点$\hat{W}_3(\hat{S}_3,\hat{i}_3(a),\hat{E}_3)$ 当且仅当下列条件之一成立:$R_b = 1$ 和 $H_M > 0$;$R_b > 1$.

(4)系统(6.25)仅存在无病平衡点$W_0(S_0,0,0)$ 当且仅当下列条件之一成立:$R_b = 1$ 和 $H_M = 0$;$H_M < 0$.

证明 系统(6.25)总存在无病平衡点$W_0(S_0,0,0)$. 通过计算

$$H(0) = \frac{m(R_w - 1)}{k} - \frac{1}{R_{b1}} = \tilde{V}(0)\left(1 - \frac{1}{R_b}\right), H(1) = -\frac{\beta}{\mu R_{b1}} - \frac{1}{R_{b1}} < 0.$$

$$H'(E) = \frac{1-E}{c}\left[g'(E) - \frac{pm}{m+d}\tilde{T}'(E)\right] - \frac{1}{c}\left[g(E) + \frac{pm}{m+d}(T_0 - \tilde{T}(E))\right] - \frac{\beta}{\mu R_{b1}}.$$

$H'(E)$ 的符号不容易判断,先计算$H''(E)$,可得

$$H''(E) = \frac{1-E}{c}\left[g''(E) - \frac{pm}{m+d}\tilde{T}''(E)\right] - \frac{2}{c}\left[g'(E) - \frac{pm}{m+d}\tilde{T}'(E)\right].$$

所以$H''(E) < 0$对所有 $0 < E \leqslant 1$ 均成立. 这表明 $H(E)$ 是一个上凸函数.

假设 $R_b < 1$ 和 $H_M > 0$ 成立,由于 $H(0) < 0, H(1) < 0$ 和 $H_M > 0$,$H(E) = 0$ 存在两正根. 因此,模型(6.25)仅存在两正平衡点$\hat{W}_1(\hat{S}_1,\hat{i}_1(a),\hat{E}_1)$和$\hat{W}_2(\hat{S}_2,\hat{i}_2(a),\hat{E}_2)$且$\hat{E}_1 < \hat{E}_2$.

如果条件 $R_b = 1$ 和 $H_M > 0$ 成立,从 $H(0) = 0$ 和 $H_M > 0$,方程 $H(E) = 0$ 存在正根$\hat{E}_3$. 因此,正平衡点 $\hat{W}_3(\hat{S}_3,\hat{i}_3(a),\hat{E}_3)$ 存在且唯一.

如果条件 $R_b > 1$ 存在,从 $H(0) > 0, H(1) < 0$,方程 $H(E) = 0$ 存在唯一的正根$\hat{E}_3$. 因

此,正平衡点 $\hat{W}_3(\hat{S}_3,\hat{i}_3(a),\hat{E}_3)$ 存在且唯一.

下证(4)成立. 如果 $R_b=1$, 那么 $H(0)=0$, 加上 $H_M=0$ 表明 $H(E)$ 在 $(0,1)$ 上无正根. 如果 $H_M<0$, 那么可得 $H(E)=0$ 无正根. 因此无病平衡点 $W_0(S_0,0,0)$ 存在唯一.

注 6.4 对比引理 6.7 和引理 6.5, 可以看到慢系统(6.25)相对快系统来说动力学行为更复杂.

引理 6.7 表明由于环境中的毒素对宿主体内病毒感染的反馈作用, 在 $R_b<1$ 时耦合的疾病在宿主间传播的慢系统存在两个正平衡点. 这将可能产生后向分支. 后向分支的产生将会对传染病的治疗和控制带来不确定性和复杂性.

定理 6.6 如果 $R_b<1$, 那么无病平衡点 W_0 局部渐近稳定; 如果 $R_b>1$, 则 W_0 不稳定.

证明 将系统(6.25)在平衡点 W_0 处线性化, 可得

$$\begin{cases} \dfrac{dx_3(t)}{dt}=-\mu x_3(t)-\beta S_0 z_3(t), \\ \dfrac{\partial y_3(t,a)}{\partial t}+\dfrac{\partial y_3(t,a)}{\partial a}=-(\mu+\alpha(a))y_3(t,a), \\ \dfrac{dz_3(t)}{dt}=-\gamma z_3(t)+\theta\tilde{V}(0)\displaystyle\int_0^\infty y_3(t,a)da, \\ y_3(t,0)=\beta S_0 z_3(t). \end{cases} \tag{6.32}$$

令 $x_3(t)=x_{31}e^{\lambda t},y_3(t,a)=y_{31}(a)e^{\lambda t},z_3(t)=z_{31}e^{\lambda t}$, 得到如下特征值问题:

$$\begin{cases} (\lambda+\mu)x_{31}=-\beta S_0 z_{31}, \\ \dfrac{dy_{31}(a)}{da}=-(\lambda+\mu+\alpha(a))y_{31}(a), \\ (\lambda+\gamma)z_{31}=\theta\tilde{V}(0)\displaystyle\int_0^\infty y_{31}(a)da, \\ y_{31}(0)=\beta S_0 z_{31}. \end{cases} \tag{6.33}$$

如果 $\lambda=-\gamma$ 或 $\lambda=-\mu$, 那么 λ 是一个具有负实部的特征根. 如果 $\lambda\neq-\gamma$ 且 $\lambda\neq-\mu$, 那么 $y_{31}(0)\neq0$. 将(6.33)的第二个方程从 0 到 a 积分, 可得

$$y_{31}(a)=y_{31}(0)e^{-\int_0^a(\lambda+\mu+\alpha(s))ds}. \tag{6.34}$$

由(6.33)的第三个方程, 可得

$$z_{31}=\dfrac{\theta\tilde{V}(0)\int_0^\infty y_{31}(a)da}{\lambda+\gamma}. \tag{6.35}$$

将(6.34)和(6.35)代入(6.33)的第四个方程得到慢系统在 W_0 处的特征方程:

$$f_2(\lambda)=\dfrac{\beta\theta\tilde{V}(0)S_0\int_0^\infty e^{-\int_0^a(\lambda+\mu+\alpha(s))ds}da}{\lambda+\gamma}=1. \tag{6.36}$$

显然,

$$f_2(0)=\dfrac{\beta\theta\tilde{V}(0)S_0\int_0^\infty\pi(a)da}{\gamma}=R_b,\lim_{\lambda\to\infty}f_2(\lambda)=0,f'_2(\lambda)<0.$$

因此，$f_2(\lambda)$ 是一个减函数. 如果 $R_b > 1$，由于 $f_2(\lambda)$ 的连续可微性，其必存在唯一正根. 那么，W_0 在 $R_b > 1$ 时不稳定. 假设 W_0 在 $R_b < 1$ 时不稳定，那么(6.36)至少存在 $\lambda_3 = a_3 + ib_3$ 满足 $a_3 \geqslant 0$，所以 $f_2(\lambda_3) = 1$. 此时，可得

$$|f_2(\lambda_3)| \leqslant \frac{\beta\theta\tilde{V}(0)S_0 \int_0^\infty e^{-\int_0^a (a_3 + \mu + \alpha(s))ds} da}{(a_3 + \gamma)} = f(a_3) < f(0) = R_b < 1.$$

矛盾. 因此平衡点 W_0 在 $R_b < 1$ 是局部渐近稳定.

定理 6.6 表明当基本再生数 $R_b < 1$ 时，因为耦合的慢系统存在两个正平衡点，那么疾病将会在染病人数相对较小时灭绝. 当染病人数相对较大时，疾病在宿主间传播的动力学将会变得异常复杂，也许会引起疾病的新暴发.

定理 6.7 如果 $R_b < 1$ 和 $H_M > 0$，那么正平衡点 $\hat{W}_1$ 不稳定.

证明 设 $\hat{W}(\hat{S}, \hat{i}(a), \hat{E})$ 是模型(6.25)的任意正平衡点. 将模型(6.25)在平衡点 $\hat{W}$ 处线性化，可得

$$\begin{cases} \dfrac{dx_4(t)}{dt} = -(\mu + \beta\hat{E})x_4(t) - \beta\hat{S}z_4(t), \\[2mm] \dfrac{\partial y_4(t,a)}{\partial t} + \dfrac{\partial y_4(t,a)}{\partial a} = -(\mu + \alpha(a))y_4(t,a), \\[2mm] \dfrac{dz_4(t)}{dt} = \theta \displaystyle\int_0^\infty y_4(t,a)da\,\tilde{V}(\hat{E})(1-\hat{E}) \\[2mm] \qquad\qquad + \theta\hat{I}[\tilde{V}'(\hat{E})(1-\hat{E}) - \tilde{V}(\hat{E})]z_4(t) - \gamma z_4(t), \\[2mm] y_{41}(0) = \beta\hat{E}x_4(t) + \beta\hat{S}z_4(t). \end{cases} \tag{6.37}$$

设 $x_4(t) = x_{41}e^{\lambda t}, y_4(t,a) = y_{41}(a)e^{\lambda t}, z_4(t) = z_{41}e^{\lambda t}$，得到如下特征值问题：

$$\begin{cases} (\lambda + \mu + \beta\hat{E})x_{41} = -\beta\hat{S}z_{41}, \\[2mm] \dfrac{dy_{41}(a)}{da} = -(\lambda + \mu + \alpha(a))y_{41}(a), \\[2mm] (\lambda + \gamma - \theta\hat{I}[\tilde{V}'(\hat{E})(1-\hat{E}) - \tilde{V}(\hat{E})])z_{41} = \theta\displaystyle\int_0^\infty y_{41}(a)da\,\tilde{V}(\hat{E})(1-\hat{E}), \\[2mm] y_{41}(0) = \beta\hat{E}x_{41} + \beta\hat{S}z_{41}. \end{cases} \tag{6.38}$$

令方程 $Q(E) = F(E) - EF'(E)$. 显然，$Q'(E) = -EF''(E) = -EH''(E) > 0$. 那么得到如下方程：

$$Q(E) > Q(0) = F(0) = \frac{m(R_w - 1)}{k} > 0, 0 \leqslant E \leqslant 1,$$

$$\gamma - \theta\hat{I}[\tilde{V}'(\hat{E})(1-\hat{E}) - \tilde{V}(\hat{E})] = \frac{\gamma F(\hat{E}) - \theta\hat{I}F(\hat{E})F'(\hat{E})}{F(\hat{E})} = \frac{\gamma Q(\hat{E})}{F(\hat{E})}.$$

那么，(6.38)可进一步写为

$$\begin{cases} (\lambda + \mu + \beta\hat{E})x_{41} = -\beta\hat{S}z_{41}, \\ \dfrac{\mathrm{d}y_{41}(a)}{\mathrm{d}a} = -(\lambda + \mu + \alpha(a))y_{41}(a), \\ \left(\lambda + \dfrac{\gamma Q(\hat{E})}{F(\hat{E})}\right)z_{41} = \theta\int_0^\infty y_{41}(a)\mathrm{d}a\tilde{V}(\hat{E})(1-\hat{E}), \\ y_{41}(0) = \beta\hat{E}x_{41} + \beta\hat{S}z_{41}. \end{cases} \tag{6.39}$$

如果 $\lambda = -(\mu + \beta\hat{E})$ 或 $\lambda = -\dfrac{\gamma Q(\hat{E})}{F(\hat{E})}$,那么 λ 是一个具有负实部的特征根. 如果 $\lambda \neq -(\mu + \beta\hat{E})$ 和 $\lambda \neq -\dfrac{\gamma Q(\hat{E})}{F(\hat{E})}$,那么 $y_{41}(0) \neq 0$. 由 (6.39) 的第一个方程得到如下关系式:

$$x_{41} = -\frac{\beta\hat{S}z_{41}}{\lambda + \mu + \beta\hat{E}}.$$

将 (6.39) 从 0 到 a 积分,可得

$$y_{41}(a) = y_{41}(0)\mathrm{e}^{-\int_0^a (\lambda + \mu + \alpha(s))\mathrm{d}s}.$$

由 (6.39) 的第三个方程,可得

$$z_{41} = \frac{\theta\tilde{V}(\hat{E})(1-\hat{E})\int_0^\infty y_{41}(a)\mathrm{d}a}{\lambda + \dfrac{\gamma Q(\hat{E})}{F(\hat{E})}}.$$

所以,系统 (6.25) 在平衡点 $\hat{W}$ 处的特征方程为

$$f_3(\lambda) = \frac{\beta\hat{S}(\lambda + \mu)\theta\tilde{V}(\hat{E})(1-\hat{E})\int_0^\infty \mathrm{e}^{-\int_0^a (\lambda + \mu + \alpha(s))\mathrm{d}s}\mathrm{d}a}{(\lambda + \mu + \beta\hat{E})\left[\lambda + \dfrac{\gamma Q(\hat{E})}{F(\hat{E})}\right]} = 1. \tag{6.40}$$

下面考查平衡点 $\hat{W}_1(\hat{S}_1, \hat{i}_1(a), \hat{E}_1)$. 基于 $F(E), G(E)$ 和 $Q(E)$ 的定义和性质,推出如下结果:

$$Q(\hat{E}_1) = F(\hat{E}_1) - \hat{E}_1 F'(\hat{E}_1) < G(\hat{E}_1) - \hat{E}_1 G'(\hat{E}_1) = \frac{1}{R_{b1}}.$$

因此,可知

$$f_3(0) > \frac{\left[\beta\hat{S}_1\theta\tilde{V}(\hat{E}_1)(1-\hat{E}_1)\int_0^\infty \pi(a)\mathrm{d}a\right]^2}{\gamma^2} = 1.$$

再次得到关系式 $f_3(0) > 1$,根据 $f_3(\lambda)$ 的表达式,得到 $\lim_{\lambda \to \infty} f_3(\lambda) = 0$. 进而,由于函数 $f_3(\lambda)$ 的连续性,系统 (6.25) 在平衡点 $\hat{W}_1$ 处的特征方程至少含有唯一的正根,则平衡点 $\hat{W}_1$ 不稳定.

定理 6.8 如果 $R_b < 1, H_M > 0$ 和 $\dfrac{\gamma}{\mu + \beta\hat{E}_2} \leqslant 1$,那么正平衡点 $\hat{W}_2$ 局部渐近稳定.

证明 由(6.40),得到系统(6.25)在平衡点$\hat{W}_2$处的特征方程如下:

$$f_4(\lambda) = \frac{\beta\hat{S}_2(\lambda+\mu)\theta\tilde{V}(\hat{E}_2)(1-\hat{E}_2)\int_0^\infty e^{-\int_0^a(\lambda+\mu+\alpha(s))ds}da}{(\lambda+\mu+\beta\hat{E}_2)\left[\lambda+\dfrac{\gamma Q(\hat{E}_2)}{F(\hat{E}_2)}\right]} = 1.$$

特征方程进一步可变形为

$$\beta\hat{S}_2\theta\tilde{V}(\hat{E}_2)(1-\hat{E}_2)\int_0^\infty e^{-\int_0^a(\lambda+\mu+\alpha(s))ds}da = \frac{(\lambda+\mu+\beta\hat{E}_2)\left[\lambda+\dfrac{\gamma Q(\hat{E}_2)}{F(\hat{E}_2)}\right]}{\lambda+\mu}.$$

假设$\hat{W}_2$在$R_b<1$时不稳定,$H_M>0$和$\dfrac{\gamma}{\mu+\beta\hat{E}_2}\leqslant 1$,那么特征方程至少含有一根$\lambda_4 = a_4 + ib_4$满足$a_4\geqslant 0$.引入下述记号:

$$LHS = \beta\hat{S}_2\theta\tilde{V}(\hat{E}_2)(1-\hat{E}_2)\int_0^\infty e^{-\int_0^a(\lambda+\mu+\alpha(s))ds}da,$$

$$RHS = \frac{(\lambda+\mu+\beta\hat{E}_2)\left[\lambda+\dfrac{\gamma Q(\hat{E}_2)}{F(\hat{E}_2)}\right]}{\lambda+\mu}.$$

将特征根λ_4代入LHS和RHS,得到如下结果:

$$LHS = \beta\hat{S}_2\theta\tilde{V}(\hat{E}_2)(1-\hat{E}_2)\int_0^\infty e^{-\int_0^a(\mu+\alpha(s))ds}e^{-aa_4}[\cos(ab_4)-i\sin(ab_4)]da,$$

$$RHS = \frac{(a_4+\mu+\beta\hat{E}_2+ib_4)\left[a_4+\dfrac{\gamma Q(\hat{E}_2)}{F(\hat{E}_2)}+ib_4\right]}{a_4+\mu+ib_4}$$

$$= \frac{[(a_4+\mu+\beta\hat{E}_2)(a_4+\mu)+b_4^2-ib_4\beta\hat{E}_2]\left[a_4+\dfrac{\gamma Q(\hat{E}_2)}{F(\hat{E}_2)}+ib_4\right]}{(a_4+\mu)^2+b_4^2}.$$

因此,

$$Re(LHS) = \beta\hat{S}_2\theta\tilde{V}(\hat{E}_2)(1-\hat{E}_2)\int_0^\infty e^{-\int_0^a(\mu+\alpha(s))ds}e^{-aa_4}\cos(ab_4)da$$

$$\leqslant \beta\hat{S}_2\theta\tilde{V}(\hat{E}_2)(1-\hat{E}_2)\int_0^\infty e^{-\int_0^a(\mu+\alpha(s))ds}da.$$

由(6.31),可知$Re(LHS)\leqslant\gamma$.

$$Re(RHS) = \frac{[(a_4+\mu+\beta\hat{E}_2)(a_4+\mu)+b_4^2]\left[a_4+\dfrac{\gamma Q(\hat{E}_2)}{F(\hat{E}_2)}\right]+\beta\hat{E}_2 b_4^2}{(a_4+\mu)^2+b_4^2}.$$

由$H(E)$的定义,$\hat{E}_2$是$H(E)$的根,进一步得

$$F(\hat{E}_2) = G(\hat{E}_2) = \frac{\beta \hat{E}_2}{\mu R_{b1}} + \frac{1}{R_{b1}} = \frac{\mu + \beta E_2}{\mu R_{b1}}, \frac{1}{F(\hat{E}_2)} = \frac{\mu R_{b1}}{\mu + \beta \hat{E}_2}.$$

由于 $H''(E) < 0$ 对所有 $0 \leqslant E \leqslant 1$ 均成立,得到 $H'(E)$ 在区间 $[0,1]$ 上是严格单调函数.假设 $H_M = H(E^*)$, $0 < E^* < 1$,那么 $0 < E^* < \hat{E}_2 < 1$ 和 $H'(E^*) = 0$ 成立.因此,$H'(\hat{E}_2) = F'(\hat{E}_2) - G'(\hat{E}_2) < 0$,即 $F'(\hat{E}_2) < G'(\hat{E}_2)$.由于 $\hat{E}_2$ 是 $H(E)$ 的根,$H(E) = F(E) - G(E)$,有 $F(\hat{E}_2) = G(\hat{E}_2)$.进一步得

$$Q(\hat{E}_2) = F(\hat{E}_2) - \hat{E}_2 F'(\hat{E}_2) > G(\hat{E}_2) - \hat{E}_2 G'(\hat{E}_2) = \frac{\beta \hat{E}_2}{\mu R_{b1}} + \frac{1}{R_{b1}} - \hat{E}_2 \frac{\beta}{\mu R_{b1}} = \frac{1}{R_{b1}}.$$

因而,有

$$\frac{Q(\hat{E}_2)}{F(\hat{E}_2)} > \frac{1}{R_{b1}} \frac{\mu R_{b1}}{\mu + \beta \hat{E}_2} = \frac{\mu}{\mu + \beta \hat{E}_2}.$$

$$Re(RHS) > \frac{\left[(a_4 + \mu + \beta \hat{E}_2)(a_4 + \mu) + b_4^2\right]\left[a_4 + \dfrac{\gamma \mu}{\mu + \beta \hat{E}_2}\right] + \beta \hat{E}_2 b_4^2}{(a_4 + \mu)^2 + b_4^2}$$

$$= a_4 + \frac{\gamma \mu}{\mu + \beta \hat{E}_2} + \frac{\beta \hat{E}_2 (a_4 + \mu)\left(a_4 + \dfrac{\gamma \mu}{\mu + \beta \hat{E}_2}\right) + \beta \hat{E}_2 b_4^2}{(a_4 + \mu)^2 + b_4^2}.$$

当 $\dfrac{\gamma}{\mu + \beta \hat{E}_2} = 1$,直接有

$$Re(RHS) > a_4 + \mu + \frac{\beta \hat{E}_2 (a_4 + \mu)^2 + \beta \hat{E}_2 b_4^2}{(a_4 + \mu)^2 + b_4^2} \geqslant \mu + \beta \hat{E}_2 = \gamma,$$

矛盾.

令 $\dfrac{\gamma}{\mu + \beta \hat{E}_2} \neq 1$.定义函数

$$f(x, y) = \frac{\beta \hat{E}_2 (x + \mu)\left(x + \dfrac{\gamma \mu}{\mu + \beta \hat{E}_2}\right) + \beta \hat{E}_2 y^2}{(x + \mu)^2 + y^2},$$

此处 $(x, y) \in R_+^2$.计算函数 $f(x, y)$ 的在 R_+^2 上的最小值 f_m.计算函数 $f(x, y)$ 关于变量 x 和 y,经过严格推导得

$$\frac{\partial f(x, y)}{\partial x} = \frac{\beta \hat{E}_2 \mu \left(1 - \dfrac{\gamma}{\mu + \beta \hat{E}_2}\right) x^2 + 2\beta \hat{E}_2 \mu^2 \left(1 - \dfrac{\gamma}{\mu + \beta \hat{E}_2}\right) x}{[(x + \mu)^2 + y^2]^2}$$

$$+ \frac{\beta \hat{E}_2 \mu \left(\dfrac{\gamma}{\mu + \beta \hat{E}_2} - 1\right) y^2 + \beta \hat{E}_2 \mu^3 \left(1 - \dfrac{\gamma}{\mu + \beta \hat{E}_2}\right)}{[(x + \mu)^2 + y^2]^2}.$$

$$\frac{\partial f(x, y)}{\partial y} = \frac{2\beta \hat{E}_2 \mu \left(1 - \dfrac{\gamma}{\mu + \beta \hat{E}_2}\right) x y + 2\beta \hat{E}_2 \mu^2 \left(1 - \dfrac{\gamma}{\mu + \beta \hat{E}_2}\right) y}{[(x + \mu)^2 + y^2]^2}.$$

进一步,有

$$\frac{\partial f(x,y)}{\partial x}=0\Leftrightarrow(x+\mu)^2-y^2=0,\frac{\partial f(x,y)}{\partial y}=0\Leftrightarrow(x+\mu)y=0.$$

这表明函数 $f(x,y)$ 在 R^2 上有唯一稳定点 $(-\mu,0)$,此稳定点并非在第一象限. 函数 $f(x,y)$ 在 R_+^2 上的稳定点达到 ∂R_+^2 的边界. 当 $\frac{\gamma}{\mu+\beta\hat{E}_2}<1$,如果 $y=0$,$\frac{\partial f(x,y)}{\partial x}>0$;如果 $x=0$,那么 $\frac{\partial f(x,y)}{\partial y}>0$.因而,有

$$f_m=f(0,0)=\frac{\beta\hat{E}_2\frac{\gamma\mu^2}{\mu+\beta\hat{E}_2}}{\mu^2}=\frac{\gamma\beta\hat{E}_2}{\mu+\beta\hat{E}_2}.$$

进一步,有

$$Re(RHS)>a_4+\frac{\gamma\mu}{\mu+\beta\hat{E}_2}+\frac{\beta\hat{E}_2(a_4+\mu)\left(a_4+\frac{\gamma\mu}{\mu+\beta\hat{E}_2}\right)+\beta\hat{E}_2 b_4^2}{(a_4+\mu)^2+b_4^2}$$

$$\geqslant\frac{\gamma\mu}{\mu+\beta\hat{E}_2}+\frac{\gamma\beta\hat{E}_2}{\mu+\beta\hat{E}_2}=\gamma.$$

矛盾.

定理 6.7 和定理 6.8 表明当基本再生数 R_b 小于 1 时,一小部分染病群体进入易感群体将会产生大规模的疾病暴发.这警示科研人员需要进一步研究在基本再生数较小的情况下疾病的防控问题.

定理 6.9　　如果 $R_b>1$ 和 $\frac{\gamma}{\mu+\beta\hat{E}_3}\leqslant 1$,那么地方病平衡点 $\hat{W}_3$ 局部渐近稳定.

证明　　由(6.40),可以得到模型(6.25)在平衡点 $\hat{W}_3$ 处的特征方程为

$$f_5(\lambda)=\frac{\beta\hat{S}_3(\lambda+\mu)\theta\tilde{V}(\hat{E}_3)(1-\hat{E}_3)\int_0^\infty e^{-\int_0^a(\lambda+\mu+\alpha(s))ds}da}{(\lambda+\mu+\beta\hat{E}_3)\left[\lambda+\frac{\gamma Q(\hat{E}_3)}{F(\hat{E}_3)}\right]}=1.$$

采用与定理 6.8 类似的方法容易得到平衡点 $\hat{W}_3$ 在 $\frac{\gamma}{\mu+\beta\hat{E}_3}\leqslant 1$ 时局部渐近稳定.

定理 6.9 指出当耦合的慢系统只存在一个平衡点时,只要条件 $\frac{\gamma}{\mu+\beta\hat{E}_3}\leqslant 1$ 满足,传染病将会在宿主之间长时间流行,最终形成地方病.

注 6.5　　与孤立的慢系统相关的定理 6.5 相对应,这里模型(6.25)的平衡点 $\hat{W}_3$ 在 $R_b>1$ 是否全局稳定依然是一个开问题.

注 6.6　　通过本小节的讨论看出耦合的慢系统(6.25)具有复杂的动力学行为.特别是存在后向分支.即当 $R_b<1$ 且接近 1,那么模型(6.25)存在正平衡点 $\hat{W}_1$ 和 $\hat{W}_2$,从定理 6.7 和定理 6.8 得知 $\hat{W}_1$ 不稳定,而 $\hat{W}_2$ 局部渐近稳定.

6.5 数值模拟

本小节给出数值算例来验证定理 6.6 ～ 定理 6.9 的合理性. 为了数值模拟的简洁性, 在如下的例子中选取函数 $g(E)=wE$, 其中 w 是一个正常数.

例如, 在模型 (6.1) 和 (6.2) 中, 选择如下参数: $\Lambda_h=10$, $\beta=0.04$, $\mu=0.04$, $\gamma=0.015$, $\theta=1.5\times10^{-10}$, $\Lambda_c=8500$, $k=1.5\times10^{-6}$, $m=0.15$, $d=0.15$, $p=900$, $c=50$, $w=4\times10^5$ 和 $\alpha(a)=\dfrac{0.045}{1+5\exp(-0.05a)}$.

通过计算 $R_b=0.7514<1$. 图 6.1(a)(b)(c) 中的数值模拟表明系统 (6.25) 的无病平衡点 $W_0(S_0,0,0)$ 全局渐近稳定性, 此处 $S_0=250$. 图 6.1 中初始条件 $(S(0),i_0(a),E(0))$ 选为 $(850,10\exp\{-0.09(a-1)\}+0.7(\sin(0.05(a-1)))^2+5,0.85)$, $(300,10\exp\{-0.09(a-1)\}+0.7(\sin(0.05(a-1)))^2+15,0.35)$ 和 $(900,10\exp\{-0.09(a-1)\}+0.7(\sin(0.05(a-1)))^2+20,0.2)$. 定理 6.6 合理.

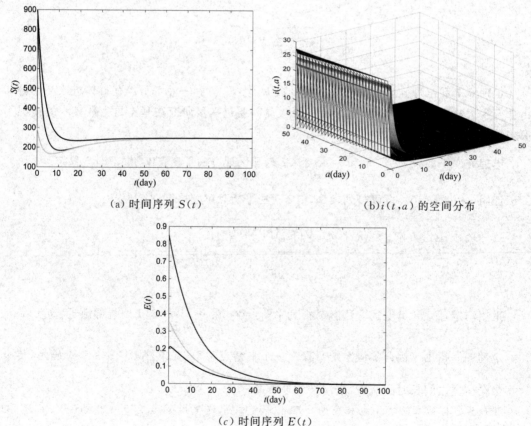

（a）时间序列 $S(t)$　　　　　　（b）$i(t,a)$ 的空间分布

（c）时间序列 $E(t)$

图 6.1　模拟表明解趋于无病平衡点 $W_0(S_0,0,0)$

又如, 本例验证定理 6.7 和定理 6.8. 给出下面两种情况仅表明条件 $\dfrac{\gamma}{\mu+\beta\hat{E}_2}\leqslant1$ 是数学意义

上的条件,这个条件仅用在定理(6.8)的讨论中.

　　情况(1):在系统(6.1)和(6.2)中选取参数为 $\Lambda_h = 4, \beta = 0.035, \mu = 0.04, \gamma = 0.015, \theta = 1.5 \times 10^{-8}, \Lambda_c = 6000, k = 1.5 \times 10^{-6}, m = 0.3, d = 0.15, p = 955, c = 60, w = 4 \times 10^5$ 和

$$\alpha(a) = \frac{0.045}{1 + 5\exp(-0.05a)}.$$

　　通过计算 $R_b = 0.784 < 1, H_M = 1\ 305.83 > 0$,系统(6.25)存在两个正平衡点 $\hat{W}_1(\hat{S}_1, \hat{i}_1(a), \hat{E}_1)$ 和 $\hat{W}_2(\hat{S}_2, \hat{i}_2(a), \hat{E}_2)$,其中 $\hat{S}_1 = 94.54, \hat{S}_2 = 78.98, \hat{I}_1 = \int_0^\infty \hat{i}_1(a)\mathrm{d}a = 4.002$,

$\hat{I}_2 = \int_0^\infty \hat{i}_2(a)\mathrm{d}a = 15.403, \hat{E}_1 = 0.066$ 和 $\hat{E}_2 = 0.304$,且 $\dfrac{\gamma}{\mu + \beta\hat{E}_2} = 0.2962 < 1$. 因此,定理6.

8 中所有条件都满足. 图 6.2(a)(b)(c) 的数值模拟表明正平衡点 $\hat{W}_2(\hat{S}_2, \hat{i}_2(a), \hat{E}_2)$ 局部渐近稳定,正平衡点 $\hat{W}_1(\hat{S}_1, \hat{i}_1(a), \hat{E}_1)$ 不稳定. 初值 $(S(0), i_0(a), E(0))$ 在图 6.2 选为 $(100, 10\exp\{-0.09(a-1)\} + 0.7(\sin(0.05(a-1)))^2, 0.2)$, $(50, 7\exp\{-0.09(a-1)\} + 0.7(\sin(0.05(a-1)))^2, 0.45)$ 和 $(150, 8\exp\{-0.09(a-1)\} + 0.7(\sin(0.05(a-1))^2, 0.35)$. 除此之外,函数 $H(E)$ 在 $E \in [0,1]$ 上的图形如图 6.2(d) 所示.

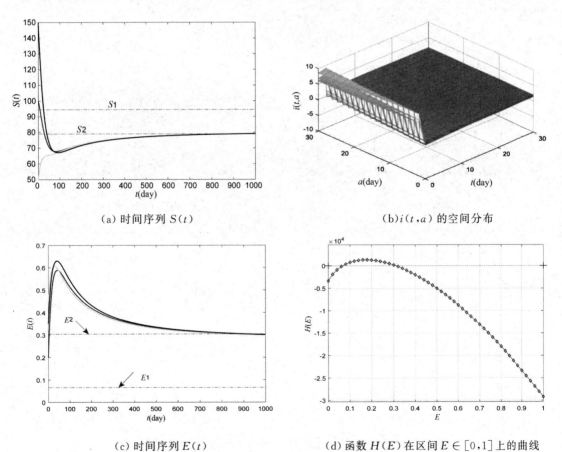

　　（a）时间序列 $S(t)$　　　　　　　　　　　（b）$i(t,a)$ 的空间分布

　　（c）时间序列 $E(t)$　　　　　　　（d）函数 $H(E)$ 在区间 $E \in [0,1]$ 上的曲线

图 6.2　模拟表明解收敛到正平衡点 $\hat{W}_2(\hat{S}_2, \hat{i}_2(a), \hat{E}_2)$.

情况(2)：在系统(6.1)和(6.2)中选取参数为 $\Lambda_h = 45, \beta = 0.039, \mu = 0.04, \gamma = 0.15,$ $\theta = 1.5 \times 10^{-8}, \Lambda_c = 6000, k = 1.5 \times 10^{-6}, m = 0.3, d = 0.15, p = 955, c = 60, w = 4 \times 10^5$ 和

$$\alpha(a) = \frac{0.048}{1 + 5\exp(-0.05a)}.$$

通过计算可得 $R_b = 0.968\,2 < 1, H_M = 4\,508.51 > 0$，系统(6.25)存在两个正平衡点 $\hat{W}_1(\hat{S}_1, \hat{i}_1(a), \hat{E}_1)$ 和 $\hat{W}_2(\hat{S}_2, \hat{i}_2(a), \hat{E}_2)$，这里 $\hat{S}_1 = 1119.92, \hat{S}_2 = 784.16, \hat{I}_1 = \int_0^\infty \hat{i}_1(a)\mathrm{d}a = 3.63, \hat{I}_2 = \int_0^\infty \hat{i}_2(a)\mathrm{d}a = 246.16, \hat{E}_1 = 0.004\,6$ 和 $\hat{E}_2 = 0.445\,8$.进一步有 $\dfrac{\gamma}{\mu + \beta\hat{E}_2} = 2.613\,9 > 1.$

因此，定理6.8条件不满足. 图6.3(a)(b)(c)的数值模拟表明正平衡点 $\hat{W}_2(\hat{S}_2, \hat{i}_2(a), \hat{E}_2)$ 依然渐近稳定，但正平衡点 $\hat{W}_1(\hat{S}_1, \hat{i}_1(a), \hat{E}_1)$ 不稳定. 图6.3的初值 $(S(0), i_0(a), E(0))$ 选为 $(1500, \exp\{-0.09(a-1)\} + 0.7(\sin(0.05(a-1)))^2, 0.2), (500, \exp\{-0.09(a-1)\} + 0.7(\sin(0.05(a-1)))^2 + 2, 0.55)$ 和 $(800, 10\exp\{-0.09(a-1)\} + 0.7(\sin(0.05(a-1)))^2 + 1, 0.03)$. 除此之外函数 $H(E)$ 在区间 $E \in [0,1]$ 上的图形如图6.3(d) 所示.

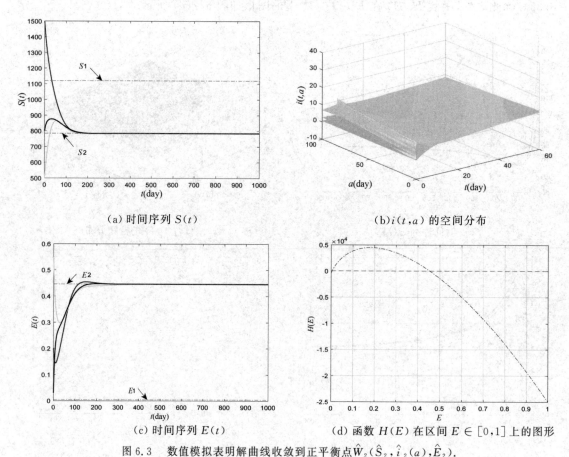

(a) 时间序列 $S(t)$

(b) $i(t,a)$ 的空间分布

(c) 时间序列 $E(t)$

(d) 函数 $H(E)$ 在区间 $E \in [0,1]$ 上的图形

图6.3　数值模拟表明解曲线收敛到正平衡点 $\hat{W}_2(\hat{S}_2, \hat{i}_2(a), \hat{E}_2)$.

再如，验证定理6.9.下面分两种情况来讨论，条件 $\dfrac{\gamma}{\mu + \beta\hat{E}_3} \leqslant 1$ 是为了验证定理6.9仅

从数学角度给出的一个关系式.

情况(1):在系统(6.1)和(6.2)中选取参数为 $\Lambda_h=6,\beta=0.04,\mu=0.04,\gamma=0.015,\theta=7.5\times10^{-8},\Lambda_c=8500,k=1.5\times10^{-6},m=0.3,d=0.15,p=900,c=50,w=4\times10^5$ 和 $\alpha(a)=\dfrac{0.045}{1+5\exp(-0.05a)}$.

通过计算得 $R_b=76.976>1$,系统(6.25)有唯一无病平衡点 $\hat{W}_3(\hat{S}_3,\hat{i}_3(a),\hat{E}_3)$,其中 $\hat{S}_3=76.028,\hat{I}_3=\int_0^\infty \hat{i}_3(a)\mathrm{d}a=54.228$ 和 $\hat{E}_3=0.973$,也得 $\dfrac{\gamma}{\mu+\beta\hat{E}_3}=0.1901<1$.所有定理

6.9 的条件都满足.图 6.4(a)(b)(c) 的数值模拟表明地方病平衡点 $\hat{W}_3(\hat{S}_3,\hat{i}_3(a),\hat{E}_3)$ 局部渐近稳定.图 6.4 的初始条件为 $(S(0),i_0(a),E(0))$ 为 $(500,\exp\{-0.09(a-1)\}+0.7(\sin(0.05(a-1)))^2,0.99),(366,\exp\{-0.09(a-1)\}+0.7(\sin(0.05(a-1)))^2+3,0.85)$ 和 $(50,10\exp\{-0.09(a-1)\}+0.7(\sin(0.05(a-1)))^2,0.33)$.除此函数 $H(E)$ 在 $E\in[0,1]$ 上的图形如图 6.4(d) 所示.

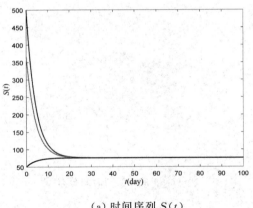
（a）时间序列 $S(t)$

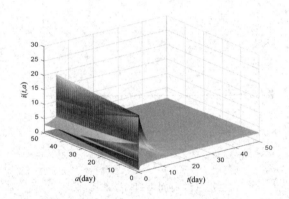
（b）$i(t,a)$ 的年龄与时间空间分布

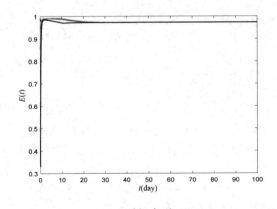
（c）时间序列 $E(t)$

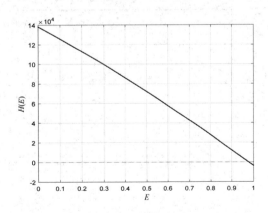
（d）函数 $H(E)$ 在 $E\in[0,1]$ 的图形

图 6.4　系统的解收敛到地方病平衡点 $\hat{W}_3(\hat{S}_3,\hat{i}_3(a),\hat{E}_3)$

情形(2)：在模型(6.1)和(6.2)中选取参数为 $\Lambda_h = 40, \beta = 0.04, \mu = 0.04, \gamma = 0.15, \theta = 6.5 \times 10^{-8}, \Lambda_c = 8500, k = 3.5 \times 10^{-7}, m = 0.15, d = 0.15, p = 900, c = 50, w = 4 \times 10^5$ 和 $\alpha(a) = \dfrac{0.045}{1 + 5\exp(-0.05a)}$.

通过计算得 $R_b = 25.868 > 1$，系统(6.25)存在唯一地方病平衡点 $\hat{W}_3(\hat{S}_3, \hat{i}_3(a), \hat{E}_3)$，此时 $\hat{S}_3 = 513.68, \hat{I}_3 = \int_0^\infty \hat{i}_3(a)\mathrm{d}a = 356.51$ 和 $\hat{E}_3 = 0.9467$，也有 $\dfrac{\gamma}{\mu + \beta\hat{E}_3} = 1.926 > 1$. 因此定理 6.9 在此不成立. 图 6.5(a)(b)(c) 的数值模拟表明地方病平衡点 $\hat{W}_3(\hat{S}_3, \hat{i}_3(a), \hat{E}_3)$ 局部渐近稳定. 图 6.5 中的初值为 $(S(0), i_0(a), E(0))$ 为 $(850, \exp\{-0.09(a-1)\} + 0.7(\sin(0.05(a-1)))^2, 0.26), (100, \exp\{-0.09(a-1)\} + 0.7(\sin(0.05(a-1)))^2 + 5, 0.56)$ 和 $(1500, \exp\{-0.09(a-1)\} + 0.7(\sin(0.05(a-1)))^2 + 10, 0.33)$. 除此函数 $H(E)$ 在区间 $E \in [0,1]$ 的图形如图 6.5(d) 所示.

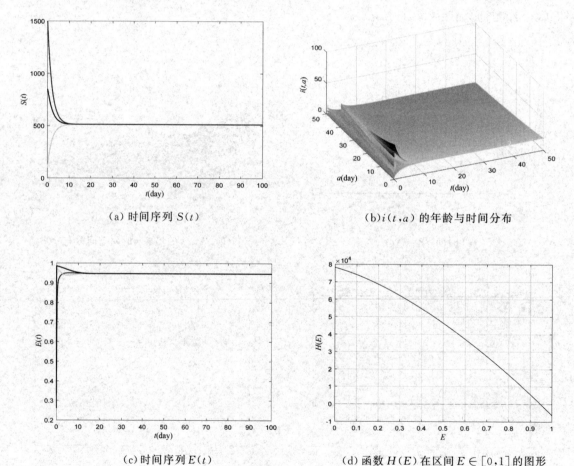

（a）时间序列 $S(t)$ （b）$i(t,a)$ 的年龄与时间分布

（c）时间序列 $E(t)$ （d）函数 $H(E)$ 在区间 $E \in [0,1]$ 的图形

图 6.5　数值模拟表明系统的解收敛到地方病平衡点 $\hat{W}_3(\hat{S}_3, \hat{i}_3(a), \hat{E}_3)$

6.6　小结与讨论

本章建立了一个耦合宿主内部和宿主间受环境因素驱动的动力学年龄结构传染病模型. 该模型由常微分方程组和偏微分方程组混合组成, 常微分方程组描述宿主内部快时间系统的动力学行为, 偏微分方程组描述了宿主间相对的慢时间系统的动力学行为. 对孤立的快系统(6.3), 本章仅列出在文献中已研究得到的结果[91−95]. 对孤立的慢系统(6.6), 首先得到了解的正性和一致有界性, 基本再生数 R_{b0} 和平衡点的存在性. 对平衡点的局部和全局稳定性采取线性化和 Lyapunov 函数法, 得到了在基本再生数 $R_{b0} \leqslant 1$ 时无病平衡点全局渐近稳定, 在 $R_{b0} > 1$ 时地方病平衡点局部渐近稳定. 一个重要的开问题是需要建立地方病全局稳定的准则.

对耦合的慢系统(6.25), 首先基于基本再生数 R_b 和函数 H_M 得到了正平衡点的存在性. 特别地, 得到了系统(6.6), 当 $\hat{E}_1 < \hat{E}_2$ 在 $R_b < 1$ 和 $H_M > 0$ 时, 该系统存在两个正平衡点 $\hat{W}_1(\hat{S}_1, \hat{i}_1(a), \hat{E}_1)$ 和 $\hat{W}_2(\hat{S}_2, \hat{i}_2(a), \hat{E}_2)$; 当 $R_b > 1$ 时, 系统存在唯一的地方病平衡点 $\hat{W}_3$. 这表明系统(6.6)在条件 $R_b = 1$ 满足时会出现后向分支. 本章也建立了无病平衡点和地方病平衡点局部稳定的准则, 即无病平衡点在 $R_b < 1$ 时局渐近稳定, 正平衡点 $\hat{W}_1$ 在 $R_b < 1$ 和 $H_M > 0$ 不稳定, 地方病平衡点 $\hat{W}_2$ 在 $R_b < 1$, $H_M > 0$ 和 $\dfrac{\gamma}{\mu + \beta \hat{E}_2} \leqslant 1$ 时局渐近稳定, 唯一的地方病平衡点 $\hat{W}_3$ 在 $R_b > 1$ 和 $\dfrac{\gamma}{\mu + \beta \hat{E}_3} \leqslant 1$ 时局渐近稳定. 总之, 系统(6.25)的局部稳定性仅与基本再生数 R_b 有关. 因此, 讨论的问题是系统的平衡点在局部渐近稳定时条件 $\dfrac{\gamma}{\mu + \beta \hat{E}} \leqslant 1$ 是否可以去掉. 数值模拟表明条件 $\dfrac{\gamma}{\mu + \beta \hat{E}} \leqslant 1$ 也许可以去掉. 进一步, 由于构造 Lyapunov 函数具有一定的挑战性, 没有得到地方病平衡点 $\hat{W}_3$ 的全局稳定性.

未来也有一些有趣和重要的问题期待解决. 譬如本章没有研究疾病的一直持续性, 对孤立的慢系统(6.6)和耦合的慢系统(6.25), 当基本再生数满足条件 $R_{b0} > 1$ 和 $R_b > 1$ 时, 是否可以得到疾病的一致持续性. 除此之外, 鉴于疾病的非线性发生率在模型的建立中的重要性, 是否建立的理论也可以推广到非线性发生率？这些问题有待进一步研究.

第七章 复发的 SIR 年龄结构传染病模型的稳定性和 Hopf 分支

7.1 模型建立

年龄结构传染病模型近期得到了广泛研究,主要内容集中在模型的建立,解的适定性如非负性、有界性和渐近光滑性,全局吸引子的存在性,基本再生数的计算,平衡点的存在性及稳定性,疾病的一致持续性,Hopf 分支的存在性等[18,29,58,128,132,134].刘[126] 对抽象的柯西问题建立了 Hopf 分支理论并且将这一理论应用到了研究年龄结构模型的 Hopf 分支.Kuniya[123] 提出了一个年龄结构 SIR 模型,并且强调了年龄在模型分支中的作用.对年龄结构 SIRS 传染病模型,Duan 等[119] 考虑了恢复年龄作为分支参数,研究了局部和全局 Hopf 分支.Li 等[125] 建立了如下 SIR 传染病模型:

$$
\begin{cases}
\dfrac{\mathrm{d}S(t)}{\mathrm{d}t} = \Lambda - \beta S(t)I(t) - \mu S(t) + \displaystyle\int_0^\infty \delta(a)R(a,t)\mathrm{d}a, \\[2mm]
\dfrac{\mathrm{d}I(t)}{\mathrm{d}t} = \beta S(t)I(t) - (\mu + \nu + \gamma)I(t), \\[2mm]
\dfrac{\partial R(a,t)}{\partial a} + \dfrac{\partial R(a,t)}{\partial t} = -(\delta(a) + \mu)R(a,t), \\[2mm]
R(0,t) = \gamma I(t), \\[1mm]
S(0) = S_0, I(0) = i_0, R(a,0) = R_0(a).
\end{cases}
$$

其中,$S(t)$ 和 $I(t)$ 表示易感和染病个体在时刻 t 的数量,$R(a,t)$ 表示年龄 a 时刻 t 的恢复者个体的密度.假设恢复者个体具有年龄结构和暂时免疫,免疫缺失率 $\delta(a)$ 依赖于恢复年龄 a,主要研究了局部 Hopf 分支和周期解的存在性.

考虑传染病具有潜伏期,如麻疹、结核病、乙肝等[121,122,136,137] 存在多种方式描述传染病的潜伏期.特别地,潜伏期可以用染病年龄来描述.在这种情况下,假设存在常数 $\tau > 0$ 使得当年龄小于常数 τ 时,感染个体有极小的感染率或没有感染性;当年龄大于 τ 时,感染个体具有较大的感染率.疾病的潜伏周期对疾病传播、治疗和预防至关重要.本小节主要讨论染病个体具有年龄结构的 SIR 传染病模型.模型如下:

$$
\begin{cases}
\dfrac{\mathrm{d}S(t)}{\mathrm{d}t} = \Lambda - \mu S(t) - S(t)\displaystyle\int_0^\infty \beta(a)i(t,a)\mathrm{d}a, \\[2mm]
\dfrac{\partial i(t,a)}{\partial t} + \dfrac{\partial i(t,a)}{\partial a} = -(\mu + \alpha(a) + \delta(a))i(t,a), \\[2mm]
\dfrac{\mathrm{d}R(t)}{\mathrm{d}t} = \displaystyle\int_0^\infty \alpha(a)i(t,a)\mathrm{d}a - (\mu + \gamma)R(t), \\[2mm]
i(t,0) = S(t)\displaystyle\int_0^\infty \beta(a)i(t,a)\mathrm{d}a + \gamma R(t), \\[1mm]
S(0) = S_0, i(0,a) = i_0(a), R(0) = R_0.
\end{cases}
\tag{7.1}
$$

在模型(7.1)中,变量 a 代表感染年龄.$S(t)$ 和 $R(t)$ 分别表示易感者和恢复者在时间 t 的密度.$i(t,a)$ 表示在年龄 a 时间 t 时的染病者的密度.常数 Λ,μ 和 γ 分别表示招募率、自然死亡率以及复发率.参数 $\beta(a),\delta(a)$ 和 $\alpha(a)$ 表示传播率、因病死亡率和染病个体的恢复率,它们均依赖感染年龄 a.本章模型(7.1)带有染病的潜伏年龄,一个重要的主题是变量 τ 对疾病动力学行为的影响.模型(7.1)的流程图,如图 7.1 所示.

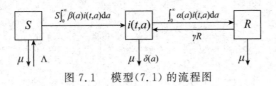

图 7.1　模型(7.1)的流程图

7.2　预备知识

令 $\mathbb{R}_+=[0,\infty)$.对任意整数 $n>0$,令 $L_n([0,\infty),\mathbb{R}^n)$ 表示 n 维可积的巴纳赫函数空间 $\varphi=(\varphi_1,\varphi_2,\cdots,\varphi_n):[0,\infty)\rightarrow\mathbb{R}^n$ 具有模 $|\varphi|=\int_0^\infty\sum_{i=1}^n|\varphi_i(s)|\mathrm{d}s$.令 $L_n^+:=L_n([0,\infty),\mathbb{R}_+^n)$ 表示 $L_n([0,\infty),\mathbb{R}^n)$ 的正维.在模型(7.1)中,初值 $S_0,R_0\in\mathbb{R}_+$ 和 $i_0(\cdot)\in L_1^+$.

令 λ 是一个复数,对模型(7.1)介绍以下记号:

$$\rho(a)=\mathrm{e}^{-\int_0^a(\mu+\alpha(s)+\delta(s))\mathrm{d}s},\quad\theta_1(\lambda)=\int_0^\infty\mathrm{e}^{-\int_0^a(\lambda+\mu+\alpha(s)+\delta(s))\mathrm{d}s}\mathrm{d}a,$$

$$\theta_2(\lambda)=\int_0^\infty\beta(a)\mathrm{e}^{-\int_0^a(\lambda+\mu+\alpha(s)+\delta(s))\mathrm{d}s}\mathrm{d}a,$$

$$\theta_3(\lambda)=\int_0^\infty\alpha(a)\mathrm{e}^{-\int_0^a(\lambda+\mu+\alpha(s)+\delta(s))\mathrm{d}s}\mathrm{d}a.$$

令 $\theta_i(0)=\theta_i,i=1,2,3$,显然 $\theta_3<1$.

模型(7.1)的像空间定义为 $\mathbb{X}=\mathbb{R}_+\times L_1^+\times\mathbb{R}_+$.对任意 $(x_1,x_2,x_3)\in\mathbb{X}$,模定义为

$$\|(x_1,x_2,x_3)\|_\mathbb{X}=x_1+\int_0^\infty x_2(a)\mathrm{d}a+x_3.$$模型(7.1)的初始条件记为 $x_0=(S_0,i_0(\cdot),R_0)$

$\in\mathbb{X}$.容易得到 $i(0,0)=i_0(0)=S_0\int_0^\infty\beta(a)i_0(a)\mathrm{d}a+\gamma R_0$.

设 $S^0=\dfrac{\Lambda}{\mu}$.定义集合 Π 如下:

$$\Pi=\left\{(S,i(\cdot),R)\in\mathbb{R}_+\times L_1^+\times\mathbb{R}_+:S+\int_0^\infty i(a)\mathrm{d}a+R\leqslant S^0\right\}.$$

关于模型(7.1)的解的非负性、有界性和正向不变集,有如下结论.

定理 7.1　(1)对任意初始点 $x_0\in\mathbb{X}$,定义在 $t\geqslant0$ 上,带有初始条件 $\Psi(0,x_0)=x_0$ 的模型(7.1)有唯一的非负解 $\Psi(t,x_0)=(S(t),i(t,\cdot),R(t))\in\mathbb{X}$.

(2)解 $\Psi(t,x_0)$ 一致有界且 $\limsup_{t\rightarrow\infty}\|\Psi(t,x_0)\|_\mathbb{X}\leqslant S^0$.

(3)Π 是模型(7.1)的正向不变集.即 $\Psi(t,x_0)\in\Pi$ 对所有 $t>0$ 和 $x_0\in\Pi$ 成立.

证明 对任意初值 $x_0 \in \mathbb{X}$,关于模型(7.1)对解的存在、唯一、非负和连续的条件都满足初始条件 $\Psi(0, x_0) = x_0$,定义在 $t \in [0, T_\infty]$ 且 $T_\infty \leqslant \infty$ 的解 $\Psi(t, x_0)$ 存在唯一且非负,容易得到 $\|\Psi(t, x_0)\|_\mathbb{X} = S(t) + \int_0^\infty i(t, a)\mathrm{d}a + R(t)$.求函数 $\|\Psi(t, x_0)\|_\mathbb{X}$ 关于时间 t 的偏导数,得到

$$\frac{d\|\Psi(t, x_0)\|_\mathbb{X}}{\mathrm{d}t}$$

$$\leqslant \Lambda - \mu S(t) - S(t)\int_0^\infty \beta(a)i(t, a)\mathrm{d}a - \int_0^\infty (\mu + \alpha(a) + \delta(a))i(t, a)\mathrm{d}a$$

$$+ S(t)\int_0^\infty \beta(a)i(t, a)\mathrm{d}a + \gamma R(t) + \int_0^\infty \alpha(a)i(t, a)\mathrm{d}a - (\mu + \gamma)R(t)$$

$$\leqslant \Lambda - \mu\|\Psi(t, x_0)\|_\mathbb{X}.$$

进一步,可得

$$\|\Psi(t, x_0)\|_\mathbb{X} \leqslant S^0 - \mathrm{e}^{-\mu t}(S^0 - \|x_0\|_\mathbb{X}), t \in [0, T_\infty). \tag{7.2}$$

因此,$\Psi(t, x_0)$ 在 $[0, T_\infty)$ 有界且 $T_\infty = \infty$.这表明 $\Psi(t, x_0)$ 定义在整个 $[0, \infty)$ 上.

(7.2)表明对任意 $x_0 \in \mathbb{X}, \limsup_{t \to \infty}\|\Psi(t, x_0)\|_\mathbb{X} \leqslant S^0$.这说明对任意初值 $x_0 \in \mathbb{X}$,解 $\Psi(t, x_0)$ 一致有界.

当 $x_0 \in \Pi$,从(7.2)直接得到 $\Psi(t, x_0) \in \Pi$ 对所有 $t \geqslant 0$ 均成立.所以集合 Π 是模型(7.1)的正向不变集.

注 7.1 从定理 7.1 可得模型(7.1)的所有非负解生成了解半流 $\Psi(t): \mathbb{X} \to \mathbb{X}$.其中 $\Psi(t)x_0 = \Psi(t, x_0)$ 对任意 $t \geqslant 0$ 和 $x_0 \in \mathbb{X}$ 均成立.

为了讨论模型(7.1)的平衡点的稳定性和 Hopf 分支,先将模型(7.1)写成非密的抽象柯西问题.首先,考虑如下模型:

$$\begin{cases} \dfrac{\partial i(t, a)}{\partial t} + \dfrac{\partial i(t, a)}{\partial a} = -(\mu + \alpha(a) + \delta(a))i(t, a), \\[2mm] \dfrac{\partial s(t, a)}{\partial t} + \dfrac{\partial s(t, a)}{\partial a} = -\mu s(t, a), \\[2mm] \dfrac{\partial r(t, a)}{\partial t} + \dfrac{\partial r(t, a)}{\partial a} = -(\mu + \gamma)r(t, a), \\[2mm] i(t, 0) = \int_0^\infty s(t, a)\mathrm{d}a\int_0^\infty \beta(a)i(t, a)\mathrm{d}a + \gamma\int_0^\infty r(t, a)\mathrm{d}a, \\[2mm] s(t, 0) = \Lambda - \int_0^\infty s(t, a)\mathrm{d}a\int_0^\infty \beta(a)i(t, a)\mathrm{d}a, \\[2mm] r(t, 0) = \int_0^\infty \alpha(a)i(t, a)\mathrm{d}a. \end{cases} \tag{7.3}$$

现在讨论模型(7.1)和模型(7.3)的关系.对任意初值 $(i_0(a), s_0(a), r_0(a)) \in L_3^+$,令 $(i(t, a), s(t, a), r(t, a))$ 是模型(7.3)满足初始条件 $(i(0, a), s(0, a), r(0, a)) = (i_0(a), s_0(a), r_0(a))$ 的解.定义 $S(t) = \int_0^\infty s(t, a)\mathrm{d}a, R(t) = \int_0^\infty r(t, a)\mathrm{d}a, S_0 = \int_0^\infty s_0(a)\mathrm{d}a$ 和 $R_0 = \int_0^\infty r_0(a)\mathrm{d}a$.易证 $(S(t), i(t, a), R(t))$ 是模型(7.1)满足初始条件 $(S(0), i(0, a), R(0)) =$

$(S_0, i_0(a), R_0)$ 的解.

反过来，令 $(S(t), i(t,a), R(t))$ 是模型 (7.1) 满足初始条件 $(S(0), i(0,a), R(0)) = (S_0, i_0(a), R_0)$ 的解. 选取 $s_0(a), r_0(a) \in L_2^+$ 满足 $S_0 = \int_0^\infty s_0(a) \mathrm{d}a$ 且 $R_0 = \int_0^\infty r_0(a) \mathrm{d}a$，那么模型 (7.3) 有唯一解 $(i(t,a), s(t,a), r(t,a))$ 满足初始条件 $(i(0,a), s(0,a), r(0,a)) = (i_0(a), s_0(a), r_0(a))$. 进一步，由于模型 (7.1) 解的唯一性，得到 $S(t) = \int_0^\infty s(t,a) \mathrm{d}a$ 和 $R(t) = \int_0^\infty r(t,a) \mathrm{d}a$.

从上述讨论得知模型 (7.1) 和 (7.3) 的解等价. 因此，下面讨论模型 (7.3).

令 $w(t,a) = (i(t,a), s(t,a), r(t,a))^T$，模型 (7.3) 写成如下向量形式：

$$\begin{cases} \dfrac{\partial w(t,a)}{\partial t} + \dfrac{\partial w(t,a)}{\partial a} = -\widetilde{C}(a) w(t,a), \\ w(t,0) = B(w(t, \cdot)). \end{cases} \tag{7.4}$$

此处，

$$\widetilde{C}(a) = \begin{pmatrix} \mu + \alpha(a) + \delta(a) & 0 & 0 \\ 0 & \mu & 0 \\ 0 & 0 & \mu + \gamma \end{pmatrix},$$

$$B(w(t,\cdot)) = \begin{pmatrix} \int_0^\infty s(t,a)\mathrm{d}a \int_0^\infty \beta(a) i(t,a)\mathrm{d}a + \gamma \int_0^\infty r(t,a)\mathrm{d}a \\ \Lambda - \int_0^\infty s(t,a)\mathrm{d}a \int_0^\infty \beta(a) i(t,a)\mathrm{d}a \\ \int_0^\infty \alpha(a) i(t,a)\mathrm{d}a \end{pmatrix}.$$

对任意点 $(\xi, \varphi)^T \in X$，巴拿赫空间 $X = \mathbb{R}^3 \times L_3^+$，模为 $\|(\xi, \varphi)^T\| = \|\xi\|_{\mathbb{R}^3} + \|\varphi\|_{L_3^+}$. 定义线性算子 $A: Dom(A) \to X$ 为

$$A\begin{pmatrix} 0 \\ \eta \end{pmatrix} = \begin{pmatrix} -\eta(0) \\ -\eta'(a) - \widetilde{C}(a)\eta(a) \end{pmatrix}, \quad \begin{pmatrix} 0 \\ \eta \end{pmatrix} \in Dom(A)$$

以及 $Dom(A) = \{0\} \times W^{1,1}([0,\infty), \mathbb{R}_+^3) \subset X$，此处 $W^{1,1}([0,\infty), \mathbb{R}_+^3)$ 是一个索伯列夫空间[117]. 定义算子 $H: \overline{Dom(A)} \to X$ 为

$$H\begin{pmatrix} 0 \\ \eta \end{pmatrix} = \begin{pmatrix} B(\eta) \\ 0 \end{pmatrix}, \quad \begin{pmatrix} 0 \\ \eta \end{pmatrix} \in Dom(A).$$

由于 $X_0 = \overline{Dom(A)} = \{0\} \times L_3^+$，所以线性算子 A 是非密的[42,126].

令 $x(t) = (0, w(t, \cdot))^T$，模型 (7.4) 被改写成如下形式：

$$\begin{cases} \dfrac{\mathrm{d}x(t)}{\mathrm{d}t} = Ax(t) + H(x(t)), \\ x(0) = (0, w_0)^T \in \overline{Dom(A)}. \end{cases} \tag{7.5}$$

根据定理 7.1 及结论[42,129,130] 可以得到模型 (7.5) 解的全局存在性、唯一性以及非负性.

设模型(7.5)的平衡点为 $\overline{x}(a)=(0,w(a))^{\mathrm{T}}$，此处 $w(a)=(i(a),s(a),r(a))^{\mathrm{T}}$，其满足方程 $A\overline{x}(a)+H(\overline{x}(a))=0$. 从算子 A 和 H 定义，函数 $w(a)$ 满足下述微分方程：

$$\frac{\mathrm{d}w(a)}{\mathrm{d}a}=-\widetilde{C}(a)w(a)$$

及初始条件 $w(0)=B(w(a))$. 因此，得到如下微分方程：

$$\begin{cases} \dfrac{\mathrm{d}i(a)}{\mathrm{d}a}=-(\mu+\alpha(a)+\delta(a))i(a), \\[2mm] \dfrac{\mathrm{d}s(a)}{\mathrm{d}a}=-\mu s(a), \\[2mm] \dfrac{\mathrm{d}r(a)}{\mathrm{d}a}=-(\mu+\gamma)r(a). \end{cases} \tag{7.6}$$

初始条件为

$$\begin{cases} i(0)=\displaystyle\int_0^\infty s(a)\mathrm{d}a\int_0^\infty \beta(a)i(a)\mathrm{d}a+\gamma\int_0^\infty r(a)\mathrm{d}a, \\[3mm] s(0)=\Lambda-\displaystyle\int_0^\infty s(a)\mathrm{d}a\int_0^\infty \beta(a)i(a)\mathrm{d}a, \\[3mm] r(0)=\displaystyle\int_0^\infty \alpha(a)i(a)\mathrm{d}a. \end{cases}$$

解方程(7.6)得，$i(a)=i(0)\mathrm{e}^{-\int_0^a(\mu+\alpha(s)+\delta(s))\mathrm{d}s}$，$s(a)=s(0)\mathrm{e}^{-\mu a}$ 和 $r(a)=r(0)\mathrm{e}^{-(\mu+\gamma)a}$. 显然，$\displaystyle\int_0^\infty s(a)\mathrm{d}a=\frac{s(0)}{\mu}$ 和 $\displaystyle\int_0^\infty r(a)\mathrm{d}a=\frac{r(0)}{\mu+\gamma}$. 那么，得到 $s(0)=\Lambda-\dfrac{s(0)}{\mu}\theta_2 i(0)\Rightarrow s(0)=\dfrac{\mu\Lambda}{\mu+\theta_2 i(0)}$ 和 $r(0)=\theta_3 i(0)$. 因此，进一步得到

$$i(0)=\frac{\Lambda}{\mu+\theta_2 i(0)}\theta_2 i(0)+\frac{\gamma}{\mu+\gamma}\theta_3 i(0). \tag{7.7}$$

如果 $i(0)=0$，那么 $i(a)\equiv 0$. 因此，$s(0)=\Lambda$ 和 $r(0)=0$，因此得 $s(a)=\Lambda\mathrm{e}^{-\mu a}$，$r(a)\equiv 0$ 和 $\displaystyle\int_0^\infty s(a)\mathrm{d}a=S^0$. 系统(7.5)总是含有无病平衡点 $x^0(a)=(0,w^0(a))^{\mathrm{T}}$，这里 $w^0(a)=(0,s^0(a),0)^{\mathrm{T}}$ 且 $s^0(a)=\Lambda\mathrm{e}^{-\mu a}$，则模型(7.1)总存在无病平衡点 $P_0=(S^0,0,0)$.

模型(7.5)的基本再生数可定义[41]为

$$R_0=S^0\theta_2+\frac{\gamma\theta_3}{\mu+\gamma}.$$

在 R_0 中，$S^0=\dfrac{\Lambda}{\mu}$ 是疾病初期的易感人群的总数量，θ_2 表示不同年龄阶段易感个体的总的传播率，因此 $S^0\theta_2$ 表示被一个染病个体感染的易感个体的总和；θ_3 代表不同感染年龄阶段的个体总的恢复率，$\dfrac{1}{\mu+\gamma}$ 表示恢复个体的存在时间段，因此 $\dfrac{\gamma\theta_3}{\mu+\gamma}$ 表示从恢复仓室进入染病仓室的个体总和. 总之，R_0 表示新的感染个体以及初始阶段复发的染病个体的总和. 这表明 R_0 确实为模型(7.1)的基本再生数.

如果 $i(0)>0$,由 (7.7) 有 $N(i(0))=\dfrac{\Lambda\theta_2}{\mu+\theta_2 i(0)}+\dfrac{\gamma\theta_3}{\mu+\gamma}-1=0$. 显然,如果 $R_0>1(\leqslant 1)$,那么 $N(0^+)=\lim_{i(0)\to 0^+}N(i(0))=R_0-1>0(\leqslant 0)$. 总有

$$N(i(0))=\frac{\Lambda\theta_2}{\mu+\theta_2 i(0)}+\frac{\gamma\theta_3}{\mu+\gamma}-1\to\frac{\gamma\theta_3}{\mu+\gamma}-1<0,\text{当 } i(0)\to+\infty.$$

进一步,$N(i(0))$ 总是 $i(0)>0$ 的减函数. 因此 $N(i(0))=0$ 存在正解 $i^*(0)$ 当且仅当 $R_0>1$. 简单推导,可得

$$i^*(0)=\frac{\Lambda(\mu+\gamma)}{\mu+\gamma-\gamma\theta_3}-\frac{\mu}{\theta_2},s^*(0)=\frac{\mu(\mu+\gamma-\gamma\theta_3)}{\theta_2(\mu+\gamma)},r^*(0)=\frac{\Lambda(\mu+\gamma)\theta_3}{\mu+\gamma-\gamma\theta_3}-\frac{\mu\theta_3}{\theta_2}.$$

因此,得到

$$\begin{cases}i^*(a)=\left(\dfrac{\Lambda(\mu+\gamma)}{\mu+\gamma-\gamma\theta_3}-\dfrac{\mu}{\theta_2}\right)\mathrm{e}^{-\int_0^a(\mu+\alpha(s)+\delta(s))\mathrm{d}a},\\[3mm]s^*(a)=\dfrac{\mu(\mu+\gamma-\gamma\theta_3)}{\theta_2(\mu+\gamma)}\mathrm{e}^{-\mu a},\\[3mm]r^*(a)=\left(\dfrac{\Lambda(\mu+\gamma)\theta_3}{\mu+\gamma-\gamma\theta_3}-\dfrac{\mu\theta_3}{\theta_2}\right)\mathrm{e}^{-(\mu+\gamma)a}.\end{cases}$$

故当 $R_0>1$,系统 (7.5) 有唯一地方病平衡点 $x^*(a)=(0,w^*(a))^{\mathrm{T}}$,其中 $w^*(a)=(i^*(a),s^*(a),r^*(a))$. 当 $R_0>1$,模型 (7.1) 有唯一的地方病平衡点 $P^*=(S^*,i^*(a),R^*)$,其中

$$S^*=\frac{\mu+\gamma-\gamma\theta_3}{\theta_2(\mu+\gamma)},R^*=\frac{\theta_3[\Lambda(\mu+\gamma)\theta_2-\mu(\mu+\gamma-\gamma\theta_3)]}{\theta_2(\mu+\gamma)(\mu+\gamma-\gamma\theta_3)}.$$

7.3　线性化方程与特征方程

一、线性化方程

设 $\overline{x}(a)=(0,\overline{w}(a))^{\mathrm{T}}$ 是系统 (7.5) 的任意平衡点. 令 $y(t)=x(t)-\overline{x}(a)$,系统 (7.5) 可以写为

$$\begin{cases}\dfrac{\mathrm{d}y(t)}{\mathrm{d}t}=Ay(t)+H(y(t)+\overline{x}(a))-H(\overline{x}(a)),\\[3mm]y(0)=(0,w_0-\overline{w}(a))^T=y_0\in\overline{Dom(A)}.\end{cases}\tag{7.8}$$

在平衡点 $\overline{x}(a)$ 处的线性系统为

$$\frac{\mathrm{d}y(t)}{\mathrm{d}t}=Ay(t)+DH(\overline{x}(a))y(t)\tag{7.9}$$

和

$$DH(\overline{x}(a))\begin{pmatrix}0\\\eta\end{pmatrix}=\begin{pmatrix}DB(\overline{w}(a))\eta\\0\end{pmatrix},\begin{pmatrix}0\\\eta\end{pmatrix}\in Dom(A).$$

其中，$DH(\overline{x}(a))$ 和 $DB(\overline{w}(a))$ 分别是算子 H 和 B 在点 $\overline{x}(a)$ 和 $\overline{w}(a)$ 的导数. 算子 $DH(\overline{x}(a)):Dom(A) \subset X \rightarrow X$ 是紧的有界线性算子.

令 $\overline{w}(a)=(\overline{i}(a),\overline{s}(a),\overline{r}(a))$ 和 $y(t)=(y_1(t),y_2(t),y_3(t))$. 那么

$$H(y(t)+\overline{x}(a))-H(\overline{x}(a))$$

$$=H\begin{pmatrix} 0 \\ y(t)+\overline{w}(a) \end{pmatrix} - H\begin{pmatrix} 0 \\ \overline{w}(a) \end{pmatrix}$$

$$=\begin{pmatrix} B(y(t)+\overline{w}(a)) \\ 0 \end{pmatrix} - \begin{pmatrix} B(\overline{w}(a)) \\ 0 \end{pmatrix}.$$

对任意 $\eta(a)=(\eta_1(a),\eta_2(a),\eta_3(a))^T$，有

$$DB(\overline{w}(a))\eta$$

$$=\begin{bmatrix} \int_0^\infty \eta_2(a)\mathrm{d}a \int_0^\infty \beta(a)\overline{i}(a)\mathrm{d}a + \overline{S}\int_0^\infty \beta(a)\eta_1(a)\mathrm{d}a + \gamma\int_0^\infty \eta_3(a)\mathrm{d}a \\ -\int_0^\infty \eta_2(a)\mathrm{d}a \int_0^\infty \beta(a)\overline{i}(a)\mathrm{d}a - \overline{S}\int_0^\infty \beta(a)\eta_1(a)\mathrm{d}a \\ \int_0^\infty \alpha(a)\eta_1(a)\mathrm{d}a \end{bmatrix}$$

$$=\int_0^\infty \begin{pmatrix} \overline{S}\beta(a) & \beta(a)\overline{i}(a) & \gamma \\ -\overline{S}\beta(a) & -\beta(a)\overline{i}(a) & 0 \\ \alpha(a) & 0 & 0 \end{pmatrix}\eta(a)\mathrm{d}a.$$

那么，系统(7.6)变形为

$$\frac{\mathrm{d}y(t)}{\mathrm{d}t}=Fy(t)+H(y(t)),t \geqslant 0.$$

这里线性算子 $F = A + DH(\overline{x}(a))$，$H(y(t)) = H(y(t)+\overline{x}(a)) - H(\overline{x}(a)) - DH(\overline{x}(a))y(t)$ 满足 $H(0)=0$ 和 $DH(0)=0$.

二、特征方程

令 $\Omega := \{\lambda \in \mathbb{C}:Re(\lambda) > -\mu\}$，这里 $\mathbb{C}$ 是复数集[127,131]，得到如下引理.

引理 7.1 对线性算子 A，如下结论成立.

(1) 令 $\rho(A)=\{\lambda \in \mathbb{C}:\lambda E-A \text{ 可逆}\}$ 是 A 的预解集，其中 E 是一个单位算子. 如果 $\lambda \in \Omega$，那么 $\lambda \in \rho(A)$ 和

$$(\lambda E-A)^{-1}\begin{pmatrix} \psi \\ \varphi \end{pmatrix} = \begin{pmatrix} 0 \\ \eta \end{pmatrix} \Leftrightarrow \eta(a)=\mathrm{e}^{-\int_0^a(\lambda E+\widetilde{C}(s))\mathrm{d}s}\psi + \int_0^a \mathrm{e}^{-\int_\zeta^a(\lambda E+\widetilde{C}(s))\mathrm{d}s}\varphi(\zeta)\mathrm{d}\zeta$$

且 $(\psi,\varphi)^T \in X$ 和 $(0,\eta)^T \in Dom(A)$.

(2) A 是 Hille－Yosida 算子. 进一步，对任意 $\lambda \in \Omega$ 和 $\geqslant 1$，$\| (\lambda E-A)^{-n} \| \leqslant \dfrac{1}{(\lambda + \mu)^n}$.

对任意有界集 $B \subset X$，引入下述非紧集 B 的 Kuratovsky 测度[42,126]：

$$\kappa(B)=\inf\{\varepsilon > 0:B \text{ 可以被有限的半径小于 } \varepsilon \text{ 的球覆盖}\}.$$

令线性算子 A_0 和 F_0 分别是定义在 $\overline{Dom(A)}$ 和 $\overline{Dom(F)}$ 上的算子 A 和 $F = A + DH(\overline{x}(a))$ 的部分. 算子 A_0 和 F_0 分别生成强连续半群 $\{T_{A_0}(t)\}_{t \geq 0}$ 和 $\{T_{F_0}(t)\}_{t \geq 0}$. 从引理 7.1(2), 得到 $\|T_{A_0}(t)\| \leq M_0 e^{-\mu t}$ 对任意 $t \geq 0$ 成立, 此处 $M_0 > 0$ 是一个常数. 这表明算子 A_0 具有几乎处处增长率 $\omega_{ess}(A_0) \leq \omega_0(A_0) \leq -\mu$, 此处

$$\omega_{ess}(A_0) := \lim_{t \to +\infty} \frac{1}{t} \ln(\|T_{A_0}(t)\|_{ess}), \omega_0(A_0) := \lim_{t \to +\infty} \frac{1}{t} \ln(\|T_{A_0}(t)\|_{A(X)}),$$

且 $\|T_{A_0}(t)\|_{ess}$ 是 $T_{A_0}(t)$ 的几乎处处的模, 其定义如下:

$$\|T_{A_0}(t)\|_{ess} = \kappa(T_{A_0}(t)B_X(0,1)).$$

这里 $B_X(0,1) = \{x \in X : \|x\|_X \leq 1\}$ 和 $\kappa(T_{A_0}(t)B_X(0,1))$ 是 $T_{A_0}(t)B_X(0,1)$ 的 Kuratovsky 非紧测度. 由于 $DH(\overline{x}(a))$ 是紧有界线性算子, 由摄动理论[120,132], 估计半群 $\{T_{F_0}(t)\}_{t \geq 0}$ 的几乎处处增长界为 $\omega_{ess}(F_0) \leq -\mu < 0$, 得到如下引理.

引理 7.2　线性算子 F 为 Hille−Yosida 算子, 它的部分 F_0 在 $\overline{Dom(F)}$ 中满足 $\omega_{ess}(F_0) \leq -\mu < 0$.

以下我们给出模型(7.9)的谱的性质来讨论系统(7.9)的特征方程[126].

令 $\lambda \in \Omega$. 由引理 7.1, $\lambda E - A$ 可逆, 则

$$\begin{aligned}
(\lambda E - F)^{-1} &= [\lambda E - (A + DH(\overline{x}(a)))]^{-1} \\
&= [(E - DH(\overline{x}(a))(\lambda E - A)^{-1})(\lambda E - A)]^{-1} \qquad (7.10) \\
&= (\lambda E - A)^{-1}[E - DH(\overline{x}(a))(\lambda E - A)^{-1}]^{-1}.
\end{aligned}$$

算子 $\lambda E - F$ 可逆当且仅当 $E - DH(\overline{x}(a))(\lambda E - A)^{-1}$ 可逆. 为了得到 $E - DH(\overline{x}(a))(\lambda E - A)^{-1}$ 可逆, 考虑下述方程:

$$(E - DH(\overline{x}(a))(\lambda E - A)^{-1})\binom{\psi}{\varphi} = \binom{\xi}{\varphi}. \qquad (7.11)$$

由引理 7.1, 方程(7.11)等价于

$$\binom{\psi}{\varphi} - DH\binom{0}{\overline{w}(a)}\binom{0}{\eta} = \binom{\xi}{\varphi}.$$

这里 $\eta(a) = e^{-\int_0^a (\lambda E + \widetilde{C}(s))ds}\psi + \int_0^a e^{-\int_\zeta^a (\lambda E + \widetilde{C}(s))ds}\varphi(\zeta)d\zeta$. 也就是,

$$\binom{\psi}{\varphi} - D\binom{B(\overline{w}(a))}{0}\binom{0}{\eta} = \binom{\xi}{\varphi}.$$

进一步, 可得

$$\psi - DB(\overline{w}(a))\eta(a) = \xi, \varphi = \phi.$$

也即

$$\Theta(\lambda)\psi = \xi + \Phi(\lambda, \phi), \phi = \varphi.$$

这里

$$\Theta(\lambda) = E - DB(\overline{w}(a))e^{-\int_0^a (\lambda E + \widetilde{C}(s))ds}$$

$$= E - \int_0^\infty \begin{pmatrix} \overline{S}\beta(a) & \beta(a)\overline{i}(a) & \gamma \\ -\overline{S}\beta(a) & -\beta(a)\overline{i}(a) & 0 \\ \alpha(a) & 0 & 0 \end{pmatrix} e^{-\int_0^a (\lambda E + \widetilde{C}(s))ds} da$$

和
$$\Phi(\lambda,\varphi) = DB(\overline{w}(a)) \int_0^a e^{-\int_\zeta^a (\lambda E + \widetilde{C}(s))ds} \varphi(\zeta)d\zeta.$$

因此,如果 $\Theta(\lambda)$ 可逆,进一步有 $\psi = (\Theta(\lambda))^{-1}(\xi + \Phi(\lambda,\varphi))$. 这表明如果 $\Theta(\lambda)$ 可逆,$E - DH(\overline{x}(a))(\lambda E - A)^{-1}$ 可逆. 因此,$\lambda E - F$ 可逆,进一步得到如下引理.

引理 7.3 设 $\sigma(F)$ 和 $\sigma_p(F)$ 分别是算子 F 的谱和点谱,$\lambda \in \Omega$. 下述结论成立:

(1) 如果 $\det(\Theta(\lambda)) \neq 0$,那么 $\lambda \in \rho(F) \bigcap \Omega$;

(2) 如果 $\det(\Theta(\lambda)) = 0$,那么 $\lambda \in \sigma(F) \bigcap \Omega = \sigma_p(F) \bigcap \Omega$.

(3) $\det(\Theta(\lambda)) = 0$ 是系统(7.9)的特征方程.

证明 (1) 当 $\det(\Theta(\lambda)) \neq 0$,那么 $\Theta(\lambda)$ 可逆,并且 $\lambda E - F$ 也可逆. 因此,$\lambda \in \rho(F) \bigcap \Omega$.

(2) 由结论(1),得到 $\{\lambda \in \Omega : \det(\Theta(\lambda)) \neq 0\} \subset \rho(F) \bigcap \Omega$. 显然,$\sigma(F) \bigcap \Omega \subset \{\lambda \in \Omega : \det(\Theta(\lambda)) = 0\}$. 因此,仅需验证如果 $\det(\Theta(\lambda)) = 0$ 成立,那么 $\lambda \in \sigma_p(F) \bigcap \Omega$ 也成立. 由(7.10),得到

$$(\lambda E - F)(\lambda E - A)^{-1} = E - DH(\overline{x}(a))(\lambda E - A)^{-1}. \tag{7.12}$$

由引理 7.1,得到 $(\lambda E - A)^{-1}(\psi,\varphi)^T = (0,\eta)^T$ 等价于 $\eta(a) = e^{-\int_0^a (\lambda E + \widetilde{C}(s))ds}\psi + \int_0^a e^{-\int_\zeta^a (\lambda E + \widetilde{C}(s))ds}\varphi(\zeta)d\zeta$. 由(7.12),发现 $(0,\eta)^T \in Dom(A\backslash\{0\})$ 使得 $(\lambda E - F)(0,\eta)^T = 0$ 成立. 当且仅当存在 $(\psi,\varphi)^T \in X\backslash\{0\}$,使得

$$(E - DH(\overline{x}(a))(\lambda E - A)^{-1})\begin{pmatrix} \psi \\ \varphi \end{pmatrix} = 0 \text{ 成立.} \tag{7.13}$$

也即
$$\begin{pmatrix} \psi \\ \varphi \end{pmatrix} - DH\begin{pmatrix} 0 \\ \overline{w}(a) \end{pmatrix}\begin{pmatrix} 0 \\ \eta \end{pmatrix} = 0,$$

那么
$$\begin{pmatrix} \psi \\ \varphi \end{pmatrix} - D\begin{pmatrix} B(\overline{w}(a)) \\ 0 \end{pmatrix}\begin{pmatrix} 0 \\ \eta \end{pmatrix} = 0.$$

因此,
$$\begin{cases} \psi - DB(\overline{w}(a))\left(e^{-\int_0^a (\lambda E + \widetilde{C}(s))ds}\psi + \int_0^a e^{-\int_\zeta^a (\lambda E + \widetilde{C}(s))ds}\varphi(\zeta)d\zeta\right) = 0, \\ \varphi = 0. \end{cases}$$

进一步,可得
$$\Theta(\lambda)\psi = 0, \varphi = 0.$$

当 $\det(\Theta(\lambda)) = 0$,由方程 $\Theta(\lambda)\psi = 0$ 有 $\psi \neq 0$. 这表明存在 $(\psi,\varphi)^T \in X\backslash\{0\}$ 使得(7.13)成立. 由于 $(\lambda E - F)(0,\eta)^T = 0$ 和 $(0,\eta)^T \in Dom(A)\backslash\{0\}$,得到 $\lambda \in \sigma_p(F) \bigcap \Omega$.

由引理 7.3 的结论(2),容易得到

$$\det(\Theta(\lambda)) = \left| E - \int_0^\infty \begin{pmatrix} \overline{S}\beta(a) & \beta(a)\overline{i}(a) & \gamma \\ -\overline{S}\beta(a) & -\beta(a)\overline{i}(a) & 0 \\ \alpha(a) & 0 & 0 \end{pmatrix} \right.$$

$$\left. \times \begin{pmatrix} e^{-\int_0^a (\lambda+\mu+\alpha(s)+\delta(s))\mathrm{d}s} & 0 & 0 \\ 0 & e^{-\int_0^a (\lambda+\mu)\mathrm{d}s} & 0 \\ 0 & 0 & e^{-\int_0^a (\lambda+\mu+\gamma)\mathrm{d}s} \end{pmatrix} \mathrm{d}a \right| \quad (7.14)$$

$$= \begin{vmatrix} 1-\overline{S}\theta_2(\lambda) & -\dfrac{\overline{i}(0)\theta_2}{\lambda+\mu} & -\dfrac{\gamma}{\lambda+\mu+\gamma} \\ \overline{S}\theta_2(\lambda) & 1+\dfrac{\overline{i}(0)\theta_2}{\lambda+\mu} & 0 \\ -\theta_3(\lambda) & 0 & 1 \end{vmatrix} = 0.$$

是模型(7.9)的特征方程.

7.4　无病平衡点的稳定性

本小节主要讨论模型(7.1)的无病平衡点 $P_0 = (S^0, 0, 0)$ 的稳定性.首先给出如下结论.

定理 7.2　(1) 如果 $R_0 < 1$,那么系统(7.5)的无病平衡点 P_0 局部渐近稳定.(2) 如果 $R_0 > 1$,那么 P_0 不稳定.

证明　显然,首先来证明系统(7.5)的无病平衡点 $x^0(a)$ 的局部稳定性.由引理7.2,需要考虑算子 $F_0^{[40]}$ 的精确的频谱,也就是系统(7.8)在平衡点 $x^0(a)$ 的特征方程的根.由(7.14),在 $x^0(a)$ 的特征方程为

$$\det(\Theta(\lambda)) = \begin{vmatrix} 1-S^0\theta_2(\lambda) & 0 & -\dfrac{\gamma}{\lambda+\mu+\gamma} \\ S^0\theta_2(\lambda) & 1 & 0 \\ -\theta_3(\lambda) & 0 & 1 \end{vmatrix} = 1 - S^0\theta_2(\lambda) - \dfrac{\gamma\theta_3(\lambda)}{\lambda+\mu+\gamma} = 0.$$

因此,得到 λ 满足下述方程:

$$F_1(\lambda) = S^0\theta_2(\lambda) + \dfrac{\gamma\theta_3(\lambda)}{\lambda+\mu+\gamma} - 1 = 0. \quad (7.15)$$

容易得到 $F_1(0) = \dfrac{\Delta\theta_2}{\mu} + \dfrac{\gamma\theta_3}{\mu+\gamma} - 1 = R_0 - 1$ 和 $\lim_{\lambda\to+\infty} F_1(\lambda) = -1$. 显然,如果 $R_0 > 1$,则方程 $F_1(\lambda) = 0$ 有一个正根.这表明 $x^0(a)$ 不稳定.因此,平衡点 P_0 不稳定.

现在声明如果 $R_0 < 1$ 时,系统(7.15)的所有根有负实部.事实上,假设 $\lambda_1 = a_1 + ib_1$ 且 $a_1 \geqslant 0$ 是 $F_1(\lambda_1) = 0$ 的复数根.由于

$$\left| S^0\theta_2(\lambda_1) + \dfrac{\gamma\theta_3(\lambda_1)}{\lambda_1+\mu+\gamma} \right|$$

$$\leqslant \left| \frac{\Lambda}{\mu} \int_0^\infty \beta(a) \mathrm{e}^{-\int_0^a (\lambda_1 + \mu + \alpha(s) + \delta(s)) \mathrm{d}s} \mathrm{d}a \right|$$

$$+ \left| \frac{\gamma}{\lambda_1 + \mu + \gamma} \int_0^\infty \alpha(a) \mathrm{e}^{-\int_0^a (\lambda_1 + \mu + \alpha(s) + \delta(s)) \mathrm{d}s} \mathrm{d}a \right|$$

$$\leqslant \frac{\Lambda}{\mu} \int_0^\infty \beta(a) \mathrm{e}^{-\int_0^a (a_1 + \mu + \alpha(s) + \delta(s)) \mathrm{d}s} \mathrm{d}a + \frac{\gamma}{\mu + \gamma} \int_0^\infty \alpha(a) \mathrm{e}^{-\int_0^a (a_1 + \mu + \alpha(s) + \delta(s)) \mathrm{d}s} \mathrm{d}a$$

$$= \frac{\Lambda}{\mu} \theta_2(a_1) + \frac{\gamma \theta_3(a_1)}{\mu + \gamma}$$

$$\leqslant \frac{\Lambda \theta_2}{\mu} + \frac{\gamma \theta_3}{\mu + \gamma} = R_0 < 1.$$

这表明 $F_1(\lambda_1) \neq 0$，导致矛盾.因此方程(7.15)的任意根有负实部.所以无病平衡点 $x^0(a)$ 局部渐近稳定.

定理 7.3 如果 $R_0 \leqslant 1$，那么系统(7.5)的无病平衡点 P_0 全局渐近稳定.

证明 令 $(i(t,a), s(t,a), r(t,a))$ 是(7.3)的任意解.定义 Lyapunov 函数：

$$L_0(t) = U_S(t) + U_i(t) + U_R(t).$$

这里 $U_S(t) = S^0 Y\left(\frac{S}{S^0}\right)$，$U_i(t) = \int_0^\infty F_2(a) i(t,a) \mathrm{d}a$，$U_R(t) = \frac{\gamma}{\mu + \gamma} R(t)$，$Y(u) = u - 1 - \ln u$，$S(t) = \int_0^\infty s(t,a) \mathrm{d}a$ 以及 $R(t) = \int_0^\infty r(t,a) \mathrm{d}a$.分别计算 $U_S(t)$ 和 $U_R(t)$ 导数，得到

$$\frac{\mathrm{d}U_S(t)}{\mathrm{d}t} = \left(1 - \frac{S^0}{S}\right) \int_0^\infty \frac{\partial s(t,a)}{\partial t} \mathrm{d}a = \left(1 - \frac{S^0}{S}\right) \int_0^\infty \left(-\mu s(t,a) - \frac{\partial s(t,a)}{\partial a}\right) \mathrm{d}a$$

$$= \left(1 - \frac{S^0}{S}\right) \left(-\mu S - s(t,a)\big|_0^\infty + s(t,0)\right) \tag{7.16}$$

$$= \left(1 - \frac{S^0}{S}\right) \left(\Lambda - \mu S - S \int_0^\infty \beta(a) i(t,a) \mathrm{d}a\right)$$

$$= -\Lambda Y\left(\frac{S}{S^0}\right) - \Lambda Y\left(\frac{S^0}{S}\right) - S \int_0^\infty \beta(a) i(t,a) \mathrm{d}a + S^0 \int_0^\infty \beta(a) i(t,a) \mathrm{d}a$$

和

$$\frac{\mathrm{d}U_R(t)}{\mathrm{d}t} = \frac{\gamma}{\mu + \gamma} \int_0^\infty \frac{\partial r(t,a)}{\partial t} \mathrm{d}a = \frac{\gamma}{\mu + \gamma} \int_0^\infty -(\mu + \gamma) r(t,a) - \frac{\partial r(t,a)}{\partial a} \mathrm{d}a$$

$$= \frac{\gamma}{\mu + \gamma}\left(-(\mu + \gamma) R - r(t,a)\big|_0^\infty + r(t,0)\right) \tag{7.17}$$

$$= \frac{\gamma}{\mu + \gamma}\left(\int_0^\infty \alpha(a) i(t,a) \mathrm{d}a - (\mu + \gamma) R\right).$$

计算 $U_i(t)$ 的导数，可得

$$\frac{\mathrm{d}U_i(t)}{\mathrm{d}t}$$

$$= -\int_0^\infty F_2(a)(\mu + \alpha(a) + \delta(a)) i(t,a) \mathrm{d}a - \int_0^\infty F_2(a) \frac{\partial i(t,a)}{\partial a} \mathrm{d}a$$

$$= -\int_0^\infty F_2(a)(\mu + \alpha(a) + \delta(a))i(t,a)\mathrm{d}a - F_2(a)i(t,a)\Big|_0^\infty + \int_0^\infty F'_2(a)i(t,a)\mathrm{d}a$$

$$= -F_2(a)i(t,a)\Big|_0^\infty + \int_0^\infty \left[F'_2(a) - (\mu + \alpha(a) + \delta(a))F_2(a) \right]i(t,a)\mathrm{d}a.$$

令

$$F_2(a) = \int_a^\infty \left[S^0\beta(u) + \frac{\gamma\alpha(u)}{\mu + \gamma} \right] \mathrm{e}^{-\int_a^u (\mu + \alpha(s) + \delta(s))\mathrm{d}s} \, \mathrm{d}u.$$

通过直接计算,可得

$$F'_2(a) = -S^0\beta(a) - \frac{\gamma\alpha(a)}{\mu + \gamma} + (\mu + \alpha(a) + \delta(a))F_2(a),$$

$$F_2(0) = \int_0^\infty \left[S^0\beta(u) + \frac{\gamma\alpha(u)}{\mu + \gamma} \right] \mathrm{e}^{-\int_0^u (\mu + \alpha(s) + \delta(s))\mathrm{d}s} \, \mathrm{d}a = R_0$$

和 $\lim_{a\to\infty} F_2(a) = 0$. 因此,进一步得

$$\frac{\mathrm{d}U_i(t)}{\mathrm{d}t} = -F_2(a)i(t,a)\Big|_0^\infty + \int_0^\infty \left[-S^0\beta(a) - \frac{\gamma\alpha(a)}{\mu + \gamma} \right]i(t,a)\mathrm{d}a$$

$$= R_0\left[S\int_0^\infty \beta(a)i(t,a)\mathrm{d}a + \gamma R \right] - S^0\int_0^\infty \beta(a)i(t,a)\mathrm{d}a \qquad (7.18)$$

$$- \frac{\gamma}{\mu + \gamma}\int_0^\infty \alpha(a)i(t,a)\mathrm{d}a.$$

由 $(7.16) \sim (7.18)$,可得

$$\frac{\mathrm{d}L_0(t)}{\mathrm{d}t} = -\Lambda Y\left(\frac{S}{S^0}\right) - \Lambda Y\left(\frac{S^0}{S}\right) - S\int_0^\infty \beta(a)i(t,a)\mathrm{d}a + S^0\int_0^\infty \beta(a)i(t,a)\mathrm{d}a$$

$$+ R_0\left[S\int_0^\infty \beta(a)i(t,a)\mathrm{d}a + \gamma R \right] - S^0\int_0^\infty \beta(a)i(t,a)\mathrm{d}a$$

$$- \frac{\gamma}{\mu + \gamma}\int_0^\infty \alpha(a)i(t,a)\mathrm{d}a + \frac{\gamma}{\mu + \gamma}\left(\int_0^\infty \alpha(a)i(t,a)\mathrm{d}a - (\mu + \gamma)R \right)$$

$$= -\Lambda Y\left(\frac{S}{S^0}\right) - \Lambda Y\left(\frac{S^0}{S}\right) + \left(S\int_0^\infty \beta(a)i(t,a)\mathrm{d}a + \gamma R \right)(R_0 - 1).$$

因此,如果 $R_0 \leqslant 1$, $\dfrac{\mathrm{d}L_0(t)}{\mathrm{d}t} \leqslant 0$,并且 $\dfrac{\mathrm{d}L_0}{\mathrm{d}t} = 0$ 表明 $S(t) = \int_0^\infty s(t,a)\mathrm{d}a \equiv S^0$,也就是说

$s(t,a) \equiv s(a)$ 和 $\int_0^\infty s(a)\mathrm{d}a = S^0$. 由 (7.3) 的第二个方程,得出 $\dfrac{\partial s(a)}{\partial a} = -\mu s(a)$,那么 $s(a) = $

$s(0)\mathrm{e}^{-\mu a}$,因此 $\int_0^\infty s(a)\mathrm{d}a = \dfrac{1}{\mu}s(0)$. 那么进一步得到 $s(0) = \Lambda$ 和 $s(a) = \Lambda\mathrm{e}^{-\mu a} = s^0(a)$. 由

(7.3) 的第五个方程,容易得到 $s(0) = \Lambda - S^0\int_0^\infty \beta(a)i(t,a)\mathrm{d}a$,那么 $\int_0^\infty \beta(a)i(t,a)\mathrm{d}a \equiv 0$,

并且 $i(t,a) \equiv 0$. 因此,由 (7.3) 的第四个方程,可知 $\int_0^\infty r(t,a)\mathrm{d}a \equiv 0$ 和 $r(t,a) \equiv 0$,最终可得

$\dfrac{\mathrm{d}L_0}{\mathrm{d}t} = 0$,这表明 $(i(t,a), s(t,a), r(t,a)) \equiv (0, s^0(a), 0)$. 从定理 7.2 以及 LaSalle 不变原理[39],

系统 (7.3) 的平衡点 $x^0(a)$ 全局渐近稳定. 因此,模型 (7.1) 的平衡点 P_0 全局渐近稳定.

注 7.2 定理 7.3 表明由模型(7.1)给出的具有复发的年龄结构 SIR 传染病模型,当基本再生数小于或等于 1 时,疾病将会趋于消除.

7.5 Hopf 分支分析

本小节主要研究模型(7.1)在地方病平衡点 P^* 处随感染年龄变化的动力学行为. 为了便于讨论,假设存在一个正常数 $\tau > 0$ 使得当感染年龄小于 τ 时个体不会感染,当感染年龄大于 τ 时个体的感染力为正常数. 此常数 τ 也可以看作疾病的潜伏期. 因此,在模型(7.1)中关于感染力函数 $\beta(a)$ 介绍如下假设.

一、假设 1

$$\beta(a) = \begin{cases} \beta^*, & \text{if } a \geqslant \tau, \\ 0, & \text{if } a \in (0, \tau). \end{cases}$$

其中,$\beta^* > 0$ 和 $\tau \geqslant 0$ 均为常数.

从假设 1,当 $\tau = 0$,那么 $\beta(a) \equiv \beta^* > 0$ 对所有 $a \geqslant 0$ 均成立. 这表明疾病没有潜伏期,感染个体自始至终具有常数感染力 $\beta^* > 0$. 实际上,当 $\tau > 0$ 时疾病的潜伏期出现,并且疾病的潜伏期随着 τ 的增加将会增加. 因此,在假设 1 下,一个重要的问题是在 $R_0 > 1$ 时当 τ 从零开始增加时,地方病平衡点的动力学行为有无变化?

在假设 1 下,系统(7.5)的基本再生数 R_0 可写为

$$R_0 = S^0 \theta_2 + \frac{\gamma \theta_3}{\mu + \gamma} = S^0 \beta^* \int_\tau^\infty e^{-\int_0^a (\mu + \alpha(s) + \delta(s)) ds} da + \frac{\gamma \theta_3}{\mu + \gamma}.$$

显然,R_0 随着 τ 的增加非增,且 $\lim_{\tau \to \infty} R_0 = \frac{\gamma \theta_3}{\mu + \gamma}$. 进一步,在假设 1 下,系统(7.5)存在唯一的无病平衡点 $x^0(a) = (0, w^0(a))^T$,此处 $w^0(a) = (0, s^0(a), 0)^T$ 且 $s^0(a) = \Lambda e^{-\mu a}$. 当 $R_0 > 1$ 时,系统(7.5)存在唯一地方病平衡点 $x^*(a) = (0, w^*(a))^T$,此处 $w^*(a) = (i^*(a), s^*(a),$ $r^*(a))$ 且 $i^*(a) = i^*(0) e^{-\int_0^a (\mu + \alpha(s) + \delta(s)) ds}$,$s^*(a) = s^*(0) e^{-\mu a}$ 和 $r^*(a) = r^*(0) e^{-(\mu + \gamma)a}$,这里

$$i^*(0) = \frac{\Lambda(\mu + \gamma)}{\mu + \gamma - \gamma \theta_3} - \frac{\mu}{\theta_2}, s^*(0) = \frac{\mu(\mu + \gamma - \gamma \theta_3)}{\theta_2(\mu + \gamma)}, r^*(0) = \frac{\Lambda(\mu + \gamma)\theta_3}{\mu + \gamma - \gamma \theta_3} - \frac{\mu \theta_3}{\theta_2}$$

且 $\theta_2 = \beta^* \int_\tau^\infty e^{-\int_0^a (\mu + \alpha(s) + \delta(s)) ds} da$. 这表明平衡点 $x^0(a)$ 没有变化,但平衡点 $x^*(a)$ 随着 $\tau > 0$ 增加将会改变.

注 7.3 由 $\lim_{\tau \to \infty} R_0 = \frac{\gamma \theta_3}{\mu + \gamma}$,以及 $\frac{\gamma \theta_3}{\mu + \gamma} < 1$,存在充分大 $\tau^* > 0$ 使得 $R_0 < 1$ 对任意 $\tau > \tau^*$ 均成立. 这表明当 $\tau > \tau^*$ 时模型(7.1)仅存在无病平衡点但无地方病平衡点. 这表明如果疾病的潜伏期充分大,染病个体将会因病死亡或者在潜伏期被治愈. 因此,染病个体将不会产生下一代染病者,疾病将会趋于灭绝.

定义函数

$$f(\lambda,\tau)=\int_{\tau}^{\infty}e^{-\int_{0}^{a}(\lambda+\mu+\alpha(s)+\delta(s))\mathrm{d}s}\mathrm{d}a,\,f(\tau)=\int_{\tau}^{\infty}e^{-\int_{0}^{a}(\mu+\alpha(s)+\delta(s))\mathrm{d}s}\mathrm{d}a.$$

那么有 $\theta_1(\lambda)=f(\lambda,0),\theta_1=f(0),\theta_2(\lambda)=\beta^*f(\lambda,\tau)$ 和 $\theta_2=\beta^*f(\tau)$. 令 $I^*=\int_0^{\infty}$

$i^*(a)\mathrm{d}a$ 和 $S^*=\int_0^{\infty}s^*(a)\mathrm{d}a$,进一步有 $I^*=i^*(0)\theta_1$ 且 $S^*=\dfrac{\Delta\theta_1}{\mu\theta_1+\theta_2I^*}$.

计算系统(7.5)在平衡点 $x^*(a)$ 处的特征方程,由(7.14)可得

$\det(\Theta(\lambda))$

$$=\begin{vmatrix}1-S^*\beta^*f(\lambda,\tau) & -\dfrac{i^*(0)\beta^*f(\tau)}{\lambda+\mu} & -\dfrac{\gamma}{\lambda+\mu+\gamma}\\[2mm] S^*\beta^*f(\lambda,\tau) & 1+\dfrac{i^*(0)\beta^*f(\tau)}{\lambda+\mu} & 0\\[2mm] -\theta_3(\lambda) & 0 & 1\end{vmatrix}$$

$$=\begin{vmatrix}1-\dfrac{\Delta\theta_1\beta^*f(\lambda,\tau)}{\mu\theta_1+\beta^*f(\tau)I^*} & -\dfrac{\beta^*I^*f(\tau)}{\theta_1(\lambda+\mu)} & -\dfrac{\gamma}{\lambda+\mu+\gamma}\\[2mm] \dfrac{\Delta\theta_1\beta^*f(\lambda,\tau)}{\mu\theta_1+\beta^*f(\tau)I^*} & 1+\dfrac{\beta^*I^*f(\tau)}{\theta_1(\lambda+\mu)} & 0\\[2mm] -\theta_3(\lambda) & 0 & 1\end{vmatrix}$$

$$=\left(1-\dfrac{\Delta\theta_1\beta^*f(\lambda,\tau)}{\mu\theta_1+\beta^*f(\tau)I^*}\right)\left(1+\dfrac{\beta^*I^*f(\tau)}{\theta_1(\lambda+\mu)}\right)-\dfrac{\gamma\theta_3(\lambda)}{\lambda+\mu+\gamma}\left(1+\dfrac{\beta^*I^*f(\tau)}{\theta_1(\lambda+\mu)}\right)$$
$$+\dfrac{\Delta\theta_1\beta^{*2}I^*f(\tau)f(\lambda,\tau)}{(\mu\theta_1+\beta^*f(\tau)I^*)\theta_1(\lambda+\mu)}$$

$$=\dfrac{(\lambda+\mu+\gamma)\theta_1(\lambda+\mu)(\mu\theta_1+\beta^*f(\tau)I^*)+(\lambda+\mu+\gamma)(\mu\theta_1+\beta^*f(\tau)I^*)\beta^*I^*f(\tau)}{(\lambda+\mu+\gamma)\theta_1(\lambda+\mu)(\mu\theta_1+\beta^*f(\tau)I^*)}$$

$$-\dfrac{\theta_1(\lambda+\mu)(\mu\theta_1+\beta^*f(\tau)I^*)\gamma\theta_3(\lambda)+(\lambda+\mu+\gamma)\theta_1(\lambda+\mu)\Delta\theta_1\beta^*f(\lambda,\tau)}{(\lambda+\mu+\gamma)\theta_1(\lambda+\mu)(\mu\theta_1+\beta^*f(\tau)I^*)}$$

$$-\dfrac{(\mu\theta_1+\beta^*f(\tau)I^*)\gamma\theta_3(\lambda)\beta^*I^*f(\tau)}{(\lambda+\mu+\gamma)\theta_1(\lambda+\mu)(\mu\theta_1+\beta^*f(\tau)I^*)}$$

$$=\dfrac{\theta_1(\lambda+d_1)(\lambda+d_2)d_3(\tau)+(\lambda+d_2)d_3(\tau)\beta^*I^*f(\tau)-\theta_1(\lambda+d_1)d_3(\tau)\gamma\theta_3(\lambda)}{\theta_1(\lambda+d_1)(\lambda+d_2)d_3(\tau)}$$

$$-\dfrac{\theta_1(\lambda+d_1)(\lambda+d_2)\Delta\theta_1\beta^*f(\lambda,\tau)+d_3(\tau)\gamma\theta_3(\lambda)\beta^*I^*f(\tau)}{\theta_1(\lambda+d_1)(\lambda+d_2)d_3(\tau)}$$

$$=\dfrac{N_1(\lambda,\tau)}{N_2(\lambda,\tau)}=0.$$

这里 $d_1=\mu,d_2=\mu+\gamma,d_3(\tau)=\mu\theta_1+\beta^*f(\tau)I^*,d_3=d_3(0)=\theta_1(d_1+\beta^*I^*)$ 和

$$\begin{aligned}N_1(\lambda,\tau)=&\theta_1(\lambda+d_1)(\lambda+d_2)d_3(\tau)+(\lambda+d_2)d_3(\tau)\beta^*I^*f(\tau)\\ &-\theta_1(\lambda+d_1)d_3(\tau)\gamma\theta_3(\lambda)-d_3(\tau)\gamma\theta_3(\lambda)\beta^*I^*f(\tau)\\ &-\theta_1(\lambda+d_1)(\lambda+d_2)\Delta\theta_1\beta^*f(\lambda,\tau),\\ N_2(\lambda,\tau)=&\theta_1(\lambda+d_1)(\lambda+d_2)d_3(\tau).\end{aligned}$$

$$(7.19)$$

显然对 $\lambda \in \mathbb{C}$,方程 $\det(\Theta(\lambda)) = 0$ 表明 $N_1(\lambda, \tau) = 0$. 因此,以下仅仅讨论 $N_1(\lambda, \tau) = 0$ 的根 λ. 首先有以下结论.

定理 7.4 设 $R_0 > 1$ 和 $\tau = 0$,则模型 (7.1) 的地方病平衡点 P^* 局部稳定.

证明 由引理 7.2,仅考虑算子 F_0 的精确谱,这是模型 (7.8) 的地方病平衡点 $x^*(a)$ 的特征方程的根.这里仅考虑 $N_1(\lambda, 0) = 0$. 也即

$$\theta_1(\lambda + d_1)(\lambda + d_2)d_3 + (\lambda + d_2)d_3\beta^* I^* \theta_1 - \theta_1(\lambda + d_1)d_3\gamma\theta_3(\lambda)$$
$$- \theta_1(\lambda + d_1)(\lambda + d_2)\Delta\theta_1\beta^* \theta_1(\lambda) - d_3\gamma\theta_3(\lambda)\beta^* I^* \theta_1 = 0.$$

它等价于

$$(d_1 + \beta^* I^*)\lambda^2 - \Delta\beta^* \theta_1(\lambda)\lambda^2 + (d_1 + d_2 + \beta^* I^*)(d_1 + \beta^* I^*)\lambda - (d_1 + \beta^* I^*)\gamma\theta_3(\lambda)\lambda$$
$$- (d_1 + d_2)\Delta\beta^* \theta_1(\lambda)\lambda + d_2(d_1 + \beta^* I^*)^2 - (d_1 + \beta^* I^*)^2\gamma\theta_3(\lambda) - d_1 d_2\Delta\beta^* \theta_1(\lambda) = 0.$$

也即

$$(\lambda + d_1)(\lambda + d_2)\Delta\beta^* \theta_1(\lambda) + (d_1 + \beta^* I^*)(\lambda + d_1 + \beta^* I^*)\gamma\theta_3(\lambda)$$
$$- (d_1 + \beta^* I^*)(\lambda + d_2)(\lambda + d_1 + \beta^* I^*) = 0.$$

因此,方程 $N_1(\lambda, 0) = 0$ 可变形为

$$F_3(\lambda) = \frac{(\lambda + d_1)\Delta\beta^* \theta_1(\lambda)}{(\lambda + d_1 + \beta^* I^*)(d_1 + \beta^* I^*)} + \frac{\gamma\theta_3(\lambda)}{\lambda + d_2} = 1.$$

假设 $\lambda_2 = a_2 + ib_2$ 且 $a_2 \geqslant 0$ 是方程 $F_3(\lambda) = 0$ 的根. 由于 $i^*(0) = \dfrac{\Lambda(\mu + \gamma)}{\mu + \gamma - \gamma\theta_3} - \dfrac{\mu}{\theta_2}$ 和 $I^* = i^*(0)\theta_1$,进一步可得

$$\frac{\Lambda\theta_1\theta_2}{\theta_1\mu + \theta_2 I^*} + \frac{\gamma\theta_3}{\mu + \gamma} - 1 = \frac{\Lambda\beta^* \theta_1}{d_1 + \beta^* I^*} + \frac{\gamma\theta_3}{d_2} - 1 = 0.$$

现估计 $|F_3(\lambda_2)|$,可得

$$|F_3(\lambda_2)|$$
$$\leqslant \left| \frac{(\lambda_2 + d_1)\Delta\beta^* \theta_1(\lambda_2)}{(\lambda_2 + d_1 + \beta^* I^*)(d_1 + \beta^* I^*)} \right| + \left| \frac{\gamma\theta_3(\lambda_2)}{\lambda_2 + d_2} \right|$$
$$\leqslant \left| \frac{a_2 + ib_2 + d_1}{a_2 + ib_2 + d_1 + \beta^* I^*} \frac{\Delta\beta^*}{d_1 + \beta^* I^*} \right| \left| \int_0^\infty e^{-\int_0^a (a_2 + ib_2 + \mu + \alpha(s) + \delta(s))ds} \, da \right|$$
$$+ \left| \frac{\gamma}{a_2 + ib_2 + d_2} \right| \left| \int_0^\infty \alpha(a) e^{-\int_0^a (a_2 + ib_2 + \mu + \alpha(s) + \delta(s))ds} \, da \right|$$
$$< \frac{\Delta\beta^*}{d_1 + \beta^* I^*} \int_0^\infty e^{-\int_0^a (\mu + \alpha(s) + \delta(s))ds} \, da + \frac{\gamma}{d_2} \int_0^\infty \alpha(a) e^{-\int_0^a (\mu + \alpha(s) + \delta(s))ds} \, da$$
$$= \frac{\Delta\beta^* \theta_1}{d_1 + \beta^* I^*} + \frac{\gamma\theta_3}{d_2} = 1.$$

这导致矛盾.表明,如果 $R_0 > 1$, $\tau = 0$ 和假设 1 成立,无病平衡点 $x^*(a)$ 局部渐近稳定.因此,模型 (7.1) 的地方病平衡点 P^* 局部渐近稳定.

注 7.4 定理 7.4 表明在模型 (7.1) 中当疾病没有潜伏期且疾病的感染率从开始为常数,只要疾病的基本再生数大于 1,疾病将会持续存在并最终会形成地方病.

下面,将应用文献[118]中的方法来讨论模型的地方病平衡点 P^* 在 $\tau > 0$ 和 $R_0 > 1$ 时的 Hopf 分支问题. 首先引入以下假设.

二、假设 2

函数 $\alpha(a)$ 和 $\delta(a)$ 是正常数. 即 $\alpha(a) \equiv \alpha > 0$ 和 $\delta(a) \equiv \delta > 0$.

基于假设 2,可得

$$\theta_1 = \int_0^\infty e^{-\int_0^a (\mu+\alpha+\delta)\,ds}\,da = \frac{1}{\mu+\alpha+\delta},$$

$$\theta_2 = \int_0^\infty \beta(a) e^{-\int_0^a (\mu+\alpha+\delta)\,ds}\,da = \frac{\beta^* e^{-(\mu+\alpha+\delta)\tau}}{\mu+\alpha+\delta},$$

$$\theta_3(\lambda) = \int_0^\infty \alpha e^{-\int_0^a (\lambda+\mu+\alpha+\delta)\,ds}\,da = \frac{\alpha}{\lambda+\mu+\alpha+\delta},$$

$$d_3(\tau) = \mu\theta_1 + \theta_2 I^* = \frac{\mu + \beta^* I^* e^{-(\mu+\alpha+\delta)\tau}}{\mu+\alpha+\delta},$$

$$f(\tau) = \frac{e^{-(\mu+\alpha+\delta)\tau}}{\mu+\alpha+\delta}, f(\lambda,\tau) = \frac{e^{-(\lambda+\mu+\alpha+\delta)\tau}}{\lambda+\mu+\alpha+\delta}.$$

由(7.19),方程 $N_1(\lambda,\tau) = 0$ 可写为

$$
\begin{aligned}
N_1(\lambda,\tau) =& \lambda^3 + (d_1 + d_2 + d_4 + \beta^* I^* e^{-d_4\tau})\lambda^2 + [d_1 d_4 + d_2 d_4 + d_1 d_2 \\
&+ (d_2 + d_4)\beta^* I^* e^{-d_4\tau} - \gamma\alpha]\lambda + (d_2 d_4 - \gamma\alpha)(d_1 + \beta^* I^* e^{-d_4\tau}) \\
&- \left[\frac{\Lambda\beta^*}{d_1 + \beta^* I^* e^{-d_4\tau}}\lambda^2 + \frac{(d_1 + d_2)\Lambda\beta^*}{d_1 + \beta^* I^* e^{-d_4\tau}}\lambda + \frac{d_1 d_2 \Lambda\beta^*}{d_1 + \beta^* I^* e^{-d_4\tau}}\right] e^{-(\lambda+d_4)\tau} \\
=& \lambda^3 + a(\tau)\lambda^2 + b(\tau)\lambda + c(\tau) + (d(\tau)\lambda^2 + g(\tau)\lambda + h(\tau)) e^{-(\lambda+d_4)\tau}.
\end{aligned}
\tag{7.20}
$$

此处,

$$
\begin{aligned}
&a(\tau) = d_1 + d_2 + d_4 + \beta^* I^* e^{-d_4\tau}, \\
&b(\tau) = d_1 d_4 + d_2 d_4 + d_1 d_2 + (d_2 + d_4)\beta^* I^* e^{-d_4\tau} - \gamma\alpha, \\
&c(\tau) = (d_2 d_4 - \gamma\alpha)(d_1 + \beta^* I^* e^{-d_4\tau}), \\
&d(\tau) = -\frac{\Lambda\beta^*}{d_1 + \beta^* I^* e^{-d_4\tau}}, g(\tau) = -\frac{(d_1 + d_2)\Lambda\beta^*}{d_1 + \beta^* I^* e^{-d_4\tau}}, \\
&h(\tau) = -\frac{d_1 d_2 \Lambda\beta^*}{d_1 + \beta^* I^* e^{-d_4\tau}}, d_4 = \mu + \alpha + \delta.
\end{aligned}
\tag{7.21}
$$

方程(7.20)进一步可以写为

$$P(\lambda,\tau) + Q(\lambda,\tau) e^{-\lambda\tau} = 0, \tag{7.22}$$

此处,

$$P(\lambda,\tau) = \lambda^3 + a(\tau)\lambda^2 + b(\tau)\lambda + c(\tau), Q(\lambda,\tau) = (d(\tau)\lambda^2 + g(\tau)\lambda + h(\tau)) e^{-d_4\tau}.$$

$$\tag{7.23}$$

假设 $\lambda = \mathrm{ei} \mathrm{e} \omega (\omega > 0)$ 是方程(7.22)的纯虚根. 将 $\lambda = \mathrm{ei} \mathrm{e} \omega (\omega > 0)$ 代入(7.22),进一步分离实部和虚部得到

$$c(\tau) - a(\tau)\omega^2 + \mathrm{e}^{-d_4\tau}(h(\tau) - d(\tau)\omega^2)\cos(\omega\tau) + \mathrm{e}^{-d_4\tau}g(\tau)\omega\sin(\omega\tau) = 0,$$

$$b(\tau)\omega - \omega^3 + \mathrm{e}^{-d_4\tau}g(\tau)\omega\cos(\omega\tau) - \mathrm{e}^{-d_4\tau}(h(\tau) - d(\tau)\omega^2)\sin(\omega\tau) = 0.$$

通过上面的方程解得 $\sin(\omega\tau)$ 和 $\cos(\omega\tau)$ 为

$$\sin(\omega\tau) = \frac{-(-a(\tau)\omega^2 + c(\tau))g(\tau)\omega + (-\omega^3 + b(\tau)\omega)(-d(\tau)\omega^2 + h(\tau))}{(-d(\tau)\omega^2 + h(\tau))^2 \mathrm{e}^{-d_4\tau} + g^2(\tau)\omega^2 \mathrm{e}^{-d_4\tau}},$$

$$\cos(\omega\tau) = -\frac{(-a(\tau)\omega^2 + c(\tau))(-d(\tau)\omega^2 + h(\tau)) + (-\omega^3 + b(\tau)\omega)g(\tau)\omega}{(-d(\tau)\omega^2 + h(\tau))^2 \mathrm{e}^{-d_4\tau} + g^2(\tau)\omega^2 \mathrm{e}^{-d_4\tau}}.$$

进一步,知道 ω 满足下述方程:

$$
\begin{aligned}
F_4(\omega, \tau) &\\
= &|P(\mathrm{i}\omega, \tau)|^2 - |Q(\mathrm{i}\omega, \tau)|^2 \\
= &(a(\tau)\omega^2 - c(\tau))^2 + (\omega^3 - b(\tau)\omega)^2 - (d(\tau)\omega^2 - h(\tau))^2 \mathrm{e}^{-2d_4\tau} - g^2(\tau)\omega^2 \mathrm{e}^{-2d_4\tau} \\
= &\omega^6 + l(\tau)\omega^4 + m(\tau)\omega^2 + n(\tau) = 0.
\end{aligned}
\tag{7.24}
$$

此处,

$$l(\tau) = a^2(\tau) - 2b(\tau) - d^2(\tau)\mathrm{e}^{-2d_4\tau},$$

$$m(\tau) = b^2(\tau) - 2a(\tau)c(\tau) + 2d(\tau)h(\tau)\mathrm{e}^{-2d_4\tau} - g^2(\tau)\mathrm{e}^{-2d_4\tau},$$

$$n(\tau) = c^2(\tau) - h^2(\tau)\mathrm{e}^{-2d_4\tau}.$$

令 $\varepsilon = \omega^2$,方程(7.24)满足

$$v(\varepsilon, \tau) = \varepsilon^3 + l(\tau)\varepsilon^2 + m(\tau)\varepsilon + n(\tau) = 0. \tag{7.25}$$

方程 $\dfrac{\partial v(\varepsilon, \tau)}{\partial \varepsilon} = 3\varepsilon^2 + 2l(\tau)\varepsilon + m(\tau) = 0$ 有下述两根:

$$\varepsilon^*(\tau) = \frac{-l(\tau) + \sqrt{l^2(\tau) - 3m(\tau)}}{3}, \quad \varepsilon^{**}(\tau) = \frac{-l(\tau) - \sqrt{l^2(\tau) - 3m(\tau)}}{3}.$$

容易得到下述推论.

引理 7.4 对任意固定的 $\tau \geq 0$,下述结论成立.

(1) 方程(7.24)没有正根当且仅当下述条件之一成立:

① $n(\tau) \geq 0$ 且 $l^2(\tau) - 3m(\tau) \leq 0$;

② $n(\tau) \geq 0, l^2(\tau) - 3m(\tau) > 0$ 且 $\varepsilon^*(\tau) \leq 0$;

③ $n(\tau) \geq 0, l^2(\tau) - 3m(\tau) > 0, \varepsilon^*(\tau) > 0$ 且 $v(\varepsilon^*(\tau), \tau) > 0$.

(2) 方程(7.24)至少有一正根当且仅当下述条件之一成立:

① $n(\tau) < 0$;

② $n(\tau) \geq 0, l^2(\tau) - 3m(\tau) > 0, \varepsilon^*(\tau) > 0$ 且 $v(\varepsilon^*(\tau), \tau) \leq 0$.

证明 如果方程(7.25)有一个正根 ε,那么 $\omega = \sqrt{\varepsilon}$ 是方程(7.24)的正根. 显然,如果方程(7.25)没有正根,那么方程(7.24)也没有正根. 因此,仅需证明引理 7.4 的结论对方程(7.

25) 也成立. 如果结论 (1) 中的条件 ① 成立, 可以得到 $\dfrac{\partial v(\varepsilon,\tau)}{\partial \varepsilon} \geqslant 0$ 对所有 $\varepsilon \in R$ 成立. 因此, $v(\varepsilon,\tau)$ 对 $\varepsilon \in R$ 递增. 由于 $v(0,\tau)=n(\tau) \geqslant 0$, 得 $v(\varepsilon,\tau)>0$ 对所有 $\varepsilon>0$ 均成立. 如果结论 (1) 中的条件 ② 成立, 那么由于 $\varepsilon^{*}(\tau) \leqslant 0$ 则 $\dfrac{\partial v(\varepsilon,\tau)}{\partial \varepsilon}>0$ 对所有 $\varepsilon>0$ 均成立. 类似地, 得到 $v(\varepsilon,\tau)>0$ 对所有 $\varepsilon>0$ 均成立. 如果结论 (1) 中的条件 ③ 成立, 那么由于 $\dfrac{\partial v(\varepsilon,\tau)}{\partial \varepsilon}>0$ 对所有的 $\varepsilon \in (-\infty,\varepsilon^{**}(\tau)) \bigcup (\varepsilon^{*}(\tau),+\infty)$ 成立和 $\dfrac{\partial v(\varepsilon,\tau)}{\partial \varepsilon}<0$ 对所有的 $\varepsilon \in (\varepsilon^{**}(\tau),\varepsilon^{*}(\tau))$ 成立, 得到 $v(\varepsilon,\tau)$ 在 $\varepsilon \in (0,\infty)$ 存在最小值 $\varepsilon^{*}(\tau)$. 由于 $v(\varepsilon^{*}(\tau),\tau)>0$, 有 $v(\varepsilon,\tau)>0$ 对所有 $\varepsilon>0$ 均成立. 因此如果结论 (1) 中的条件 ①～③ 之一成立, 则方程 (7.25) 没有正根.

进一步, 如果结论 (2) 中的条件 ① 成立, 那么方程 (7.25) 存在一个正根. 假设结论 (2) 中的条件 ② 成立, 那么 $v(\varepsilon^{*}(\tau),\tau)=0$, 则 $\varepsilon^{*}(\tau)$ 确实是一个正根. 当 $v(\varepsilon^{*}(\tau),\tau)<0$, 由于 $v(\varepsilon,\tau) \to +\infty$ 在 $\varepsilon \to +\infty$ 时成立, 显然可得存在 $\varepsilon_{0}(\tau)>\varepsilon^{*}(\tau)$ 使得 $v(\varepsilon_{0}(\tau),\tau)=0$ 成立. 因此, 如果结论 (2) 中的条件 ① 或 ② 其中之一成立, 那么方程 (7.25) 至少存在一正根.

显然, 如果结论 (1) 中的条件 ①～③ 不成立, 则结论 (2) 中的条件 ① 或 ② 之一必成立, 否则结论 (2) 中的条件 ① 和 ② 不成立, 则结论 (1) 中的条件 ①～③ 必成立. 这表明引理 7.4 中的结论全成立.

由引理 7.4 的结论 (2), 定义 Γ 为
$$\Gamma = \{\tau \geqslant 0 : n(\tau)<0 \text{ 或 } n(\tau) \geqslant 0, l^{2}(\tau)>3m(\tau), \varepsilon^{*}(\tau)>0, v(\varepsilon^{*}(\tau),\tau) \leqslant 0\}.$$
对任意 $\tau \in \Gamma$, 令 $\omega(\tau)$ 是方程 (7.24) 的正根, 选择 $k(\tau) \in [0,2\pi)$ 满足

$$
\begin{aligned}
\sin k(\tau) &= \frac{(a(\tau)\omega^{2}(\tau)-c(\tau))g(\tau)\omega(\tau)}{(d(\tau)\omega^{2}(\tau)-h(\tau))^{2}e^{-d_{4}\tau}+g^{2}(\tau)\omega^{2}(\tau)e^{-d_{4}\tau}} \\
&\quad + \frac{(\omega^{3}(\tau)-b(\tau)\omega(\tau))(d(\tau)\omega^{2}(\tau)-h(\tau))}{(d(\tau)\omega^{2}(\tau)-h(\tau))^{2}e^{-d_{4}\tau}+g^{2}(\tau)\omega^{2}(\tau)e^{-d_{4}\tau}}, \\
\cos k(\tau) &= -\frac{(a(\tau)\omega^{2}(\tau)-c(\tau))(d(\tau)\omega^{2}(\tau)-h(\tau))}{(d(\tau)\omega^{2}(\tau)-h(\tau))^{2}e^{-d_{4}\tau}+g^{2}(\tau)\omega^{2}(\tau)e^{-d_{4}\tau}} \\
&\quad + \frac{(\omega^{3}(\tau)-b(\tau)\omega(\tau))g(\tau)\omega(\tau)}{(d(\tau)\omega^{2}(\tau)-h(\tau))^{2}e^{-d_{4}\tau}+g^{2}(\tau)\omega^{2}(\tau)e^{-d_{4}\tau}}.
\end{aligned}
\tag{7.26}
$$

那么, 定义如下方程:

$$G_{n}(\tau) := \tau - \frac{k(\tau)+2n\pi}{\omega(\tau)} = 0. \tag{7.27}$$

这里 $n \in \mathbb{N}=\{0,1,2,3,\cdots\}$, 得到如下结论.

引理 7.5　假设 $\tau_{n} \in \Gamma$ 满足方程 $G_{n}(\tau_{n})=0$ 对某些 $n \in \mathbb{N}$, 并且 $\omega(\tau_{n})$ 是方程 $F_{4}(\omega,\tau_{n})=0$ 的一个正根. 那么 (7.22) 有一根 $\lambda(\tau)=a_{1}(\tau)+ib_{1}(\tau)$ 满足 $a_{1}(\tau_{n})=0$ 和 $b_{1}(\tau_{n})=\omega(\tau_{n})$. 进一步, 当 τ 增加超过 τ_{n} 时, 如果 $\rho(\tau_{n})>0$, 则 $\lambda(\tau)$ 从左至右穿过虚轴; 如果 $\rho(\tau_{n})<$

0,则 $\lambda(\tau)$ 从右至左穿过虚轴. 此处 $\rho(\tau_n) = \mathrm{sign}\left\{\left.\dfrac{\mathrm{d}(Re\lambda)}{\mathrm{d}\tau}\right|_{\lambda=\mathrm{i}\omega(\tau_n)}\right\}$.

令 $\tau_0 = \min\{\tau_n\}$ 和 $\omega_0 = \omega(\tau_0)$. 那么 $\omega = \omega_0$ 是方程 (7.24) 的根且 $\tau = \tau_0$. 因此, $\lambda = \mathrm{i}\omega_0$ 是方程 (7.22) 的纯虚根且 $\tau = \tau_0$. 为了验证横截条件 $\left.\dfrac{\mathrm{d}(Re\lambda)}{\mathrm{d}\tau}\right|_{\tau=\tau_0} \neq 0$, 注意到 $\mathrm{sign}\left\{\dfrac{\mathrm{d}(Re\lambda)}{\mathrm{d}\tau}\right\} = \mathrm{sign}\left\{Re\left(\dfrac{\mathrm{d}\lambda}{\mathrm{d}\tau}\right)^{-1}\right\}$,需要计算 $\left(\dfrac{\mathrm{d}\lambda}{\mathrm{d}\tau}\right)^{-1}$. 由方程 (7.22),可得

$$\mathrm{e}^{-\lambda\tau} = -\frac{P(\lambda,\tau)}{Q(\lambda,\tau)} = -\frac{\lambda^3 + a(\tau)\lambda^2 + b(\tau)\lambda + c(\tau)}{(d(\tau)\lambda^2 + g(\tau)\lambda + h(\tau))\mathrm{e}^{-d_4\tau}}. \tag{7.28}$$

对式子 (7.22) 关于变量 τ 求导得到

$$\left[P'_\lambda(\lambda,\tau) + Q'_\lambda(\lambda,\tau)\mathrm{e}^{-\lambda\tau} - \tau Q(\lambda,\tau)\mathrm{e}^{-\lambda\tau}\right]\frac{\mathrm{d}\lambda}{\mathrm{d}\tau} + P'_\tau(\lambda,\tau) + Q'_\tau(\lambda,\tau)\mathrm{e}^{-\lambda\tau} - \lambda Q(\lambda,\tau)\mathrm{e}^{-\lambda\tau} = 0.$$

因此,可得

$$\left(\frac{\mathrm{d}\lambda}{\mathrm{d}\tau}\right)^{-1} = \frac{P'_\lambda(\lambda,\tau) + Q'_\lambda(\lambda,\tau)\mathrm{e}^{-\lambda\tau} - \tau Q(\lambda,\tau)\mathrm{e}^{-\lambda\tau}}{\lambda Q(\lambda,\tau)\mathrm{e}^{-\lambda\tau} - P'_\tau(\lambda,\tau) - Q'_\tau(\lambda,\tau)\mathrm{e}^{-\lambda\tau}}. \tag{7.29}$$

将式子 (7.21),(7.23) 和 (7.28) 代入 (7.29),通过详细计算得

$$\left(\frac{\mathrm{d}\lambda}{\mathrm{d}\tau}\right)^{-1} = \frac{D_1(\lambda,\tau)}{D_2(\lambda,\tau)}. \tag{7.30}$$

此处,

$$D_1(\lambda,\tau) = (P'_\lambda(\lambda,\tau)Q(\lambda,\tau) - Q'_\lambda(\lambda,\tau)P(\lambda,\tau) + \tau Q(\lambda,\tau)P(\lambda,\tau))\mathrm{e}^{d_4\tau}$$
$$= d_{15}(\tau)\lambda^5 + d_{14}(\tau)\lambda^4 + d_{13}(\tau)\lambda^3 + d_{12}(\tau)\lambda^2 + d_{11}(\tau)\lambda + d_{10}(\tau)$$

且

$$d_{15}(\tau) = \tau d(\tau) = -\frac{\tau\Lambda\beta^*}{d_1 + \beta^* I^* \mathrm{e}^{-d_4\tau}},$$

$$d_{14}(\tau) = d(\tau) + \tau a(\tau)d(\tau) + \tau g(\tau) = -\tau\Lambda\beta^* - \frac{[1 + \tau(d_1 + 2d_2 + d_4)]\Lambda\beta^*}{d_1 + \beta^* I^* \mathrm{e}^{-d_4\tau}},$$

$$d_{13}(\tau) = \tau b(\tau)d(\tau) + 2g(\tau) + \tau a(\tau)g(\tau) + \tau h(\tau)$$
$$= -\tau(d_1 + 2d_2 + d_4)\Lambda\beta^*$$
$$\quad - \frac{[2(d_1 + d_2) + \tau(d_2 d_4 - \gamma\alpha + d_1 d_2 + (d_1 + d_2)(d_2 + d_4))]\Lambda\beta^*}{d_1 + \beta^* I^* \mathrm{e}^{-d_4\tau}},$$

$$d_{12}(\tau) = \tau c(\tau)d(\tau) + \tau b(\tau)g(\tau) + 3h(\tau) + \tau a(\tau)h(\tau) + a(\tau)g(\tau) - b(\tau)d(\tau)$$
$$= -[\tau(d_2 d_4 - \gamma\alpha + d_1 d_2 + (d_1 + d_2)(d_2 + d_4)) + d_1 - d_4]\Lambda\beta^*$$
$$\quad - [\tau((d_2 d_4 - \gamma a)(d_1 + d_2) + d_1 d_2(d_2 + d_4)) + 4d_1 d_2 + d_2^2 + d_1 d_4 + \gamma\alpha]$$
$$\quad \times \frac{\Lambda\beta^*}{d_1 + \beta^* I^* \mathrm{e}^{-d_4\tau}},$$

$$d_{11}(\tau) = \tau c(\tau)g(\tau) + 2a(\tau)h(\tau) + \tau b(\tau)h(\tau) - 2c(\tau)d(\tau)$$
$$= -[\tau((d_2 + d_4)d_1 d_2 + (d_2 d_4 - \gamma\alpha)(d_1 + d_2)) + 2(d_1 d_2 - d_2 d_4 +$$

$$\gamma\alpha)]\Lambda\beta^*$$

$$-[2(d_2+d_4)d_1d_2+\tau d_1d_2(d_2d_4-\gamma\alpha)]\frac{\Lambda\beta^*}{d_1+\beta^*I^*\mathrm{e}^{-d_4\tau}},$$

$$d_{10}(\tau)=b(\tau)h(\tau)+\tau c(\tau)h(\tau)-c(\tau)g(\tau)$$
$$=-[d_2^2(d_1-d_4)+\gamma\alpha(d_1+d_2)+\tau d_1d_2(d_2d_4-\gamma\alpha)]\Lambda\beta^*$$
$$-\frac{(d_2d_4-\gamma\alpha)d_1d_2\Lambda\beta^*}{d_1+\beta^*I^*\mathrm{e}^{-d_4\tau}},$$

和

$$D_2(\lambda,\tau)$$
$$=(-\lambda Q(\lambda,\tau)P(\lambda,\tau)-P'_\tau(\lambda,\tau)Q(\lambda,\tau)+Q'_\tau(\lambda,\tau)P(\lambda,\tau))\mathrm{e}^{d_4\tau}$$
$$=d_{26}(\tau)\lambda^6+d_{25}(\tau)\lambda^5+d_{24}(\tau)\lambda^4+d_{23}(\tau)\lambda^3+d_{22}(\tau)\lambda^2+d_{21}(\tau)\lambda+d_{20}(\tau),$$

及

$$d_{26}(\tau)=-d(\tau)=\frac{\Lambda\beta^*}{d_1+\beta^*I^*\mathrm{e}^{-d_4\tau}},$$

$$d_{25}(\tau)=-a(\tau)d(\tau)-d_4d(\tau)-g(\tau)+d'(\tau)=\Lambda\beta^*+\frac{(d_1+2d_2+d_4)(d_2d_4-\gamma\alpha)}{d_2\mathrm{e}^{-d_4\tau}},$$

$$d_{24}(\tau)=-a'(\tau)d(\tau)-b(\tau)d(\tau)-d_4a(\tau)d(\tau)-a(\tau)g(\tau)-d_4g(\tau)$$
$$-h(\tau)+a(\tau)d'(\tau)+g'(\tau)$$
$$=\Lambda\beta^*(d_1+2d_2)+\frac{(d_2d_4-\gamma\alpha)[d_2(d_1+d_4)-\gamma\alpha+(d_2+d_4)(d_1+d_2)]}{d_2\mathrm{e}^{-d_4\tau}},$$

$$d_{23}(\tau)=-b'(\tau)d(\tau)-c(\tau)d(\tau)-d_4b(\tau)d(\tau)-a'(\tau)g(\tau)-b(\tau)g(\tau)-d_4a(\tau)g(\tau)$$
$$-a(\tau)h(\tau)-d_4h(\tau)+b(\tau)d'(\tau)+a(\tau)g'(\tau)+h'(\tau)$$
$$=\Lambda\beta^*[d_2d_4-\gamma\alpha+d_1d_2+(d_1+d_2)(d_2+d_4)-d_4(d_1+2d_2+d_4)]$$
$$+\frac{(d_2d_4-\gamma\alpha)[(d_1+d_2)(d_2d_4-\gamma\alpha)+d_1d_2(d_2+d_4)]}{d_2\mathrm{e}^{-d_4\tau}},$$

$$d_{22}(\tau)=-c'(\tau)d(\tau)-d_4c(\tau)d(\tau)-b'(\tau)g(\tau)-c(\tau)g(\tau)-d_4b(\tau)g(\tau)-a'(\tau)h(\tau)$$
$$-b(\tau)h(\tau)-d_4a(\tau)h(\tau)+c(\tau)d'(\tau)+b(\tau)g'(\tau)+a(\tau)h'(\tau)$$
$$=\Lambda\beta^*[(d_2d_4-\gamma\alpha)(d_1+d_2-d_4)+d_1d_2d_4+d_1d_2(d_2+d_4)$$
$$-d_4(d_1+d_2)(d_2+d_4)]+\frac{d_1(d_2d_4-\gamma\alpha)^2}{\mathrm{e}^{-d_4\tau}},$$

$$d_{21}(\tau)=-c'(\tau)g(\tau)-d_4c(\tau)g(\tau)-b'(\tau)h(\tau)-c(\tau)h(\tau)-d_4b(\tau)h(\tau)$$
$$+c(\tau)g'(\tau)+b(\tau)h'(\tau)$$
$$=\Lambda\beta^*(d_2d_4-\gamma\alpha)[d_1d_2-d_4(d_1+d_2)]-\Lambda\beta^*d_1d_2d_4(d_2+d_4),$$

$$d_{20}(\tau)=-c'(\tau)h(\tau)-d_4c(\tau)h(\tau)+c(\tau)h'(\tau)=-\Lambda\beta^*d_1d_2d_4(d_2d_4-\gamma\alpha).$$

将 $\tau=\tau_0$ 和 $\lambda=\mathrm{i}\omega_0$ 代入(7.30),可得

$$\left(\frac{\mathrm{d}\lambda}{\mathrm{d}\tau}\right)^{-1}\bigg|_{\lambda=\mathrm{i}\omega_0}=\frac{D_1(\mathrm{i}\omega_0,\tau_0)}{D_2(\mathrm{i}\omega_0,\tau_0)},$$

此处

$$D_1(i\omega_0,\tau_0)=D_1(\lambda,\tau)\big|_{\lambda=i\omega_0,\tau=\tau_0}=\overline{D}_1(\omega_0,\tau_0)i+\hat{D}_1(\omega_0,\tau_0),$$
$$D_2(i\omega_0,\tau_0)=D_2(\lambda,\tau)\big|_{\lambda=i\omega_0,\tau=\tau_0}=\overline{D}_2(\omega_0,\tau_0)i+\hat{D}_2(\omega_0,\tau_0)$$

且

$$\overline{D}_1(\omega_0,\tau_0)=d_{15}(\tau_0)\omega_0^5-d_{13}(\tau_0)\omega_0^3+d_{11}(\tau_0)\omega_0,$$
$$\hat{D}_1(\omega_0,\tau_0)=d_{14}(\tau_0)\omega_0^4-d_{12}(\tau_0)\omega_0^2+d_{10}(\tau_0),$$
$$\overline{D}_2(\omega_0,\tau_0)=d_{25}(\tau_0)\omega_0^5-d_{23}(\tau_0)\omega_0^3+d_{21}(\tau_0)\omega_0,$$
$$\hat{D}_2(\omega_0,\tau_0)=-d_{26}(\tau_0)\omega_0^6+d_{24}(\tau_0)\omega_0^4-d_{22}(\tau_0)\omega_0^2+d_{20}(\tau_0).$$

因此,最终得到

$$\text{sign}\left\{\frac{d(Re\lambda)}{d\tau}\bigg|_{\lambda=i\omega_0}\right\}=\text{sign}\left\{Re\left(\frac{d\lambda}{d\tau}\right)^{-1}\bigg|_{\lambda=i\omega_0}\right\}$$
$$=\text{sign}Re\left\{\frac{D_1(i\omega_0,\tau_0)}{D_2(i\omega_0,\tau_0)}\right\}=\text{sign}Re\left\{\frac{\overline{D}_1(\omega_0,\tau_0)i+\hat{D}_1(\omega_0,\tau_0)}{\overline{D}_2(\omega_0,\tau_0)i+\hat{D}_2(\omega_0,\tau_0)}\right\}$$
$$=\text{sign}\left\{\frac{\overline{D}_1(\omega_0,\tau_0)\overline{D}_2(\omega_0,\tau_0)+\hat{D}_1(\omega_0,\tau_0)\hat{D}_2(\omega_0,\tau_0)}{\hat{D}_2^2(\omega_0,\tau_0)+\overline{D}_2^2(\omega_0,\tau_0)}\right\}$$
$$=\text{sign}\{\overline{D}_1(\omega_0,\tau_0)\overline{D}_2(\omega_0,\tau_0)+\hat{D}_1(\omega_0,\tau_0)\hat{D}_2(\omega_0,\tau_0)\}.$$

当

$$\overline{D}_1(\omega_0,\tau_0)\overline{D}_2(\omega_0,\tau_0)+\hat{D}_1(\omega_0,\tau_0)\hat{D}_2(\omega_0,\tau_0)\neq 0, \tag{7.31}$$

横截条件 $\dfrac{d(Re\lambda)}{d\tau}\bigg|_{\tau=\tau_0}\neq 0$ 成立.从上述讨论得到下述引理.

引理 7.6 令 $\lambda(\tau)=\zeta(\tau)+i\omega(\tau)$ 是方程(7.22)的满足 $\zeta(\tau_0)=0$ 和 $\omega(\tau_0)=\omega_0$ 的根.如果(7.31)成立,那么横截条件 $\dfrac{d(Re\lambda)}{d\tau}\bigg|_{\tau=\tau_0}\neq 0$ 成立.

进一步如果条件(7.31)成立,那么得到 $\overline{D}_1^2(\omega_0,\tau_0)+\hat{D}_1^2(\omega_0,\tau_0)\neq 0$ 成立.因此, $D_1(i\omega_0,\tau_0)=\overline{D}_1(\omega_0,\tau_0)i+\hat{D}_1(\omega_0,\tau_0)\neq 0$ 成立.也就是下式成立:

$$(P'_\lambda(\lambda,\tau)+Q'_\lambda(\lambda,\tau)e^{-\lambda\tau}-\tau Q(\lambda,\tau)e^{-\lambda\tau})\big|_{\lambda=i\omega_0,\tau=\tau_0}\neq 0.$$

这表明当(7.31)成立时, $\lambda=i\omega_0$ 是方程(7.22)在 $\tau=\tau_0$ 时的纯虚根.

基于上述讨论,得到如下关于模型(7.1)在平衡点 P^* 处的 Hopf 分支定理,分支参数为 τ.

定理 7.5 如果 $R_0>1$ 且假设 1 和假设 2 成立.

(1)假设对任意 $\tau>0$ 方程(7.24)没有正根,或者对某些 $\tau>0$ 有正根 $\omega(\tau)$,但是方程(7.27)在 Γ 上没有正根.那么模型(7.1)的地方病平衡点 P^* 在任意 $\tau\geq 0$ 时局部渐近稳定.

(2)如果条件(1)不成立.那么存在如上定义的 $\omega_0>0$ 和 $\tau_0>0$ 使得模型(7.1)的地方病平衡点 P^* 对任意 $\tau\in[0,\tau_0)$ 局部渐近稳定,那么,当 $\tau>\tau_0$ 且充分接近 τ_0,则平衡点 P^* 是不稳定的且在条件(7.31)成立时模型(7.1)在平衡点 P^* 处会出现 Hopf 分支.

下述的注基于定理 7.5,假设 1 和假设 2 对模型(7.1)中的年龄结构从生物意义方面给出解释说明.

注 7.5　定理 7.5 表明在模型 (7.1) 中档传染病的感染年龄中存在潜伏周期 $\tau > 0$ 且感染个体具有常量传播并且当感染年龄大于 τ 时, 只要基本再生数保持大于 1, 即使潜伏期相对较小 ($i.e.$, $\tau < \tau_0$) 疾病将会稳定在地方病平衡点处. 否则, 当潜伏周期相对较大时 ($i.e.$, $\tau > \tau_0$), 疾病将会在地方病平衡点处出现周期震荡.

注 7.6　从上述讨论及定理 7.5, 看到假设 2 是必要的. 事实上, 在正常情况下, 死亡率由于 δ 和疾病复发率 α 是年龄 a 的函数. 因此, 一个开问题是在假设 2 去掉时是否依然会有与定理 7.5 相应的结论.

注 7.7　一个复杂和重要的开问题是是否假设 1 可以被弱化成下述形式:

$$\beta(a) = \begin{cases} \beta^*(a), & \text{if } a \geqslant \tau, \\ 0, & \text{if } a \in (0, \tau). \end{cases}$$

这表明当感染年龄 a 小于 τ 时, 感染个体在疾病潜伏状态且不具感染性; 当感染年龄 a 大于 τ 时, 感染个体具有感染力且疾病传播率 β 相应的依赖于年龄 a.

注 7.8　在模型 (7.1) 中仅感染个体 I 依赖于感染年龄. 当易感者 S 和恢复者 R 也依赖于年龄时, 是否我们会继续做类似分析以及将建立关于稳定性和分支的相关结论, 这是有趣的问题.

7.6　小结与讨论

本小节通过数值模拟验证模型 (7.1) 的主要结论.

例如, 在模型 (7.1) 中选取参数 $\Lambda = 1, \mu = 0.02, \gamma = 0.005, \beta(a) = 0.01 + 2.504 \times 10^{-7} a + 0.18 \times 10^{-9} a^2 + 1 \times 10^{-10} a^3$, $\alpha(a) = 0.02 + 1.12 \times 10^{-7} a + 3.5 \times 10^{-9} a^2 + 1.6 \times 10^{-10} a^3$ 和 $\delta(a) = 2.2412 + 0.3364 a + 2.1 \times 10^{-3} a^2 + 1 \times 10^{-4} a^3$. 计算得到 $\theta_1 \approx 0.4142, \theta_2 \approx 0.0041, \theta_3 \approx 0.0083$ 和基本再生数为 $R_0 \approx 0.2067 < 1$. 无病平衡点为 $P_0 = (S^0, 0, 0)$, 其中 $S^0 \approx 50$. 初值为 $S_0 = 450, i_0(a) = 0.01 \exp\{-0.1a\} + 0.7(\sin(0.02a))^2$ 和 $R_0 = 100$. 令 $(S(t), i(t,a), R(t))$ 是模型 (7.1) 带有初值 $(S_0, i_0(a), R_0)$ 的解. 图 7.2 的数值模拟表明解 $(S(t), i(t,a), R(t))$ 收敛到平衡点 P_0 当 $t \to \infty$. 因此, 模型 (7.1) 的定理 7.3 结论成立.

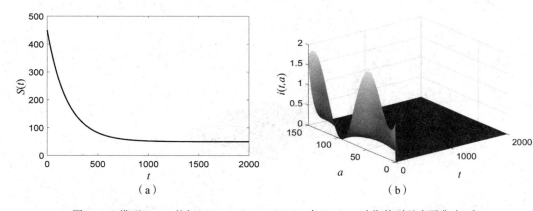

（a）　　　　　　　　　　　　　　（b）

图 7.2　模型 (7.1) 的解 $(S(t), i(t,a), R(t))$ 在 $t \to \infty$ 时收敛到无病平衡点 P^0

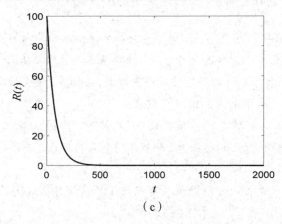

（c）

图 7.2 模型(7.1)的解 $(S(t),i(t,a),R(t))$ 在 $t\to\infty$ 时收敛到无病平衡点 P^0（续）

又如，在模型(7.3)中选取参数 $\Lambda=1,\mu=0.02,\gamma=0.005,\beta(a)=0.01+2.504\times10^{-7}a+0.18\times10^{-9}a^2+1\times10^{-10}a^3,\alpha(a)=0.02+1.12\times10^{-7}a+3.5\times10^{-9}a^2+1.6\times10^{-10}a^3$ 和 $\delta(a)=2.2412+0.3364a+2.1\times10^{-3}a^2+1\times10^{-4}a^3$. 模型(7.3)的无病平衡点为 $w^0(a)=(0,s^0(a),0)$，此处 $s^0(a)=\mathrm{e}^{-0.02a}$. 初始条件为 $i_0(a)=0.01\exp\{-0.1a\}+0.7(\sin(0.02a))^2$，$s_0(a)=0.02\exp\{-0.3a\}+0.4(\sin(0.05a))^2$ 和 $r_0(a)=0.04\exp\{-0.2a\}+0.6(\sin(0.01a))^2$. 令 $(i(t,a),s(t,a),r(t,a))$ 是模型(7.3)带有初始条件 $(i_0(a),s_0(a),r_0(a))$ 的解. 图 7.3 数值模拟表明解 $(i(t,a),s(t,a),r(t,a))$ 在 $t\to\infty$ 时收敛到平衡点 $w^0(a)$. 模拟表明定理 7.3 合理.

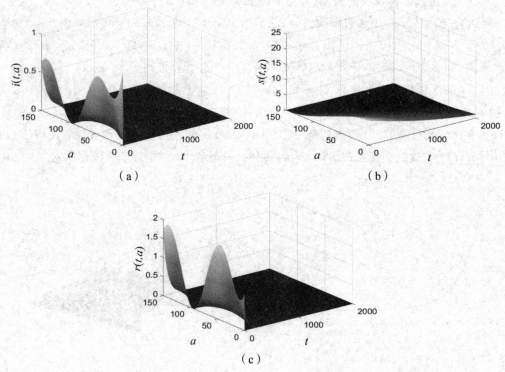

图 7.3 模型(7.3)的解 $(i(t,a),s(t,a),r(t,a))$ 在 $t\to\infty$ 时趋于无病平衡点 $w^0(a)$

再如,在模型(7.1)中选取参数 $\Lambda=1,\mu=0.01,\gamma=0.03,\beta(a)\equiv\beta^*=0.03$ 对所有 $a\geqslant0$ 成立,$\tau=0$ 且 $\alpha(a)=0.02+1.12\times10^{-7}a+3.5\times10^{-9}a^2+1.6\times10^{-10}a^3$ 和 $\delta(a)=2.241\,2+0.336\,4a+2.1\times10^{-3}a^2+1\times10^{-4}a^3$. 计算得到 $\theta_1\approx0.415\,8,\theta_2\approx0.012\,4,\theta_3\approx0.008\,3$,基本再生数为 $R_0\approx1.246>1$ 地方病平衡点为 $P^*=(S^*,i^*(a),R^*)$,其中 $S^*\approx80,i^*(a)\approx0.2\rho(a)$ 和 $R^*\approx0.041\,5$. 初值为 $S_0=450,i_0(a)=0.01exp\{-0.1a\}+0.7(\sin(0.02a))^2$ 和 $R_0=100$. 令 $(S(t),i(t,a),R(t))$ 是模型(7.1)带有初值 $(S_0,i_0(a),R_0)$ 的解. 图 7.4 的数值模拟表明解 $(S(t),i(t,a),R(t))$ 收敛到平衡点 P^* 当 $t\to\infty$. 表明定理7.4成立.

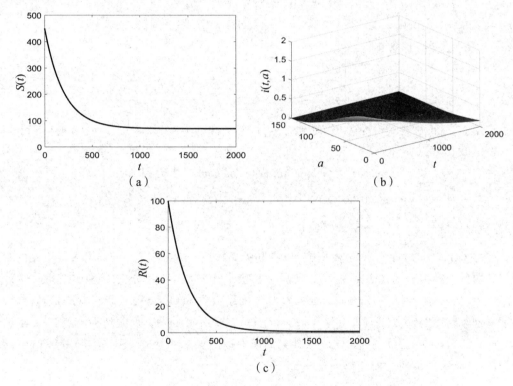

图 7.4　解 $(S(t),i(t,a),R(t))$ 当 $t\to\infty$ 时收敛到地方病平衡点 P^*

再如,在模型(7.1)中选取参数 $\Lambda=1,\mu=0.000\,2,\gamma=0.005,\beta(a)\equiv0$ 对所有 $a\in[0,\tau)$ 并且 $\beta(a)\equiv\beta^*=0.03$ 对 $a\geqslant\tau$ 成立,这里 $\tau>0$ 是一个常数,$\alpha(a)\equiv0.8$ 和 $\delta(a)\equiv0.018$ 对所有 $a\geqslant0$ 成立. 计算可得基本再生数 $R_0\approx0.940\,2+183.329\,3e^{-0.818\,2\tau}$ 及地方病平衡点 $P^*=(S^*,i^*(a),R^*)$. 其中,$S^*\approx1.162\,3e^{0.818\,2\tau},i^*(a)\approx(46.708\,4-0.005\,455e^{0.818\,2\tau})\rho(a)$ 和 $R^*\approx1.687\,7-0.007\,56e^{0.818\,2\tau}$. 同时,$R_0>1$ 当且仅当 $\tau<9.811\,8$. 通过计算方程(7.25)的系数 $l(\tau),m(\tau)$ 和 $n(\tau)$ 如下:

$$l(\tau)\approx0.6775+0.0015e^{-0.8182\tau}+0.375e^{-1.6364\tau}$$
$$-\frac{0.0009e^{-1.6364\tau}}{4\times10^{-8}+0.0002e^{-0.8182\tau}+0.375e^{-1.6364\tau}},$$

$$m(\tau)\approx7.764\times10^{-8}+0.0001e^{-0.8182\tau}+0.2534e^{-1.6364\tau}$$
$$-\frac{2.3244\times10^{-8}e^{-1.6364\tau}}{4\times10^{-8}+0.0002e^{-0.8182\tau}+0.375e^{-1.6364\tau}},$$

$$n(\tau) \approx 2.5 \times 10^{-15} + 2 \times 10^{-11} e^{-0.8182\tau} + 4 \times 10^{-8} e^{-1.6364\tau}$$

$$- \frac{2.5 \times 10^{-15} e^{-1.6364\tau}}{4 \times 10^{-8} + 0.0002 e^{-0.8182\tau} + 0.375 e^{-1.6364\tau}}.$$

由引理 7.4 中的结论(2),令 $\Gamma^* = \{\tau \geqslant 0; n(\tau) \geqslant 0, l^2(\tau) > 3m(\tau), \varepsilon^*(\tau) > 0,$ $v(\varepsilon^*(\tau), \tau) \leqslant 0\}$. 对任意 $\tau \in \Gamma^*$,解方程(7.25)得到两个根 $\varepsilon_\pm(\tau)$ 满足 $\varepsilon_-(\tau) < \varepsilon_+(\tau)$. 令 $\omega_\pm(\tau) = \sqrt{\varepsilon_\pm(\tau)}$. 对应 $\omega_\pm(\tau)$ 从(7.26)计算 $k_\pm(\tau)$ 得到 $k_\pm(\tau) \approx \arctan\left(\dfrac{\varepsilon_\pm}{\sigma_\pm}\right)$,则

$$\varepsilon_\pm = -0.03\omega_\pm^5(\tau) + (-0.001 + 0.015 e^{-0.818\,2\tau})\omega_\pm^3(\tau) - 1 \times 10^{-11} + 5 \times 10^{-9} e^{-0.818\,2\tau}$$

$$\sigma_\pm = (0.024\,5 + 0.018\,4 e^{-0.818\,2\tau})\omega_\pm^4(\tau) + (1.882 \times 10^{-8} + 8.153 \times 10^{-8} e^{-0.818\,2\tau})\omega_\pm^2(\tau)$$

$$- 0.029 - 6 \times 10^{-6} e^{-0.818\,2\tau}.$$

进一步,对任意 $\tau \in \Gamma^*$ 解下面两个方程:

$$G_n^-(\tau) := \tau - \frac{k_-(\tau) + 2n\pi}{\omega_-(\tau)} = 0, \quad G_n^+(\tau) := \tau - \frac{k_+(\tau) + 2n\pi}{\omega_+(\tau)} = 0.$$

通过使用 Matlab 软件,当 $n = 0$ 时,得到 $\tau_1 = 1.328\,4$ 和 $\tau_2 = 3.562\,8$,且当 $n = 1$ 时,得到 $\tau_3 = 6.312\,6$ 和 $\tau_4 = 9.638\,1$.

得到 $\tau_0 = \tau_1$ 和 $\omega_0 = \omega_-(\tau_0) \approx 1.0662$. 由(7.31),进一步得到

$$\overline{D}_1(\omega_0, \tau_0)\overline{D}_2(\omega_0, \tau_0) + \hat{D}_1(\omega_0, \tau_0)\hat{D}_2(\omega_0, \tau_0) \approx 2.773.$$

因此,横截条件 $\dfrac{\mathrm{d}(Re\lambda)}{\mathrm{d}\tau}\bigg|_{\tau = \tau_0} \neq 0$ 成立.

令 $(S(t), i(t,a), R(t))$ 是模型(7.1)在初始条件 $S_0 = 8.5, i_0(a) = 25$ 和 $R_0 = 5$ 处的解. 图 7.5 的数值模拟表明随着参数 τ 的增加存在稳定开关及 Hopf 分支. 具体地来说,对 $\tau = 0.5 < \tau_1$,当 $t \to \infty$,$(S(t), i(t,a), R(t))$ 收敛到 P^*;对 $\tau = 1.5 \in (\tau_1, \tau_2)$,$(S(t), i(t,a), R(t))$ 收敛到周期解;对 $\tau = 4 \in (\tau_2, \tau_3)$,$(S(t), i(t,a), R(t))$ 收敛到平衡点 P^*;对 $\tau = 7 \in (\tau_3, \tau_4)$,$(S(t), i(t,a), R(t))$ 收敛到周期解;对 $\tau = 9.7 > \tau_4$,$(S(t), i(t,a), R(t))$ 收敛到 P^*. 因此,结论的合理性得到验证.

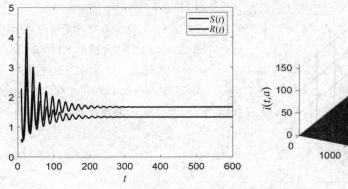
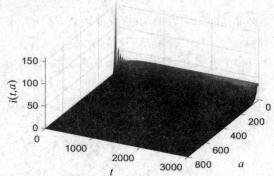

（a）当 $\tau = 0.5 < \tau_1$,$(S(t), i(t,a), R(t))$ 收敛到平衡点 P^*

图 7.5　表明随着参数 τ 的增加存在稳定开关及 Hopf 分支的数值模拟

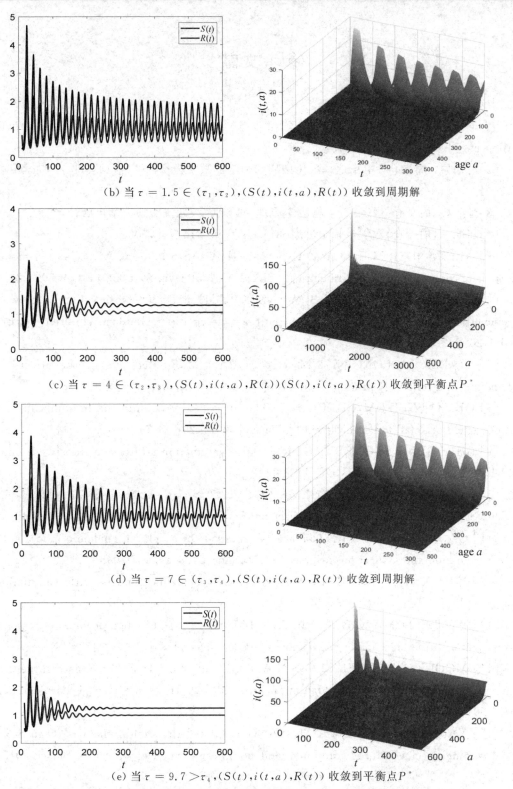

（b）当 $\tau = 1.5 \in (\tau_1, \tau_2)$，$(S(t), i(t,a), R(t))$ 收敛到周期解

（c）当 $\tau = 4 \in (\tau_2, \tau_3)$，$(S(t), i(t,a), R(t))(S(t), i(t,a), R(t))$ 收敛到平衡点 P^*

（d）当 $\tau = 7 \in (\tau_3, \tau_4)$，$(S(t), i(t,a), R(t))$ 收敛到周期解

（e）当 $\tau = 9.7 > \tau_4$，$(S(t), i(t,a), R(t))$ 收敛到平衡点 P^*

图 7.5   表明随着参数 τ 的增加存在稳定开关及 Hopf 分支的数值模拟（续）

参考文献

［1］GAO G F. From "A" IV to "Z" IKV：Attacks from Emerging and Re-emerging Pathogens[J]. Cell,2018,172：1157-1159.

［2］马知恩，周义仓，王稳地，等.传染病动力学的数学模型与研究[M].北京：科学出版社,2004.

［3］肖燕妮,周义仓,唐三一.生物数学原理[M].西安：西安交通大学出版社,2012.

［4］陆征一,周义仓,数学生物学进展[M].北京：科学出版社,2006 .

［5］ALEXANDER M E,BOWMAN C,MOGHADAS S M,et al. A vaccination model for transmission dynamics of influenza[J]. SIAM. J. Appl. Dyn. Syst,2004,3(4)：503-524.

［6］WHITTLE H,JAFFAR S,WANSBROUGH M,et al. Observational study of vaccine efficacy 14 years after trial of hepatitis B vaccinationinGambian children[J]. Br. Med. J,2002,325(7364)：1-5.

［7］HABER M,LONGINI I M,HALLORAN M E. Measures of the effects of vaccination in a randomly mixing population[J]. Inter. J. Epidem,1991,20：300-319.

［8］OKWO-BELE J M,CHERIAN T. The expanded programme on immunization：a lasting legacy of smallpox eradication[J]. Vaccine,2011,29：74-79.

［9］SHULGIN B,STONE L,AGUR Z. Pulse vaccination strategy in the sir epidemic model[J]. Bull. Math. Biol,1998,60：1123-1148.

［10］IANNELLI M,MARTCHEVA M,LI X Z. Strain replacement in an epidemic model with super-infection and perfect vaccination[J]. Math. Biosci,2005,195(1)：23-46.

［11］GAO S,CHEN L,NIETO J J,et al. Analysis of a delayed epidemic model with pulse vaccination and saturation incidence[J]. Vaccine,2006,246037-6045.

［12］LIU X,TAKEUCHI Y,IWAMI S. Svir epidemic models with vaccination strategies[J]. J. Theor. Biol,2008,253：1-11.

［13］WENDELBOE A M,VAN RIE A,SALMASO S,et al. Duration of immunity against pertussis after natural infection or vaccination[J]. Pediat. Infect. Dis. J,2005,24：58-61.

［14］MOOI F R,VANDER MAAS N A T,DE MELKER H E. Pertussis resurgence：waning immunity and pathogen adaptation two sides of the same coin[J]. Epidemiol. Infect,2014,142：685-694.

［15］YANG J,MARTCHEVA M,WANG L. Global threshold dynamics of an SIVS model waning vaccine-induced immunity and nonlinear incidence[J]. Math. Biosci,2015,268：1-8.

［16］LIU L,WANG J,LIU X. Global stability of an SEIR epidemic model with agedependent latency and relapse[J]. Nolinear. Anal. ：RWA,2015,24：18-35.

[17] WANG L,LIU Z,ZHANG X. Global dynamics for an age-structured epidemic model with media impact and incomplte vaccination[J]. Nolinear Anal. ：RWA,2016,32：136-158.

[18] DUAN X,YUAN S,LI X. Global stability of an SVIR model with ages of vaccination[J]. Appl. Math. Comput,2014,226：528-540.

[19] XU J,ZHOU Y. Global stability of multi-group model with generalized nolinear incidence and vaccination[J]. Disc. Cont. Dyn. Syst. Ser. B,2016,13(2)：977-996.

[20] BHATTACHARYA S,MARTCHEVA M,LI X. A predator-prey-disease model with immune response in infected prey[J]. J. Math. Anal. Appl,2014,411：297-313.

[21] CHEN Y,ZOU S,YANG J. Gloal analysis of an SIR epidemic model with infection age and saturated incidence,Nolinear Anal. ：RWA,2016,30 ：16-31.

[22] HUANG G,LIUX,TAKEUCHI Y. Lyapunov fuctions and global stability for agestructured HIV infection model[J]. SIAM. J. Appl. Math,2012,72(1)：25-38.

[23] D'ONOFRIO A. Vaccination policies and nonlinear force of infection：generalization of an observation by alexander and moghadas (2004)[J]. Appl. Math. Comput,2005,168：613-622.

[24] XIAO D,RUAN S. Global analysis of an epidemic model with nonmonotone incidence rate[J]. Math. Biosci,2007,208(2)：419-429.

[25] ENATSU Y,NAKATA Y. Stability and bifurcation analysis of epidemic models with saturated incidence rates：An application to a nonmonotone incidence rate[J]. Math. Biosci. Eng,2014,11：785-805.

[26] RUAN S,WANG W. Dynamical behavior of an epidemic model with a nonlinear incidence rate[J]. J. Diff. Equations,2003,188(1)：135-163.

[27] CHIN J. Control of Communicable Diseases Manual,American Public Health Association[M]. Washington,2000.

[28] COUNCIL N. Livestock Disease Eradication：Evaluation of the Cooperative StateFederal Bovine Tuberculosis Eradication Program[M]. National Academies,1994.

[29] INABA H. Age-structured population dynamics in demograpgy and epidemiology[M]. Springer,New York,2017.

[30] ZOU L,RUAN S,ZHANG W. An age-structured model for the transmission dynamics of Hepatitis[J]. SIAM. J. Appl. Math,2010,70(8)：3121-3139.

[31] HALE J K. Functional Differential Equations[M]. Springer,Berlin,1971.

[32] WEBB G F. Theory of Nonlinear Age-Dependent Population Dynamics[M]. Marcel Dekker,New York,1985.

[33] WANG J,LANG J,ZOU X. Analysis of an age structured HIV infection model with virus-to-cell infection and cell-to-cell transmission[J]. Nonlinear Anal. ：RWA,2017,

72:1690-1702.

[34] BROWNE, S. S. PLYUGIN C J. Global analysis of age-structured within-host virus model[J]. Disc. Cont. Dyn. Syst. Ser. B,2013,18(8): 1999-2017.

[35] MCCLUSKEY C C. Global stability for an SEI epidemiological model with continuous age-structure in the exposed and infectious classes[J]. Math. Biosci. Eng,2012,9 (4): 819-841.

[36] SIGDEL R P,MCCLUSKEY C C. Global stability for an sei model of infectious disease with immigration[J]. Appl. Math. Comput,2014,243: 684-689.

[37] ZAMAN G, KHAN A. Dynamical aspects of an age-structured SIR endemic model[J]. Comput. Math. Appl,2017,72: 1690-1702.

[38] MAGAL P, ZHAO X-Q. Global attractors and steady states for uniformly persistent dynamical systems[J]. SIAM. J. Math. Anal,2005,37(1): 251-275.

[39] LaSalle J P. The Stability of Dynamics Systems[M]. Phladelphia: SIAM,1976.

[40] MAGAL P, MCCLUSKEY C C, WEBB G F. Lyapunov functional and global asympotic stability for an infection-age model[J]. Appl. Anal,2010,89(7):1109-1140.

[41] DIEKMANN O, HEESTERBEEK J A, METZ J A. On the definition and the couputation of the basic reproduction ratio R_0 in models for infectious diseases in heterogeneous populations[J]. J. Math. Biol,1990,28(4): 365-382.

[42] MAGAL P, RUAN S. Theory and applications of abstract semilinear Cauchy problems[M]. Springer,New York,2017.

[43] HALE J K, WALTMAN P. Persistence in infinite-dimensional systems[J]. SIAM. J. Math. Anal,1989,20 (2): 388-396.

[44] ADAMS R A,FOURNIER J J. Sobolev Spaces[M]. Academic Press,New York, 2003.

[45] BERNOUSSI A,KADDAR A, ASSERDA S. Global stability of a delayed SIRS epidemic model with nonlinear incidence[J]. Int J Eng Math,2014,2014: 487589.

[46] Hale J K. Asymptotic Behavior of Dissipative Systems [M]. Providence: American Mathematical Society,1988.

[47] BRAUER F, SHUAI Z, VAN DEN DRIESSCHE P. Dynamics of an age-of-infection cholera model[J]. Math Biosci Eng,2013,10: 1335-1349.

[48] CHEN Y, YANG J, ZHANG F. The global stability of an SIRS model with infection age[J]. Math Biosci Eng,2014,11: 449-469.

[49] YANG J,QIU Z,LI X. Global stability of an age-structured cholera model[J]. Math Biosci Eng,2014,11: 641-665.

[50] ZHOU L,WANG Y,XIAO Y,LI Y. Global dynamics of a discrete age-structured epidemic model with applications to measles vaccination strategies[J]. Math Biosci,2019, 308: 27-37.

［51］FENG Z,IANNELLI M,MILNER F A. A two-strain tuberculosis model with age of infection[J]. SIAM J Appl Math,2002,62：1634-1656.

［52］ZHANG J,ZHANG S,ZHOU Y. Application and optimal control for an HBV model with vaccination and treatment[J]. Disc Dyn Nat Soc,2018：2076983.

［53］CORBETT E,WATT C,WALKER N,et al. The growing burden of tuberculosis：global trends and interactions with the HIV epidemic[J]. Arch Inter Med,2003,163：10091021.

［54］GAO D,HE D. Special issue：Modeling the biological, epidemiological, immunological,molecular,virological aspects of COVID-19[J]. Math Biosci Eng,2021,18：983-985.

［55］Thieme H R. C. Castillo-Chavez. How may infection-age-dependent infectivity affect the dynamics of HIV/AIDS[J]. SIAM J Appl Math,1993,53：1447-1479.

［56］REN S. Global stability in a tuberculosis model of imperfect treatment with agedependent latency and relapse[J]. Math Biosci Eng,2017,14：1337-1360.

［57］XU J,ZHOU Y. Global stability of a multi-group model with generalized nonlinear incidence and vaccination age[J]. Disc Cont Dyn Syst B,2016,21：977-996.

［58］LI Y,TENG Z,HU C,GE Q. Global stability of an epidemic model with agedependent vaccination,latent and relapse[J]. Chaos Solit Fract,2017,105：195-207.

［59］WANG J,DONG X,SUN H. Analysis of an SVEIR model with age-dependence vaccination,latency and relapse[J]. J Nonlinear Sci Appl,2017,10：3755-3776.

［60］LIU L,LIU X. Global stability of an age-structured SVEIR epidemic model with waning immunity,latency and relapse[J]. Int J Biomath,2017,10：1750038.

［61］DUAN X,YUAN S,QIU Z,MA J. Global stability of an SVEIR epidemic model with ages of vaccination and lantency[J]. Comput Math Appl,2014,68：288-308.

［62］XU R. Global dynamics of an epidemiological model with age of infection and disease relapse[J]. J Biol Dyn,2018,12：118-145.

［63］XU R,YANG J,TIAN X,LIN J. Global dynamics of a tuberculosis model with fast and slow progression and age-dependent latency and infection[J]. J Biol Dyn,2019,13：675-705.

［64］WANG J,ZHANG R,KUNIYA T. The stability analysis of an SVEIR model with continuous age-structure in the exposed and infectious classes[J]. J Biol Dyn,20159：73-101.

［65］MASSOUKOU R Y,NOUTCHIE S,GUIEM R. Global dynamics of an SVEIR model with age-dependent vaccination,infection and latency[J]. Abstr Appl Anal,2018,2018：8479638 .

［66］SHEN M,XIAO Y. Global stability of a multi-group SVEIR epidemiological model with the vaccination age and infection age[J]. Acta Appl Math,2016,144：137-157.

［67］孙丹丹,李盈科,滕志东,等.具有年龄结构的麻疹传染病模型的稳定性分析[J].数

学物理学报,2021,41(A)6：1950-1968.

[68] LI Y,NGUYEN L,WANG B. Comparison principles and Lipschitz regularity for some nonlinear degenerate elliptic equations[J]. Calc Var Partial Diff,2018,57：96-125.

[69] SMITH H, ZHAO X. Robust persistence for semidynamical systems[J]. Nonlinear Anal,2001,47：6169-6179.

[70] ZHAO X. Dynamical Systems in Population Biology[M]. New York：Springer-Verlag,2003.

[71] CAI L,MODNAK C. WANG J. An age-structured model for cholera control with vaccination[J]. Appl Math Comput,2017,299：127-140.

[72] LU J,TENG Z,LI Y. An age-structured model for coupling within-host and betweenhost dynamics in environmentally-driven infectious diseases[J]. Chaos Solit Fract,2020,139：110024.

[73] MCCLUSKEY C C. Global stability of an epidemic model with delay and general nonlinear incidence[J]. Math Biosci Eng,2010,7：837-850.

[74] XU R,MA Z. Global stability of a delayed SEIRS epidemic model with saturation incidence rate[J]. Nonlinear Dyn,2010,61：229-239.

[75] MAGAL P. Compact attractors for time periodic age-structured population models[J]. Elec J Diff Equ,2001,65：229-262.

[76]唐三一,肖燕妮,梁菊花,等.生物顺序[M].北京：科学出版社,2019.

[77] 王亮,孙建兰.麻疹流行病学研究现状[J].上海医药,2011,32A(8)：394-396.

[78]姜翠翠,宋丽娟,王开发.考虑部分免疫和潜伏期的麻疹传染病模型的稳定性分析[J].生物数学学报,2017,32A(1)：57-64.

[79]余文兵.一类具有接种的麻疹模型的动力学分析[J].西南师范大学学报,2015,40A(7)：12-16.

[80]靖晓洁,赵爱民,刘桂荣.考虑部分免疫和环境传播的麻疹传染病模型的全局稳定性[J].数学物理学报,2019,39A(4)：909-917.

[81] HUANG J C,RUAN S G,WU X,et al. Seasonal transmission dynamics of measles in China[J]. Theor Biosci,2018,137(2)：185-195.

[82] ZHOU L H,WANG Y,XIAO Y Y,et al. Global dynamics of a discrete agestructured SIR epidemic model with applications to measles vaccination strategies[J]. Math Biosci,2018,308：27-37.

[83] HE D H,ZHAO S,LI Y,et al. Comparing COVID-19 and the 1918-19 influenza pandemics in the United Kingdom. International Journal of Infectious Diseases,2020,98：67-70.

[84] SMITH H M,THIEME H R. Dynamical Systems and Population Persistence[M]. Ameri Math Soc,Providence,RI,2011.

[85] LI Y Y,NGUYEN L,WANG B. Comparison principles and Lipschitz regularity

for some nonlinear degenerate elliptic equations. Calc Var Partial Diff,2018,57(4)：1-29.

[86] ZHAO X. Dynamical Systems in Population Biology[M]. New York：Springer-Verlag,2003.

[87] CUI Q,HU Z,LI Y,HAN J,et al. Dynamic variations of the COVID-19 disease at different quarantine strategies in Wuhan and mainland China. Journal of Infection and Public Health,2020,13：849-855.

[88]马超,郝利新,马静.中国 2010 年麻疹流行病学特征与消除麻疹进展[J].中国疫苗和免疫,2011,17A(3):242-248.

[89] DUAN X C,YUAN S L,QIU Z P,et al. Global stability of an epidemic model with ages of vaccination and latency[J]. Comput Math Appl,68(2014)：288-308.

[90]陈庚.一类具有年龄结构的传染病模型的持续性质[J].高校应用数学学报,2007,22A(3)：253-262.

[91] FENG Z,CEN X ZHAO Y,VELASCO-HERNANDEZ J X. Coupled within-host and betweenhost dynamics and evolution of virulence[J]. Math Biosci, 2015, 270（B）：204-212.

[92] FENG Z,VELASCO-HERNANDEZ J X,TAPIA-SANTOS B. A mathematical model for coupling within-host and between-host dynamics in an environmentally infectious disease[J]. Math Biosci,2013,241:49-55.

[93] CEN X,FENG X,ZHAO Y. Emerging disease dynamics in a model coupling within-host and between-host systems[J]. J Theor Biol,2014,361:141-151.

[94] FENG Z,VELASCO-HERNANDEZ J X,TAPIA-SANTOS B,et al. A model for cou-pling within-host and between-host dynamics in an infectious. Nonlinear Dyn,2012,68：401-411.

[95] WEN B, WANG J, TENG Z. A discrete time analogue for coupled within-host and between-host dynamics in environmentally-driven infectious disease[J]. Adv Differ Equat,2018,1：69.

[96] MIDEO N,ALIZON S,DAY T. Linking within-host and between-host dynam-ics in the evolutionary epidemiology of infectious diseases[J]. Trends Ecol Evol,2008,23:511-517.

[97] COOMBS D,GILCHRIST M A,BALL C L. Evaluating the importance of within- and between-host selection pressures on the evolution of chronic pathogens. Theor Popul Biol,2007,72:576-591.

[98] GILCHRIST M A, COOMBS D. Evolution of virulence：interdependence, constraints,and selection using nested models[J]. Theor Popul Biol,2006,69：145-153.

[99] KOROBEINIKOV A. Global properties of basic virus dynamics models[J]. Bull Math Biol,2004,66:879-883.

[100] HATTAF K,YOUSFI N,TRIDANE A. Mathematical analysis of a virus

dynamics model with general incidence rate and cure rate[J]. Nonlinear Anal, 2012, 13：1866-1872.

[101] GILCHRIST M A, SASAKI A. Modeling host-parasite coevolution：a nested approach based on mechanistic models. J Theor Popul, 2002, 218：289-308.

[102] TIAN Y, LIU X. Global dynamics of a virus dynamical model with general incidence rate and cure rate. Nonlinear Anal, 2014, 16：17-26.

[103] WANG T, HU Z, LIAO F. Stability and Hopf bifurcation for a virus infection model with delayed humoral immunity response. J Math Anal Appl, 2014, 411：63-74.

[104] O' MALLEY R E. Introduction to Singular Perturbations[M]. New York：Academic Press, 1974.

[105] FENICHEL N. Geometric singular perturbation theory for ordinary differential equations[J]. J Differ Equ, 1979, 31(1)：53-98.

[106] FRANCIS D F. Infection of chimpanzees with lymphadenopathy-associated virus. Lancet, 1984, 2：1276-1277.

[107] ZHAO Y, LI J, MA X. Stochastic periodic solution of a susceptible-infective epidemic model in a polluted environment under environmental fluctuation[J]. Comput Math Methods Med, 2018, 2018：1-15.

[108] CAI Y, JIAO J, GUI Z. Environmental variability in a stochastic epidemic model [J]. Appl Math Comput, 2018, 329：210-26.

[109] HUFTON P, LIN Y, GALLA T. Phenotypic switching of populations of cells in astochastic environment[J]. J Stat Mech Theory Exper, 2018, 2：023501.

[110] RONG L, FENG Z, PERELSON A S. Mathematical analysis of age-structured HIV-1 dynamics with combination antiretroviral therapy[J]. SIAM J Appl Math, 2007, 67：731-756.

[111] CHEN Y, YANG J, ZHANG F. The global stability of an SIRS model with infection age[J]. Math Biosci Eng, 2014, 11：449-469.

[112] MCCLUSKEY C C. Global stability for an SIR epidemic model with delay and general incidence[J]. Nonlinear Anal, 2010, 11：3106-3109.

[113] XU R, MA Z. Global stability of a SIR epidemic model with nonlinear incidence rate and time delay[J]. Nonlinear Anal, 2009, 10：3175-3189.

[114] IANNELLI M. Mathematical Theory of Age-structured Population Dynamics [M]. Pisa：Giardini Editori E Stampatori, 1995.

[115] ARNOLD L, JONES C, MISCHAIKOW K, et al. Dynamical Systems. Lecture Notes in Mathematics[M]. Berlin：Springer, 1995.

[116] BRANER F, CASTILLO-CHAVEZ C. Mathematical Models in Population Biology and Epidemiology[M]. Springer：New York, 2001.

[117] ADAMS R A, FOURNIER J J F. Sobolev Spaces[M]. Pure Appl. Math. New

York,2003.

[118] BERETTA E, KUANG Y. Geometric stability switch criteria in delay differential systems with delay dependent parameters[J]. SIAM J. Math. Anal,2002,33：1144-1165.

[119] DUAN X,YIN J,LI X. Global Hopf bifurcation of an SIRS epidemic model with age-dependent recovery[J]. Chaos Solit. Fract,2017,104：613-624.

[120] DUCORT A, LIU Z, MAGAL P. Essential growth rate for bounded linear perturbation of non-densely defined Cauchy problems[J]. J. Math. Anal. Appl,2008,341：501-518.

[121] FENG X,CHEN J,WANG K,et al. Phaseadjusted estimation of the COVID-19 outbreak in South Korea under multi-source data and adjustment measures：A modelling study[J]. Math. Biosci. Eng,2020,17：3637-3648.

[122] FENG Z,IANNELLI M,MILNER F A. A two-strain tuberculosis model with age of infection[J]. SIAM J. Appl. Math,2002,62：1634-1656.

[123] KUNIYA T. Hopf bifurcation in an age-structured SIR epidemic model[J]. Appl. Math. Letters,2019,92：22-28.

[124]李盈科,赵时,楼一均,等.新冠肺炎的流行病学参数与模型[J].物理学报,2020.

[125]LI X Z,YANG J Y,MARTCHEVA M. Age Structured Epidemic Modeling[M]. Switzerland,Springer Nature Switzerland AG,2020.

[126] LIU Z,MAGAL P,RUAN S. Hopf bifurcation for non-densely defined Cauchy problems[J]. Z. Angew. Math. Phys,2011,62：191-222.

[127] LIU Z, TANG H, MAGAL P. Hopf bifurcation for a spatially and age structured population dynamics model[J]. Disc. Cont. Dyn. Syst. B,2015,20：1735-1757.

[128]努尔别克·艾孜玛洪.几类异质年龄结构模型及其在流行性腮腺炎传播中的应用研究[J].重庆：西南大学,2022.

[129] MAGAL P. Compact attractors for time periodic age-structured population models[J]. Electron. J. Differ. Equat,2001,65：229-262.

[130] MAGAL P,RUAN S. On semilinear Cauchy problems with non-dense domain [J]. Adv. Differ-ential Equ,2009,14：1041-1084.

[131] SINESTRARI E. Hille-Yosida operators and Cauchy problems[J]. Semigroup Forum,2011,82,10-34.

[132] SUN D,LI Y,TENG Z,et al. Dynamical properties in an SVEIR epidemic model with age-dependent vaccination,latency,infection,and relapse[J]. Math. Meth. Appl. Sci,2021,44：12810-12834.

[133] Thieme H R. Quasi-compact semigroups via bounded perturbation,in Advances in Mathe-matical Population Dynamics：Molecules,Cells and Man（eds. O. Arino,D. Axelrod and M. Kimmel)[M]. World Scientific Publishing,1997,691-713.

［134］WANG L,LIU Z,ZHANG X. Global dynamics for an age-structured epidemic model with media impact and incomplete vaccination［J］. Nonlinear Anal. : RWA,2016,32: 136-158.

［135］WU P,ZHAO H. Mathematical analysis of an age-structured HIV/AIDS epidemic model with HAART and spatial diffusion［J］. Nonlinear Anal. : RWA,2021, 60: 103289.

［136］ZHANG J,ZHANG S. Application and optimal control for an HBV model with vaccination and treatment［J］. Disc. Dyn. Nat. Soc,2018,2018: 2076983.

［137］ZHOU L,WANG Y,XIAO Y,et al. Global dynamics of a discrete age-structured SIR epidemic model with applications to measles vaccination strategies［J］. Math. Biosci,2019,308: 27-37.

［138］SUN D,LI Y,TENG Z,et al. Stability and Hopf Bifurcation in an age-structured sir epidemic model with relapse［J］. Discrete Contin. Dyn. Syst. B,2023,28(3): 1643-1672.

［139］李盈科,张真真,张瑜,等.变系数线性微分方程理论在年龄结构种群模型平衡态求解中的应用［J］.曲阜师范大学学报（自然科学版）,2021,47(3): 1-6.

［140］李盈科.年龄结构传染病模型与血吸虫病的动力学行为研究［D］.乌鲁木齐:新疆大学,2018.